マイケル・バリント

一次愛と精神分析技法

森　茂起
枡矢和子
中井久夫
共訳

みすず書房

PRIMARY LOVE
AND PSYCHO-ANALYTIC TECHNIQUE

by

Michael Balint

First published by Tavistock Publications, London, 1952
New and enlarged edition, 1956

目　次

第一部　欲動と対象関係

第三部　訓練の問題

初版への序文

私はフロイトの『夢判断』と『日常生活の精神病理』とには高度にアンビヴァレントな批判的態度をとっていたけれども、二一歳のある日、『性学説三篇』と『トーテムとタブー』とによって断固かつ決定的に精神分析の虜になってしまった。この二書に代表される研究の二つの方向、すなわち個人の性機能の発達と人間関係の発展とは、とる形はさまざまであっても、以来、私の関心の中心の座を占めてきた。医学の世界から来て、精密科学への偏愛があって、それによる強い偏向を持っている私であるために、この二つの問題に対する私の接近法は主として――絶対にそれだけというのではないが――臨床観察をとおすという方法である。これは、分析状況の圧力下によって患者の中に起こる過程の発展と変化との研究である。ということは精神分析家の技法とそれに対する患者の反応を研究するということである。

本書は、一九三〇年から一九五二年の間に執筆した論文を集めたものであり、主題は人間のセクシュアリティと対象関係と精神分析技法の三つであるが、この三つは密接に絡み合っている。些細な文章の推敲以外は雑誌掲載のままにしたので、私自身の発展をかなりよく反映してくれるものと思う。私が今この論文集を刊行する決心をした理由には、最近の二論文、すなわち「愛と憎しみについて」と「新規蒔き直しと妄想抑鬱症候群」とによって私の発想はある完成度に到達したと思うからである。フロイトの『快楽原則の彼岸』、フェレンツィの『タラッサ』と以後の彼の技法論文以来、人のこころの発達における憎悪と破壊性の占める位置と役割とは精神分析的思考にとって全くどう考えてよいかわからない難問となった。理論的重要性を別にしても、この問題に対する回答が何であれ、それは患者の中に働いている治癒的過程についての私たちの考えと、私たちが患者に与える解釈の内容とを、すなわち実際上精神分析の場におけるわれわれの挙動全体を抜本的に左右する。これらの相互関係の若干の面をついに明らかにできたと私は考えている。

時間を一九一七年に戻せば、『トーテムとタブー』を私に貸してくれた少女は当時純粋数学を専攻していた（私も副科目として純粋数学を選んでいた）。当時のブダペスト大学には人類学を勉強する体制が整っていなかったからである。私たちはすでに親しい仲であった。私が医学部を卒業すると直ぐに二人は結婚した。そして、数カ月経たないうちに、ベルリンのハンス・ザックスのもとでの精神分析学の訓練を二人は同じ日に始める運びになった。少し経ってから、私たちは二人ともフェレンツィに乗り換え、二人ともフェレンツィのもとで訓練を修了した。『トーテムとタブー』に二人とも感動したそもそもの始まりから一九三九年のアリスの死に至るまで、私たちは共に読み、学び、生き、働いた。私たち二人の発想は、どちらが先に思いついたものであろうと、二人で楽しみ、吟味し、検討し、批判した。そのために私たちは果てしなく議論したものであった。あるアイデアを二人のどちらが論文に書くかは全く偶然に決まったということが少なくなかった。精神分析学以外のアリスの主な興味は人類学と教育学であり、私は生物学と医学であって、この違いが、アイデアをどちらが論文にするかを決める通常の因子であった。連名で発表した論文は一篇であるが、ほとんどすべての論文が連名で発表されてしかるべきものである。実際、私たち二人の思想の発展は枝と枝とが密に入り組みあっているようなものであって、彼女の貢献がなければ、この本は、言葉の真の意味において不完全であったろう（完成しなかったであろうということ——訳者）。この本に彼女の最後の論文になってしまった「母への愛と母の愛」とを収める理由の一つもそこにある。

ハンガリー語あるいはドイツ語のみで刊行された若干の論文を私が英語に翻訳するのを助けて下さったミ

ス・バーバラ・クック、ミス・アーシュラ・トッド＝ネイラー、ミスター・フランシス・スチュワートに感謝します。またイヴォ・ヤロシュ氏が私の英語を遠慮会釈なしに批評し、また引用文献を厳密に検閲して下さったのは非常にありがたいものでした。

マイケル・バリント

一九五二年四月　ロンドンにて

第二版への序文

この本の発行所が変わって、新しい出版元が版を組み換えたいと言って来たので、私はこの機会に本文を改訂し、新しく四つの論文を加えることにした。そのうち二つ、すなわち、この版の第九章と第十章とは、初版に収めた論文だけでは空白になっていた私の対象関係論の部分を埋めるためのものである。後の二つ、すなわち第十九章と第二十章とは合わせて本版の第三部としたが、これは初版にはまったく省いてあったものである。

本文の改訂は厄介であった。論文にはしかるべき形で書かれてほとんど訂正を要しないものもあったが、問題は特に私が英国に移った初期に執筆あるいは他言語から翻訳し直した論文で、それらは、その筆者がそのアイデアを英語の持つ癖や幅や含みに合わせようとする途中にいることがみえみえである。今から思えば、英語の持つ癖や幅などは当時はありがたいよりもむしろ邪魔であったことを告白する。むろん、事情は当時から大きく変わった。今ではこれらの論文をしかるべき形に書き直すことは、できない相談ではなさそうである。しかし、それでは一種の捏造になりはしないかと心配である。論文にはすべてそれぞれの刊行年の刻印があるからである。そこで、私は中道をとり、葡萄酒のような、その収穫年の特徴はそのままにして、曖昧さや誤解を生む恐れのある箇所だけに手を加えることにした。

改訂に際して援助して下さった秘書ミス・ジョーン・モリスに感謝したい。

一九六三年一一月　ロンドンにて

マイケル・バリント

（付）ドイツ語版への序文

この序文の目的はただ一つ、もとの英語版の題をこのドイツ語版では変えて新しい題にするのがよいと考えた理由を説明しておくことである。*

私が精神分析の実施中に何だかよくわからないが非常に原始的な人間関係の諸形態に最初に接したのは一九三〇年代であった。それがこの本の対象となっているのである。私は当初、シャーンドル・フェレンツィの提案に従って〝受身愛〟と呼んでいた。しかし、私はほどなく、この名称は誤解をまねくことに気づき、それらの現象を次には〝太古的（古形の）愛〟、〝原始的（原初的）愛〟とか〝一次愛〟と名づけてみた。いつしか、自分でも気づかないほどゆっくりとこの三つの同義語のうち初めの二つは私のことばから消え、〝一次愛〟が残った。このことばを英語版では使った。

しかし今の私は、初期の論文で記載した形の一次愛を「オクノフィリア」と呼んでいる。それは当時から今までのうちに、それ以外にさらに二つの原初的人間関係の形態を発見したからである。一つはフィロバティズムであり、もう一つは一次的物質《サブスタンス》の世界である未分化な環界との原始的融合状態である。この二つの新しい知見は私の著作『スリルと退行』とに述べた。[1] ところが、私は、白状すれば、よくも考えずに、それ以降も「一次愛」を単数で使っていた。

私の初期の論文は当然ながらドイツ語で書いた。だから英語の primary love は字義どおりにドイツ語の表現に直せば primäre Liebe になる。だから、この本の良心的な翻訳者であるケーテ・ヒューゲル夫人がこの本の標題は Primäre Liebe では無理ですといわれた時にはとびあがった。そして、私の友人と同僚精神科医に尋ねると、全員が同じ意見なのでなおのこと、うなってしまった。たしかに、この合成語にまつわる連想は、近年その力点が移動している。〝一次愛〟は狭義までは変わっていないとはいえ、それにつきまとう連想は変わって、そして言葉の使用範囲を決めるのはこちらのほうなのである。

代案を二、三出してみたけれども、やはり使えないことがわかった。〝太古的愛〟と〝原初的愛〟とは、私がいいたいものとは全然別物を指し、〝愛の初期形態〟では現象そのものの原初性ということにならず、個体発生上の未熟性ということになるのだそうである。時間も迫ってきたので、自由に選び直すことにし、「愛の原形態」で手を打った。この題にはよい面と困る面とがある。困るのは、私はかつてこの言葉を使ったことがないので、新しい言葉を一つつくったことになり、いくら私が発見したものから出たとはいっても、仰々しい響きがあって、どうも私にはしっくりこない。しかし、いいのは、この現象に対する私の臨床知と理論構築の現在の立場をぴったり言いあてていることである。私の考えでは一次愛の形は一つではない。少なくとも三つあって、いずれも非常に初期的で非常に原始的で、だから〝原形態〟と形容してよいものであり、愛のその後の形は結局はいずれもそれらから出てくるものである。

（1）　M. Balint : *Thrills and Regressions*, Tavistock, ドイツ語版 *Angstlust und Regression*, Klett, 邦訳『スリルと退行』（岩崎学術出版社）。

＊　英語版の原題は *Primary Love and Psycho-analytic Technique*（一次愛と精神分析技法）、ドイツ語版の原題は *Die Urformen der Liebe und die Technik der Psychoanalyse*（愛の原形態と精神分析技法）。ドイツ語の接頭語 ur-（原－、祖－）は独特の意味を持っている。

第一部　欲動と対象関係

第一章　生物発生基本原則と性心理とには平行性がある[1]（一九三〇年）

1　エロスの履歴書

生物学、特に生物の形態の多様性に思いを致す時、次のような感想が耳に聞こえる。それはまたしてもフロイトなのであるが「生物学はまことに果てしない可能性の世界である[2]」というのである。このような言葉に心理学的な意味があるとしたら、それは何なのであろうか。端的な驚きということではあるまいか。われわれは、大胆な想像力を誇っているのに、生物界にほんとうに「ない」ものなど、思い描くこともできないのである。以前からこのことに気づいていながら、これを私はただ座談の話題にしただけであり、せいぜい、分析家の集まりで、どんなすごい不条理な性的倒錯の事例にも、どんな神話、あるいはどんな幼児性欲説にも、そのとおりの生き方をしている動物種を挙げて座興を添えたぐらいであった。

ついには、私はこの正確な平行性に呆れ果ててしまった。この平行性がほんとうであるなら、これには意味があるにちがいなくて、それは、ヒトの心 mind には系統発生の全知識があるということである。いや、それに尽きない。心には系統発生の知識しかない。心は、ほんとうに「かつて存在しなかったもの」は産みだせないではないか。ひょっとすると、この命題は逆かもしれない。ヒトの「エス」は潜在能力として系統発生全体を含んでいるのであって、個々の体験は、その中からあれこれの反応形式を開発させただけかもしれない。

生物学にもこれに相当する法則が存在する。もっとも比較的最近の出来事であって、それはエルンスト・ヘッケルに発し、「生物発生基本法則」という名で呼ばれている。どれほど似ているかがわかりやすくなるから、通俗的ではあるが、普通言われているのとは多少違った形でこれを述べよう。すなわち、ヒトの受精卵は系統発生を全部知っていて、その個体発生においてこれを繰り返すのである。むろん、ヘッケルの法則は身体だけに限定されたものである。ここで私は、身体だけでなく、心も種の発生を反復すると主張する。このことが証明されるならば、表題に示した主張に何の不思議もなくなる。自明となるのである。系統発生の知識は自己の発生の知識に還元されるのであって、こうなれば何ら驚くに足りないこととなる。この発想は、非常に一般論的に述べられているわけではないが、かのフェレンツィの「永遠の魚シンボル」の解釈にあたって導きの糸となったものであった。(3)

これを一般論として証明することなど、むろん私にできるわけはなく、またわれわれには心の発達、特に高等なシステムの発達の知識がなさすぎる。私は問題を性心理に限定したい。その理由の第一は、性心理とは、心のもっとも原初的な層であって、だから生物学にせめていちばん近かろうということである。第二には、かなり研究の行き届いている領域だということである。現象学的観点からも成因論的観点からもである。最後に、われわれ精神分析家は、この領域には「征服者の権利」とでもいうべきものを持っている。われわれの師フロイトが、最初の探検家、しかももっとも成功した探検家であることには間違いはない。

フロイトの破天荒な『性学説三篇』(4)刊行以来、「性」sexuality（この語の訳はすべて「性」とする――訳者）の概念の範囲が、正常成人の性生活から考えるよりもはるかに広いことがわかった。今のわれわれには、「性」というものは、フロイトが性器性 genitality と命名した最終発達段階に達するまでに長く曲がりくねった発達の路線を経てこなければならないことがわかっている。この路線の主要停車駅を挙げることができる。いわゆる性編成の各段階のことである。これはその時その時の編成に主役を果たす身体部位の名によって呼ばれている。それは口唇帯、肛門帯、性器帯であるから、各段階を口唇期、肛門期、性器期 oral, anal, genital stages というのである。しかし、こういう疑問をいだいた者はまだいないのではなかろうか、つまりなぜヒトの「性」が、それも例外なしに、まず口唇部に、次いで肛門部を中心に編成されて、それからやっと成人の性器型になるのであるかということである。

　これまでこの問題を立てて、答えを出そうとしてかなりいい線まで行ったのは、惜しくも早く世を去ったアブラハムである。彼は論文「対象愛の起源と発展」[5]において、胎生の順序と性心理の発達に顕著な平行性があることを証明した。胎生において最初に形成される器官は、原口と原腸である。その次に、多くの（特に原始的な）脊索動物においては、原口が、明確に口唇帯とされているところから身体軸に沿って反対極に移動し、ここで肛門になる。この時期に筋肉が出現するが、先ず現れるのは顎筋である。ずっと遅れてようやく性腺が出現する。これらは以前から知られていた。アブラハムの独創は、性を代表する帯がまさに（性発達段階と）同じ順序で現れるということに目を向けたことである。アブラハムは、また「特例」なるものを立てて、「性心理的発達は、器官的、身体的発達よりも必ず非常に遅れて、その後を追う。同一の過程の反復あるいは遅い再版という感じである」[6]とした。アブラハムの「特例」を私は「遅延原則」principle of retardation としたいのであるが、これこそ、ヒトの全心理的、身体的発達にかんする最重要な法則の一つであると私は思う。しかし、このテーマを詳細に展開するのは、後の機会に譲りたい。

　したがって、われわれは、身体の発達と性心理の発達がずっと同じ道を通ることがわかった。また、身体が週の単位で足りるのに、心は年の単位が必要なこともわかった。もっとも、なぜ全く同じ道、すなわち、口唇から肛門を経て性器への道を身体も心も通らなければならないかは、われわれにはまだわかっていない。今のところは、われわれが知るとおりの性的編成段階の等価物が動物においても認められるということ、またフロイトが発見した性心理発達の三段階性は系統発生上の性発達のやはり三段階に符合することを言っておくにとどめたい。この事実をとおしてはじめて、人間における性編成が四段階でも二段階でもなく三段階であることが証明されるのであるが、このことを今まで誰も怪しんでみなかったことは不思議である。

細胞というものが発見されて以来、生物学者は、性機能を二大別してきた。「受精」fertilization と「交接」mating である。「受精」とは、一般に性に関して分化を遂げた、接合子といわれる二細胞の合体である（時には二つの核の融合だけになることもある）。この過程と密接な関係にある驚くべき現象は減数分裂であるが、このことは後に触れる予定である。「交接」という範疇には、配偶子の合体のためには不可欠だが配偶子自体が行うわけではない過程のすべてが入る。

さて、多くの単細胞生物、特にその中でももっとも原始的な生物においては、「性」とは要するに受精のことである。さまざまな種が受精を行う方法はめまいのするほど多種多様であるが、われわれにとって重要なのは、生物学者が皆、この過程を相互貪食と解してきたことである。また、固形物を摂取する単細胞生物においては、すべて例外なく、融合が起こる場所はふだんは栄養物を取り込んでいる箇所だということである。すなわち、細胞に口が形成されている場合には、この細胞口をとおって融合が起こる。「性」の起源形態は、したがって、固形の食物の摂取と密接な関係がある。一般的にいって二種類の説明が可能だろう。すなわち、性的進化と液体食から固体食への進化とは相互に関係なしに起こり、後に細胞口部が性的部分になったのか、それとも逆に、生物が性的合一にあたって快楽を体験し、この快楽によって、固体粒子を摂取しようという欲望を目覚めさせたかである。おのれの細胞質中に「自」ならざる型の物質が存在するのは居心地の悪いことであるから、一連の防衛過程が活動を開始し、うまくいった場合には、この過程によって粒子の同化が起こり、こうして元来は単なる快楽行為であったものが実用性のある行為に転化したという考え方である。

生物学の資料からは、どちらとも断定できない。しかし、とにかく私が集めることのできた資料の限りでは、栄養と性との間には非常に密接な関係が存在しそうである。[7]

生物学においては、しばしばこういう二律背反に出会う。「性」が既存の身体機能に付加されるのか、その逆で「性」が身体の新たな機能の発達を規定するのか。この問題は、面白いことに、ヒトの心理的「性」のそもそもの始まりに当たって提出される問題である。乳児において、乳房を吸うことは、どれほどまで性本能に帰せられ、どれほどまで食本能に帰せられるのか。これは決定できない問題である。

原生生物においてすでにこれとは別の型の性現象がみられる。これまで触れた生物においては、しばらくの間は分裂によって増殖し、何らかの理由で性的結合が起こる。いわゆる無性生殖体 vegetative individuals には性機能がみられないが、しかし有性生殖体 sexual individuals と正確に同一形態である。つまり個体は配偶子そのものである。配偶子同形の例はピラミドモナス Pyramidomonas 属（プラシノ藻）、動物としては植物性鞭毛虫類、植物としては緑藻類の第五目オオヒゲマワリ目の単体型に属する、ドゥナリエラ Dunariela 属（緑藻類オオヒゲマワリ目）である。これに対して配偶子異形の例はクラミドモナス・ブラウニイ Chlamydomonas braunii（コナミドリムシ属の一種）[8] である。しかしながら、これらよりも進化した原生生物においては、通常の分裂によって生じた個体が受精しあうことはない。分裂による増殖が続き、そのうちある時に、この「無性生殖体」が、通常とは異なる特別の分裂の仕方をする。その結果生じた細胞は、ふつう、「無性生殖体」とはっきりと違っている。形態学的には両者が類似していることもあり（配偶子同形――ステファノスフェラ Stephanosphaera 属、ヘマトコックス Haematococcus 属――これらはオオヒゲマワリ目の単体型に属するもの。ゴニウム・ペクトラーレ Gonium pectorale、これは群体型に属する）、すでに性的分化を見せている場合（接合子異形――フドリナ・エレガンス Fudorina elegans、ヴォルヴォックス Volvox《オオヒゲマワリ》、オオヒゲマワリ目の群体型に属する）もあるが、性的結合を行うのは「接合子」zygote である。「無性生殖体」のほうにも全く新しい現象が起こる。すなわち新しい世代に変化する。これを「配偶子」gamete と区別するために「配偶子母細胞」gametocyteと命名している。接合細胞は受精しあうことは決してないが、独自の性機能を有する。すなわち、配偶子を形成し、排出する。この機能を肛門的満足すなわち糞の排泄の等価物と解するのはみやすい道理であろう。

比較的単純な多細胞原生生物（エウドリナEudorina属、パンドリナPandorina属など）では実際は数個の単細胞生物が集団を作り、共生していて、細胞はすべて同形であり、同一の機能を持っている。「性」の立場からみれば、これは配偶子の群落であるか配偶子母細胞の群落であるか、いずれかである。この群のもう一段階高級な段階（ヴォルヴォックスVolvox）になると事態が変わる。配偶子を生産できるのは若干の特異な細胞だけであって、残る細胞群はこれができない。ここで配偶子と配偶子母細胞とに重なって第三の世代、すなわちマイゼンハイマーのいう「配偶子母細胞運搬体」Gametozytenträger（gametocyte-carrier）が現れる。これは、まず、あらゆる性活動から切り離されており、「胚芽細胞」と区別するために「身体」（ソーマsoma）と呼ばれる。「ソーマ」が無性的か両性的かはさだかでないが、確かなのは、その中には性的機能が観察しえないことである。「身体」は配偶子母細胞を生産し、次いで、何らかの形で成熟した配偶子を放出する。たいていは何らかの裂け目からである。これで任務終了である。(9) 始めは「身体」に性的な分化が認められず、したがって、多細胞生物の最下層に留まっている。たとえば海綿動物と腔腸動物、その他多数の下等動物のことである。

新しく発達した「身体」はエロスに対して優位を獲得したかのごとくである。実際、実に長期間、「身体」はエロスと独立に存在し、複雑かつ高能率な形態に進化して、その性活動は配偶子の原始的排泄だけにほぼ完全に限られるようになる。しかし、疲れを知らぬエロスが「身体」のこの優位をいつまでも放って置くわけがない。一歩一歩とエロスは「身体」を征服し、エロスに奉仕させるようにする。この波瀾万丈の過程の歴史は、動物と植物とで別個の行路を辿るが「エロスの出世」と呼んでもよいのではなかろうか。(10)

ここではこの興味津々たる歩みのごく輪郭をなぞり、主な里程標《めやす》を示すことしかできない。性機能の起源における二形態は、最初は、すでにみたように、完全に別個の、独立したものである。配偶子は接合しあい、配偶子母細胞は排泄するのみで、この両世代はどちらからも影響を及ぼし合うことはない。しかし、すでに、最下位のグループにおいても、しばしば第三世代の形成に先立って例外が生じる。それは、次に来るべき大進化の先行試行である。その起こり方には二つの形式がある。第一の場合には、配偶子の性的分化は遺伝的に固定されており、環境から全く独立しているようになっている。しかし、配偶子母細胞となると、徐々に性的に分化するようになっている。クロロゴニウム・エウクロールム Chlorogonium euchlorum の場合は、ヴォルヴォカーレス（オオヒゲマワリ目）の原則を守って形態学的には配偶子は皆同形であるけれども、生理学的にはすでに性が分化している。接合子母細胞でも同じである。性の決定は、受精後最初の細胞分裂において行われる。生じる四個の細胞の二個は一方の性で、二個が他方の性である。類似の状態が、群落を形成するゴニウム Gonium 属およびパンドリナ Pandorina 属（いずれもオオヒゲマワリ目）においても顕著である。エウドリナ・エレガンス Eudorina elegans（同じくオオヒゲマワリ目）の場合には、配偶子は形態学的にも別個であって、配偶子母細胞はまだ同形ではあるが生理学的には厳格な性分化を遂げている。プレオドリナ Pleodorina（同目）も同様である。次の一歩の前進はヴォルヴォックス Volvox（同）が行う。配偶子母細胞も異形であって、雄性の「蔵精器」antheridia と雌性の「生卵器」oogonia とを容易に弁別できる。すでに「ソーマ」も発達しているが、これはまだ性的に分化していない。

第二の進化の経路は、配偶子の他に、第二の世代も徐々に結合の過程に引き込まれてゆくという経路であって、ここに「交接」が始まる。あらゆる生物集団の比較的高等な種においては、雌性の配偶子は運動性を失い、最終的には不動の「卵」となる（たとえばクラミドモナス・コッキフェラ Chlamydomonas coccifera――コナミドリムシの類）。「卵」は排出されることなく、受精に至るまで托卵器 oogonium の中にとどまっているようになる（エウドリナ・エレガンスなど）。多くの種では、托卵器は受精を援助するようになる。著名な例はコレオケータ Coleochaeta（緑藻類キートホラ目）である。コレオケータの場合、托卵器は受精に来る精子に向かって開かざるをえないようになっており、受精後には「果実」fruit といわれるものになる。多くのキノコ類、たとえばアルブゴ・ブリティ Albugo Bliti（シロサビキン属の菌）、ピロネーマ Pyronema（チャワンタケ目のキノコ）、ケカビ Mucor などになると、もはや配偶子を作らなくなり、性的結合を遂行するのは四個の細胞から成る配偶子母細胞である。(11)

実際、同様のことが、繊毛虫類（Ciliates）、すなわちもっとも進化した動物性単細胞生物においても起こっている。ここでは、ペアとなって接合する個体は配偶子母細胞であって、配偶子世代は退化しており、二種類の核（静止核と運動核）という形で残っているだけである（ゾウリムシ類の場合）。別の面では、これらの種はなお原始的であって、配偶子母細胞すなわち個体はまだ性分化を起こしていないが。しかし同じ類の別の着生性の科である Volticerides（オオヒゲマワリ目）科はその段階にすでに到達している。この科においては雌性配偶子母細胞は原位置から移動せず、雄性配偶子母細胞が泳ぎまわってついに雌性配偶子母細胞に出会えばこれを受精させる。この過程は、もう交接と呼んでよいものであるが、植物界では通例となっている過程である。「花粉」とは配偶子母細胞世代と完全に同質の対応物である。(12)花粉は雌花の雌蘂の上で受精用の雄性配偶子を生産する。そうして、――ここで肛門的機能との類似性をみていただきたいが――雄性配偶子を一種の輸送管をとおって卵細胞群に到達せしめる。ごく少数の例外を除き、植物の性機能は、この域にとどまって、これ以上の進化をしていない。ということは、植物の「ソーマ」はこれ以上エロス化されていないということである。

動物では事情が異なる。(13)動物においては、配偶子母細胞群は決して独立した存在になることはなく、徐々に集合して一つの器官を形成する。これが生殖巣、すなわち精巣もしくは卵巣である。この器官は、今や動物身体の構成計画に重要な役割を演じるようになり（性ホルモンの示す作用を言っているのである――訳者）、また徐々に身体表面からどんどん遠ざかって、体内深くに収納される。この過程と平行して、配偶子母細胞の性機能へと「ソーマ」が関与してゆく過程が進行する。まだ原始的な型においては、配偶子母細胞は体表のある部分にあって一種の裂け目から配偶子が放出される（カイメン、ヒドラ、ヒドロ水母類 Hydromedusae など）。高等腔腸動物においては、生殖巣は、自体を身体内部（腔腸）に放出し、それが口部をとおって外界に達する。この場合、「身体」は、この類（海綿動物と腔腸動物）のいずれにおいても、全く性的機能の影響を受けない。したがって、無性繁殖がよくみられる（海綿の芽球 gemmulae、珊瑚ポリプの発芽）。さらに一段階進化した類、すなわち扁形動物などのムシ類においては、突然非常な多様性が開花する。これは、それらが多くの系統から進化したためでもあるだろう。この類が〝動物学の裏庭の物置〟といわれるのもゆえなしとしない。しかし、複雑さをさらに大きくしている要素がもう一つ別にあると私は思う。それは習性の変化という因子である。この類において、水中の自由遊泳形式から陸棲形式あるいは寄生形式への移行が生じている。扁形動物、線形動物、環形動物などである。そうして、どの場合も、自由な水棲の種類とそれに近縁の陸棲あるいは寄生性の種類とがある場合、性機能が単純なのは必ず前者のほうである。より高等な動物において活躍する交接機能と交接器官のほとんどあらゆるものが、すでにこのような下等なムシ類において、少なくとも萌芽的形態においてみられるのは驚くべきことである。もっとも、原始的な古い性機能も別の種類においては残存し、無性繁殖や真正世代交替 metagenesis も起こる。このグループにおいて「エロス」と「ソーマ」との最終決戦が行われたという気がする。これより高等な動物においては、勝利者は散発的な反乱を鎮圧して支配を固めさえすればよかった。「ソーマ」は「エロス」に奉仕する召使となり果てた。

闘争の第一段階において「エロス」は「ソーマ」を強制して配偶子母細胞の諸機能を引き継がせた。体腔の形成にあたって、生殖巣は身体の内部に引きこまれ、外界から遮断され孤立した。この時点から、「ソーマ」は配偶子を排出する責任を負わせられた。これは、最初は、このためにつくられた体壁の裂け目をとおってなされたと思われる。すでに述べたとおりヴォルヴォックス（Volvox オオヒゲマワリ）がそうであり、多くの渦虫類（扁形動物渦虫綱）、環形動物、バラノグロッスス Balanoglossus（ミサキギボシムシ）においても、またアッペンディクラリア Appendicularia（ゴマオタマボヤ――これはもう脊索動物である）においてもそうである。多くのポリケータ環形動物（ヤムシなど）においては身体の中に特別の部位が形成されている。これがいわゆるエピトーキー体（生殖変形体）のエピトーキー的性部位というものであって、ぎっしり配偶子がつまっていて、これ自体が母体から射出され、配偶子の放出を行う。そうしてヴォルヴォックスがそうであったように、この過程において死滅する動物が多い。

別の型の動物においては、導管が形成される。この型への移行は、排出の際に生じる裂け目が急速に治癒する種において起こる。この型に、配偶子が成熟する時にだけ導管が生まれる型、たとえば紐形動物や棘皮動物のウミユリ類

(綱)などが合流する。次に来るのは導管が永久的な型である。この導管は、しばしば、すでに腎管(無脊椎動物の尿形成器官)の排出管と連絡しており、後に泌尿生殖器系となるものの最初の萌芽である(14)。したがって、これらにおいては「ソーマ」は完全に排出機能を引き受けていることになる。このような種は至る所にあり、最高級の種にも存在する。たとえば多くの渦虫類、原始的蝸牛、大部分の海産イガイ(貽貝)類、棘皮動物、尾索類(ホヤのたぐい)である。多くの魚類にも見られる。

次の段階では、エロスが、配偶子母細胞運搬体から配偶子を(雌雄)同期して放出させるようにする。水族館で定着性海産動物の水槽の前に行けば、たやすくみることができるだろう。一方が排出を開始すると、他方が後を追って排出しはじめる。最初に排出するのはまずまちがいなく雄である。このもっとも完全な例はニシンの行動にみることができる。この状態で最初の性的相互刺激の萌芽が明確に現れる。メドゥサ(クラゲの類)の一部の種においてすでにあるのかもしれないが、決定的となるのは、腕足類(シャミセンガイ、ホオズキガイなど)、ヒザラガイ類、前鰓類(腹足類の一綱――タニシ、ヒザラガイなど)である。

もう一つの進化経路は、実際、ムシ類より以前に始まっている。この場合、雄だけが配偶子を放出し、雌は決してやらない。したがって、雄性配偶子は母体の中で受精を完遂しなければならない(いわゆる「内部受精」である)。これは、アカサンゴ、多数の管性の生物、イガイ類(ウニオ属、アノドンタ属)にみられるが、有名なのはカリストキトン・ヴィヴィパルス Kallistochiton viviparus であって、まことにその名(「胎生のいと美しき下着または処女神ディアナ」)にふさわしい。父親動物は過程には全然参与せず、その配偶子が独力で任務を遂行する。

ここでまたエロスが干渉して、個体すなわち接合細胞担体が、すでに接合細胞の仕事を引き受けているところに加えて、さらに配偶子の役割までやらせるようにする。この過程のはじまりはまたしてもムシ類である。紐形動物の多くにおいては、いくつかの個体が合体して共同で排出される。他の種においては個体の数はわずか二体となり、最高等の動物までそのままである。あらゆる高等動物にその例を見るが、よく知られているのは両生類の例である。しかし、陸生種においては水に代わるものとして特別の手段がとられねばならない(15)。この場合も、ムシ類にすでに萌芽がみられるのであって、たとえばミミズは精液の移送期には粘液で自分の身体を覆い、精子は精包というものに包まれて乾燥から保護される。オオサンショウウオ類やイモリにおいては、精包は雄が排泄し、雌が積極的にこれを取り込む。また、ガマやカエルの類においては、粘稠な分泌物が水分のないのを補っている。この段階にあっては、まだ、必ず雄は配偶子を外界に排出するだけと決まっている。もっとも、雌の身体の近くか、直接身体の上にかけるようにはなっている。

次に起こることは、動物学のもっとも不思議な章となっている。エロスが「内部受精」の完遂を可能にするために何を動員したのであろうか。身体のあらゆる部分がこの目的の試みに使われたといっても誇張ではない。特に節足類においては、精密工学の奇跡ともいうべく、実に多くの驚くべき例がある。触角、鋏角（鋏角類の頭部第一対付属肢）、口部の一部分、脚などが、精子をたいていは精包として、雌の生殖孔に運搬するのに利用され、一部ではその中に押し込む働きもする。進化はさらに分業を進め、性行為の段階ごとに身体の別の部分を指名して使用するようにする。それらの部分は、これに応じて装いを改める。「精足」の誕生である。これは立派に男性性器であるが、元来は身体付属器あるいは移動器官であって、それが今や精液の輸送任務を遂行するようになったのである。ありとあらゆる器官から、把握器、捕捉器、把持器、つまみ器、嚢状構造、鉤状構造、小胞、輸送溝、輸送管、ポンプ、拡張器などが形成される。それらはすべて、生産されるそばから貯蔵される精液を一時溜めておいて、次に雌の身体に輸送する任務を果たしている。さらに驚異なのはコウイカ（甲烏賊）のペニス様装置であって、腕の一本あるいは一対が精足の役を果たしたり、導入溝 conductor groove となったりする。タコブネ類 Argonautidae においては、この腕は精子を満載して雄の身体から遊離し、雌の身体の外套膜腔に到達する。生物学は、長いあいだ、この発見の意味について戸惑い、一時は、遊離した腕を寄生虫と考えていた。「ヘクトコチルス」（「百の芽」）という、生物のような名が付いているのは、この時期に命名されたからである（和名、交接腕）。若干の魚類では、尻鰭から精足が形成される。胎生のキプリノドンティデス Cyprinodontides 目の場合である。

次の進化過程は、ほんとうは前者の特殊形にすぎないのであるが、これも、初めはムシ類から始まり、精子は直接一方の性孔から他方の性孔に輸送され、中途で外界に出ることはない。この目的のための器官が発達してくるが、もともと性腺の外部への導管から分化した場合を真の交接器官と呼んでいる。もっとも単純な形式の交接は、生殖口を互いに押しつけあうだけのもので、多くの胎生魚と若干のサンショウウオ類にみられる。多くの種では、この目的のための補助器官が発達しており、mixipodes（混合脚）と命名されて、二つの性孔を強固に結び合わせたり、雌の性孔内に進入して孔を拡大する。回虫類では spicula（小棘）といわれる、この種のペニス様装置を所有している。多くの昆虫たとえばコオロギやキリギリスにも、サメ類にもある。この装置の働きは腺からの分泌物の援助によって円滑に遂行される場合が少なくない。真のペニスが最初に出現するのは扁虫類 plathelmintes であるが、他のムシにもみられ、いずれも、管状あるいは円錐状の構造物であって、膨張と突出ができるようになっている。多くの渦虫類、貧毛類（ミミズなど）、ヒル類もそうである。蝸牛と若干の節足動物（節足動物門のほとんどすべての科に散在しているが）においても類似の器官が形成され、その勃起は筋肉あるいは体液の流入によって起こるようになっており、こうなると最高等動物のペニスときわめて近い状態である。もっとも複雑なものはおそらく高等昆虫類のペニスであろうが、原理的には、起源以来の機構の繰り返し、すなわち筋運動か血圧上昇かである。脊椎動物の場合も、大局的にはこれと変わらない。

　ぼつぼつ、この脇道からの結論をまとめなければならないところであるが、その前に、エロスはもう一つ業績を挙げていることを述べておきたい。すでに述べたとおり、最初は配偶子だけが性的に分化していた。それも、初めは生理学的分化だけだったかもしれない。配偶子の形態は完全に同一であり、ただ、あるものがあるものと交接するので、無差別ではないというだけであった。「雌」「雄」ということはまだできないわけである。生物学者はそれぞれを$\overset{+}{F}$と$\overset{-}{F}$としている（当時は$\overset{+}{a}$と$\overset{-}{a}$）。しかし、両者はまもなく形態的にも異なるようになり、また、分化が接合子母細胞世代にも及ぶようになる。しかし、しばらくの間は、「ソーマ」は安泰であった。エロスが海綿および腔腸動物において達成しえたのは、たかだか一部の種を雌雄異体とすることであった。しかし、どうして雌雄異体ができあがったのかはわれわれにはわからない。若干の種においてはエロスは雌雄異形性というものの作り出しに成功している。卵巣の多くは、同じ種の精巣と色彩が非常に違っていて、このために、雌雄異体の種の一部においては、雄性配偶子を生産する個体と雌性配偶子を生産する個体とが区別できる。アカサンゴなどがそうである。これをすでに雄、雌といっていいかどうかは決まっていない。身体の他の部分はまったく同一だからである。「ソーマ」の色彩、厳密にはその一部分の色彩が異なる場合が稀にある（マイゼンハイマーはメドゥサ Medusa――クラゲの類――においては二つの種しかないとしている――注(13)の文献、四四二ページ）。このように形態が性化されていない場合はムシにもある。ムシにおいては、真正の世代交代はごく普通であり、無性繁殖はさらに普通であることを思ってみれば十分であろう。これは、これ以上高等な種類には絶無である（例外は渦虫類だけである）[16]。ここでもエロスは勝利を収めたわけである。これより高等な動物はすべて性的に分化している。最初は分化といっても雌雄同体の場合があった。しかし、無脊椎動物では昆虫類、脊椎動物では羊膜を持つ哺乳類のような最高等の形態においては、雌雄異体でないものは時々少数の個体に孤立して出現するだけで、おそらく発生上の欠陥である。このことは、フェレンツィの性理論にまた一つ新たな根拠を提供するものである。上記の二群はいずれも事実上陸上動物であり、少数種が二次的に水生生活に回帰したにすぎない。フェレンツィは、狭義の交接が欠かせなくなったのは陸上動物になってからであり、あらゆる種にわたって、厳密な性的分化と交接の必然性とが密接に関係しているのはいうまでもないことだといっている。

種々の動物においてエロスは種々の道筋を探検してきた。探検というよりも「実験を実施した」といいたくなる。その中には無駄として捨てられたものもあるが、より進んだ形で再び採用されたりしている。この進化の幹線のほとんどすべてが、ヒトの成人の性器的な性につながっている。エロスは初め配偶子母細胞運搬体に配偶子母細胞の機能を肩代わりさせた時に、そのための導出管をつくって、成熟した配偶子のために自由空間（すなわち水中）への安全な出口を確保せねばならなかった。次にエロスは放出の時期を偶然にゆだねることをやめて、配偶子母細胞運搬体が配偶子をいっせいに放出するようにした。次に「ソーマ」も配偶子の役割を一部分担しなければならなくなり、性細胞を置く場所を捜してパートナーの近くをうろつかなければならなくなった。エロスは最後に、パートナー同士の密接な結合を実現し、配偶子の合体を偶然にゆだねないで済むようにと、ありとあらゆる工夫を行った。そうしてついに陸上動物において狭義の交接器を発達させた。「ソーマ」の性化は、この進化と平行している。最初は非性的であった身体は、性的部位を発達させる羽目になり、最後に性（あるいは両性）の刻印が身体に打たれた。高等動物においては、性は個体発生の開始期にすでに決定されており、遺伝的規定を受けている。こうして「ソーマ」は、最初は性から独立していたのに、エロスの召使となり、徹底的に性化された。「ソーマ」は、生物学者が交接の名で呼ぶ全活動の遂行の責任を負うようになった。この奉仕に対する報酬として「ソーマ」はその偉大な主人「エロス」からまことに王者にふさわしい賜り物をいただいた。それが性的恍惚、すなわちオーガズムであり、これこそ地上最高の快楽である。

考え方によれば、ヒトの心理＝性的発達も一つの反復であるとみなすことができる。身体だけでなく、心も、その最終形態に至るまで系統発生の主要な点を順次反復しなければならない。系統発生的進化は単細胞性配偶子にはじまり、胎生において最初に形成される器官は口であるが、これと平行して、心理＝性的進化も、配偶子自身が満足を得る方法、すなわち「口唇的体内化」にはじまる。同様の平行性は次の段階にもみられる。系統発生において肛門部と筋肉系の発達があれば、心理＝性的進化においては肛門サディスト的構造の確立とこれに対応する配偶子母細胞の性機能すなわち「肛門的排出」がある。最後には、身体の性器官の形成があり、性器を最高部位とする「性」の中枢化が起こるが、これは配偶子母細胞運搬体の性機能と平行しており、これがすなわち「性器的交接」である。

以上の事実は、フロイトの「性」理論を新たに生物学から支持するものである。フロイトとは別個に、生物学者たちは、長い期間、通常の性という概念にあてはまらない性現象があるという考えを温めてきた。生物学の概念と精神分析学の概念とは、しかし、完全に一致する。生物学的観点からすれば、性器期以前の「性」とは、とうに消失した時期の残存形態であるように私には思われる。その生物学的目的を喪失して、それは、退職金を貰った老傭兵が頼まれれば進んで従軍するようにふるまう。これは精神分析に密接に対応する考え方である。

しかし、考慮するべき事実がもう一つある。われわれは生物学の中に「性」の三形を発見したが、そのうちただ一つ、「性器的交接」がかねてから「あった」ものである。エロスに強いられてソーマは配偶子の合体を模倣したのである。情況の変化に応じてよりよい形をとったということはあるが――。性交におけるパートナーは相互に融合しあうが、これは配偶子のすることと同じであり、だからこそフェレンツィは、二人を巨大卵子 Megaloon、巨大精子 Megalosperma とあえて名づけてみたのである。性器的合一は、したがって、一種の退行（祖先返り）である。

性的な営みの元来の形は二つしかない。合一と中身の排出である。もっとも原初的な種を除けば、合体は動物界に特有の形態となった。その結果が、高度の運動性、高度の性的二形態性、感覚器の発達、個体の輪郭鮮明性、動物全身体の性行為への参加である。これは、個々の個体が配偶子を模倣しているということである。植物界では事情が全く違っている。植物界ではどこに行っても「中身を空ける」というのが配偶子母細胞運搬体、すなわちソーマが行う性行為の形態である。性細胞（実際は性個体であるが）の合体は主に偶然にゆだねられる。水流、風、そして高等植物の場合には動物、主に節足動物が代理人になって、これを実行する。したがって、二型性はほとんどない。植物は一般に移動せず、感覚器官を持たず、個体というより群落であって個体性の境界は漠然としたものであり、ソーマの一部だけにしか性の影響が及ばない。この相違が生じた理由は、おそらく栄養摂取の方法の相違であろう。動物は一般に固形の有機的な食物を、口を経由して摂取する。植物は、これに対して、気体状あるいは水溶性の無機物質を拡散によって吸収する。食物の経口摂取と合体の性的機能とが非常に密接な関係にあることを思えば、植物がものを食べないという事情が、植物の性行動が動物と異なる一因であると認めてもよいだろう。植物における物質同化作業は、まちがいなく、動物よりも大規模であり、このことも「性」があまり発達しないもう一つの理由であろう。したがって、植物は性器期には到達しないのである。実際に存在するのは「性個体」すなわち「配偶体」gametophyte であるが、これは非常に痕跡的なものである。代表的なものが花粉と雌性細胞（胚嚢）とであるが、胚嚢とても配偶子母細胞とほとんど違わない。

ここまでの道は、主として男性個体の性行動をたどってきたのであったが、女性の性機能あるいは性器官の発達をたどっても、ほぼ同じ進化の道筋になるはずである。しかし、女性のほうがおそらく複雑であり、費やす時間も大きいだろう。それに、いざ述べるとなれば、母体を手段とする栄養補給と育児との多様な形態も欠かせない事項だろう。よく知られているように、この機能による母親の身体の形態の変化は、受精させるという機能のための父親の身体の形態の変化よりも格段に顕著である。その帰結の一つは予想できるものである。すなわち、男性が単一の行為でなしおえることが女性の場合には分割して行われるということである。性的合体の他に、女性の「性」には栄養補給と育児とがある。すなわち、妊娠、出産、授乳である。性的合体においては女性は受ける側のパートナーであり、異物、すなわちペニスと精液とを自らの内部に取り入れる。これが口の吸啜活動と似ていることは、ヴァギナの継続的収縮を考慮するとさらにいかにもと思われるだろう。女性の性機能のもう一つは肛門的な現象のほうに似ている（出産のことか——訳者）。したがって、女性においては二つの元来の性機能すなわち合一することと中身を空けることとは統合されていない。この意味で女性はより原初的な段階にある。男性の接合機能は「退行による統合」に向かって何歩か進んだものである。パートナーとの合一は、系統発生の比較的遅い段階において達成されたものであるが、もちろん生物学的には一種の退行であって、配偶子母細胞運搬体が配偶子の機能を模倣していることである。男性においては、性的合体と性細胞の排出、すなわち配偶子母細胞の本来の機能が一つに統合されて不可分である。女性は明らかに、身体的にも精神的にも、それに対応する男性よりも格段に原始的であるようにみえる。しかし、逆に、男性の特徴でそれに対応する女性の特徴よりも原始的なものがある。おそらく、これらの原始的性格は、男の場合も女の場合も、実際の生物学的差異に対応させるほうがよく説明できるだろう。この差異は、動物と植物との差異によく似ている。子孫のための蓄えが植物においては非常に発達している。このことが、詩において女性が植物によく例えられる理由であり、また、私の知る限り、欧州の言語では「植物」という語の性が女性であり、「動物」

が男性あるいは中性である理由かもしれない。

2　個体性とオーガズム

ここで一息入れて反省する時であろう。ここまでは、性器官と性機能の進化を説明するために、「エロス」を征服欲の権化として描いた。そのため、私は擬人化を非とする至上命令に違反する罪を二重に犯したのであった。こういう系統発生的な現象の原因は外的条件すなわち環境の変化に求めるほうが簡単であり科学的であるのではないかと言われそうである。私がしたことの一部は実際にそれがあてはまる。キノコの受精あるいはムシ類の交接の多彩さを説明しようとして、私は、海から陸への移動、あるいは寄生生活への移行をなし遂げたのがこれらのグループであると指摘した(17)。水がないことは、海中では不必要な特殊な装備を無条件に要求する。フェレンツィは、生物学を研究した結果、陸上生物の「性」の進化の原因は水がないことである――あるいは心理学的に言えば「はるかに友好的だった海へのもとめ」である――という結論に到達した(18)。この欲望は、彼の用語によれば「タラッサ（海洋）的退行傾向」thalassal regressive trend であって、これこそ真性交接器官の、体内受精の、そして胎児においては羊水という液をたたえた羊膜という保護器官の――以上三つ組の発達の背後で働いている起動力としたのである。さて、この三つ組は現実に陸上動物あるいはもと陸上動物であったが海に帰還したものだけにあり、しかもそのすべてにあるのではなく、哺乳類、鳥類、爬虫類という高級脊椎動物のみにある。昆虫――この純粋に陸上の動物は、なるほど真性の交接と体内受精の器官を所有しているが、羊水はない。他の陸上動物は（ついでにいえば先の二群に比してごく少数であるが）この点では昆虫に等しい。高等脊椎動物が「羊膜類」と総称されるのはこの差異のためである。したがって、われわれは、フェレンツィの三つ組の一つを普遍的でないということで廃棄せざるをえないか、あるいは彼の法則は脊椎動物だけとしなければならない。後のほうの解答が、脊索動物と節足動物との個体発生に根本的相違があるということからみて正しい。前者は「新口動物」deuterostomia、後者は「旧口動物」protostomia である。原口が肛門領域に変化することは、第一部で触れたが、あれは前者でしか起こらないのである。

しかし、このことは、フェレンツィの生態学的説明を限られたものとする理由のただの一つでしかない。海産動物の多数にも、立派な交接と体内受精との器官がある。たとえば、魚類でも共通排泄口を押しつけあって交接するものがたくさんあり、他の魚類ではキプリノドンティデス Cyprinodontides はゴノポッド（gonopod 生殖脚）を、サメ類はミクシポッド（mixipod 混合脚）を使って交接する。ついにクリヌス Clinus 属に至ってペニス類似の器官が発生し、これは肛門の後方にあるが、すでに尿管と輸精管とを内包し、交接に使用されていることは間違いない。この属は胎生魚である。こういうものが、ニシンのような純粋に排出するだけの種と並んで存在しているのである！　ムシ類にも同様の極度の多様性がある。そして、程度は劣るが、海産動物を含むすべてのグループにもある。この「性」の形式の多様性は、生命が乾燥した陸上の生活に適応するとともに低下し、どんどん一様になってゆく。したがって、私の見解は、環境条件が体内受精と本来的な交接器官の発達の理由ではなく、逆であって、環境条件は他の受精方法のすべてを根絶させる原因となったというものである。こうしても、フェレンツィの到達した結論は弱くならず、ただ別の光の中に置かれるというだけである。交接の形式には多数のものがありえたが、選ばれてさらに発達していったのは、（環境条件の）要求の最大数によく対処しえた唯一のものであった。それが性器形式の交接であって、それは第一に新しい環境にもっともよく適合したからであり、第二に「タラッサ的退行傾向」に全幅的な満足を与えたからである。私が強調しておきたいのは、乾燥した陸上環境の作用がもたらしたこの制約は、体内受精と真性の交接器の所持という二現象にあてはまるだけだということである。この二つと違って、高等脊椎動物における羊膜の形成は完全に新しくかち得たものであると思われる。少なくとも海産動物に前駆形態は見つからない。この現象にかんしては、フェレンツィの新しい発想は完全に妥当である。

といっても、問題が解けたというにははなはだ遠い。何がいったい、まだ海中にいるうちの動物が交接器官を発達させるように仕向けたのであろうか？　ひょっとすると、先の私の作業仮説のように、エロスの特性であるとした征服傾向（〃征服欲〃）を調べてみるといいかもしれない。第一節と注（本訳書では章末）とで述べた多数の形式を概観していただくならば、「性」の一般的征服傾向に絶えず直面させられることに気づかれるであろう。ソーマのさまざまな部分が、最初は非・性的 asexual であったのに、次々と性化 sexualize されてゆく。それも、先行世代、すなわち配偶子と配偶子母細胞、の仕事を引き継ぐように仕向けられるという形でそうなるのである。最初は全く別個の用途のために形成されていた器官を使って補助的な任務を遂行する。たとえば腔腸動物における口腔を経由しての排出である。体腔蠕虫類（coelhelminthes、広義の蠕形動物中で真体腔を有する環形動物と毛顎動物との総称）の多くのように後腎 metanephros を経由しての排出がある。体節動物（身体が真正の体節より成るもの、すなわち環形動物と節足動物）のように精液の輸送に肢と身体付属器を使用することもある、などなど。ヒトにおいても性のチャンネルはなお腎臓の排泄管である。しかし、ソーマはそのうちに特別の器官を形成するように仕向けられ、ついにはソーマ全体が完全に性にひたされてしまう。エロスはどういう武器を使ってこの勝利を獲得したのであろう？　ヒトの行動を調べてみれば答えはおのずと明らかである。エロスの使った魔法の武器はオーガズム以外には何もなかった。

この快感の萌芽はすでにきわめて原始的な海産動物にも検出できる。ひょっとするとムシ類にもあり、それよりも高等な諸君には確実にある。観察可能な徴候は性器性 genitality が全的に開花している場合と正確に同じである。すなわち、極度の興奮があり、テターヌス（牙関緊急）のような硬直あるいは間代性痙攣があり、暴力があり、交接の前および後にはふだん取らない体位を取る。そうして事の終わった後には、平和が訪れ、完全な弛緩があり、それはしばしばカタレプシー（同一体位保持）のような状態に移行する。快楽体験、すなわち迅速に消尽される高度の興奮[19]は他の二世代の性の営み、すなわち配偶子の合体と配偶子母細胞による排出においても一役演じているのであろうが、真に強烈といえる程度のものが観察できるのは配偶子母細胞運搬体の交接においてのみである。これと平行する確実な心理学的資料は臨床的事実であって、前性器水準ではオーガズムはみられず、快楽を伴う興奮はあるが、真のクライマックスにまでは高まらない。男性患者は分析下にしばしば最初のほんとうのオーガズム体験は最初の射精の際であると認め、女性患者も、クリトリス性興奮とヴァギナ性興奮とに分かれてはいるが、おそらく同じであろうという。この点に関連すると思われるのは、すべての性器除外的な性倒錯でいかに奇妙なものも、最終的満足に到達するのは性器の自慰によるという事実である。それにしても、(オーガズムの)あの強烈性はどこからくるのであろう？

この強烈性の源泉に深い関心を抱いた分析家は唯一フェレンツィである。彼の結論を逐語的に引用してみたい。

「純粋に生理学的見地に立って考えれば、性交とは、種々の器官の非エロス的な活動の度ごとに、その副産物として、個体のこれまでの生涯に蓄積したリビドー的緊張の不快産生的状態を調整し平準化する最終的行為として周期的に起こるものであると私は思う。なお、このリビドー的緊張はこれらの器官から〝アンフィミクティック〟amphimictic（一九世紀のメンデル以前的遺伝学者ヴァイスマンの用語、「両性生殖的」と訳され通常の「有性生殖」の概念に融合した――訳者）な方法で性器に移送されるのである（「イディオプラスマ」というようなものとして伝送されるというのであろう――訳者）。性交の諸条件下において絶頂にまで高められた緊張が不意にしかもきわめて容易に解放される結果、多量のカセクシス的（備給的）エネルギーがにわかに余剰となる。何とも大きな快楽の感覚はここからくる」……「身体の諸器官へのリビドーの〝遠・性器的（genitofugal――性器から逃れ去る方向の）〟な反流が、この感覚と平行して走る。緊張増加期において他の器官から性器へと興奮を伝送した〝求・性器的 genitopetal〟な潮流の反流である」[20]。

この画期的な生理学的解釈は問題を部分的にだが解決してくれる。フェレンツィはさらに歩を進めて、ソーマは身体の充足されていない（あるいは現世では充足されえない）欲望をできるだけ厄介払いしようとして、これをすべて交接機能一本に合流させようとする（それには現実的な場合と象徴的な場合とがあるが）ことを示そうとしている。ここでまず述べるべきは、母親への個体発生的欲望と海への系統発生的欲望である。

今や私たちにはわかったのである――、エロスがエロスに奉仕する者を今もその支配権力のもとにとどめていることを。エロスはエロスに奉仕する者の現実の願いを満たしてやる。これがエロスの報酬である。エロスはエロスに奉仕するものを、その願いをことごとく満たしてやるという約束を餌にしておびきよせている。しかし、私たちはまだ知らない、――なぜこの報酬、この約束が、他の二段階よりもこの段階で格段に大きいのか、――もっとはっきりいえば、配偶子母細胞運搬体の性機能における興奮が配偶子母細胞なり配偶子なりの興奮よりも格段に大きいかということを――。

われわれは第一節において、配偶子母細胞運搬体が交接中はほんとうにおのれの配偶子の真似をすることを見た。性器性交における配偶子母細胞運搬体の合体は、しかし、一時的でありまた部分的であって、配偶子の合体が全面的・決定的であるのと対照的である。ここで、単細胞動物はほんとうの個体ではない。分裂によって繁殖するが、「個体」individual という語の意味は「分かちえない」であり「分割不能性」が含意されている。これは単なる言葉の遊びではない。フロイトは、後生動物（原生動物に対する語、クラゲからヒトまでを含む――訳者）の身体構造は単細胞が別の単細胞を愛の対象として取り込みたいという生命本能から生じたと考えてはどうかと述べている。[21] この結合が強力で安定なほど、その動物は「個」という誇らしい名に値する。この「個体性」individuality を脅かすものが内外二つの方向から来る。外部からは死である。内部からは「愛に捉えられること」falling in love, Verliebtheit である。愛の虜となっている人が食欲をなくし、蒼白くなり、ろくに眠らず、童話や騎士物語やロマン映画にみるようにありとあらゆる困苦欠乏に耐える心構えになるのは、そんじょそこらでみられることである。動物界でも同じことが見られるのは生物学の教えるとおりであるが、植物にないのは植物が「個」でないからである。結論は明白である。愛の虜になることは、なぜか、個体性の織り目、細胞間の絆を緩ませる。ここで生理学の範囲を確かに一歩出た。ここから先は前のような行き方はできない。われわれの現在の知識では、個体性と「性」と死との密接な関係という命題を追認することしかできない。

　無性生殖をする単細胞生物は、ウッドラフ、[22]マックス・ハルトマン[23]らの証明したように、不死の潜在能力を持っている。前に述べた意味での「個体」すなわち分裂生殖能を失った生命形態が登場した最初は雄性配偶子である。雄性配偶子は、受精させることができない場合には死ぬ。これが内部原因による死の最初の例である。雌性配偶子は相当長期間分裂能力を保持している。シュライバーによれば、[24]有名なハルトマンの「不死のエウドリナ培養」は皆雌性個体だそうである。ここで、性的分化が死に導くことがあることがわかる、必ずしもそうでないといけないわけではないが。

　配偶子母細胞では反対である。多くの種において、配偶子形成の際に、配偶子母細胞が全部使いつくされないということが起こる。残余、いわゆる身体残余 Restkörper は死滅の運命から逃れられない。最初に出現した配偶子母細胞運搬体であるヴォルヴォックスにおいても同じことが繰り返されている。最後の配偶子母細胞が排出されてしまうとソーマは死滅する。この進化段階においては、性的に分化していないことが不可避的に死に導くようである。

　原生動物の示す姿には若干の混乱があって、次の動物種になってようやく明快さが取り戻される。ソーマはすでに発達しているが、なお非・性的である。原生動物の無性型細胞と同じ永遠の生命をまだ所有しているようである。腔腸動物にあっては、分割あるいは出芽による無性繁殖が実際には普通である。ムシ類においてもかなり頻繁に無性繁殖が行われる。しかし、これより高級な動物種においては無性繁殖はかなりの例外である。軟体動物や海鞘類（ホヤのたぐい）がそうである。再生能力についても同じことである。再生能力は腔腸動物においては実際上無際限である。ムシ類においてもなおきわめて顕著であるが、これより高級な動物種においては若干の痕跡を残して消失する。ヒドラ、プラナリア、貧毛類 Oligochaetes では、切り取った一片から全動物体が再生できる。有名な例は蟹とトカゲだが、失った脚を新しい脚で置き換える能力があるだけで、それも切り株状の不完全な形であることが多い。さらに高級な進化を遂げた動物では大きな傷を瘢痕組織で閉じるのがせいぜいである。このことは、個々の細胞間の絆、あるいは身体の部分同士の結合が下等動物では比較的緩く、それが高等になるにつれて強固になるという意味である。個体性は系統発生において強固になる一方である。個体性の持つこの性質と群落形成との間には面白い平行性がある。一般に、群落を形成するのは、無性生殖を行い、また無際限の再生能力を持つ種である。この性質は、独立して生活する種ではそれほど頻繁にみられない。この区分は、きっかりしたものではないが、かなり全体にあてはまるものである。たとえば、軟体動物では、外肛類 ectoprocta でも内肛類 endoprocta（現在では「内肛動物門」として別個の門になっているようである。スズコケムシのたぐい）でも群落形成性のものには無性繁殖がみられるが、独立生活者である腕足類（現在では「腕足動物門」として独立している。シャミセンガイ、チョウチンガイのたぐい）には群落形成はない。同じ区分が海鞘類にもみられる。個体として生活する copelates（現在は原索動物門、尾索亜門の尾虫類として独立している）は有性生殖を営むが、ナツメボヤ類 ascidians（同尾索亜門、海鞘綱、腸性目管鰓亜目に属する）、サルパ類 salps（同亜門のサルパ綱、筋体亜綱、断筋目に属する）は群落を形成し、無性繁殖をする。群落の形成は個性の発達が弱い場合にだけ起こりうることがわかる。

個体性とは、しかし、分割不能性を含意しており、したがって死が不可避であることをも含意している。また実際、特に昆虫類において、生涯にただ一度交接して死ぬ動物がある。チョウやカブトムシなど、交接しないようになっている動物が対照動物よりも長命である事実が注目を引いてきた。脊椎動物においては交接と死とはそれほど不可分の関連はないが、それでも患者から、それに詩人からも、最大限の恍惚は、死につつあるという感覚が混じって起こるということをしばしば聞く。性愛に浸っている者同士はまた、もう一つ別の感覚、すなわちお互いに入り交じり溶け合い、おのおのの個体性を放擲するという感覚に支配される。心というものはかつて存在したものを捉え直しているだけだとは、先に言ったとおりであるから、ここでも原型を捜し求めなければならない。これがいちばんはっきりわかるのはムシ類である。寄生性の種の一部では雄体と雌体とが恒久的に連接している。たとえばビルハルツィア（Bilharzia 住血吸虫——扁形動物、吸虫綱、二生目、前口亜目）、ディディデュモゾエア Didymozoea である。この場合、カップルが「個」なのである。

最初の真の個体が配偶子であることはすでに見たとおりである。また、もっとも原始的な後生動物である腔腸動物は群落を形成するが、それでも性的分化がみられる個体すなわちメドゥサが個体化を目指して努力している（クラゲでは浮遊性のメドゥサが有性生殖をして着生性のポリプを生じ、ポリプが無性生殖をしてメドゥサを生じる）。生物学の部で言っておいたように、系統発生において最初にソーマの性的分化がみられるのがメドゥサ・クラゲである。この平行性は動物界を一貫するもので、例外はごく少ない。強度の個体性ということは、群落形成がなく、無性生殖もなく、再生能力が低下しているということである。このことは、つねにソーマの性的分化、性的二形態性、交接機能の高度発達、強烈なオーガズム的現象と連動している。むろん、逆も真である。

エロスからの圧力によって、ソーマは自らのエロス化を余儀なくさせられるだけでなく、また個体化もされるのであって、配偶子においてすでにみたように、個体化とは死のためのものである。生物界においては、性交と「死すべき運命」とは不可分の一体をなしている。オーガズムは交接機能を引き受けるためのオトリであり、引き受けたことへの報酬でもあるが、それによって不死が失われたことを埋め合わせる一種の慰めでもある。この比喩を使うのは、ソーマと生殖細胞との間の関係に力動的要素が存在することを強調したいからである。両者のあいだには永遠の闘争が行われている。ソーマは自立的な個体、独立し、自己完結的で、身体自身の法則だけに従うものになろうと欲している。しかし、ソーマはエロスの命令の実行を強制される。それはいやいやながらの実行であり、外部勢力である征服者への不承不承の屈伏である。配偶子は、おそらくは配偶母細胞も、ソーマの内部で外部的な要素でありつづけるところの、本質的に異質であり（体細胞は二倍体 diploid、配偶子は半数体 haploid である）、自前の生活と目的とを備えた独立個体である。さらに比較を先に進めてもよいであろう。征服者である配偶子はソーマから離れて生きている。（オーガズムは）特別の機会、大きなお祭りだ。この時だけ、庶民ソーマにおのれの喜びを、観客にさせて分け与えてやるのだ。これさえ、配偶子たちの意図というよりはむしろ、彼らは愚かな庶民がただ祭りの観客になるだけで強烈な快楽を味わい喜びに溢れるという事実を賢明に利用しているのである。これが関係の一面である。その裏の面は、ソーマがその支配者から離脱しようとすることである。ソーマは排泄物のように支配者を排出してしまおうとする。(25) これにある程度成功したのはまだ海の中にいた時で、乾燥した陸上ではぐっと僅かな成功しか収めなくなった。またここでも雄のほうが雌よりもまだしもましである。生物学的差異は確かに女性が男性よりも神経症的であることの理由である（！――訳者）。

これらの複雑な現象を解明するのに、われわれの手持ちの生物学は資料がまだまだ不足である。われわれは当面若干の結論を得たことで満足せざるをえない。すなわち、個体性と交接とオーガズムと死とが相互に関連しあっており、全部を併せて説明を下さなければならないということである。

3　減数と新規蒔き直し

ここまでは細胞が合体するところまでをみただけであった。これからはその後に何が起こるかをみたいと思う。どう考えるかに迷う現象が続く。核の減数である。核の物質は数個に分割される。たいていの場合は四分割である。それから細胞は分裂し、新しい核と同数の娘細胞が生じるか、核の大部分が細胞質に吸収されてしまう。[26] これは、私の主題にはきわめて重要な新たな現象である。配偶子の形成途中においても、あるいは合体の後も、細胞の体制は実にしばしば――ほとんど常にといえるかもしれない――そうとに単純化する。細胞器官の大部分は外部に捨てられるか吸収され、高度に発達していた細胞でもこの段階ではきわめて原始的にみえる。もう一つの結果は、配偶子では顕著であった性的分化がしばしば消失することである。その生体が進化の前段階に退行し、長く捨てて顧みなかった生命形態に回帰して、その地点から新規に生活を開始しようとしている印象が否めない。[27]

この「新規蒔き直し」new beginning[28] は生命界において非常に重要な役割を演じている。受精卵の一つ一つの発生がそれぞれ一個の「新規蒔き直し」である。同様に、若干の生物の潜在的不死性は、最近の実験の示すところによれば、それらが不断にこの「新規蒔き直し」をする能力を基礎にしている。環境が不利な時の結果はほとんど常に配偶子形成とそれに続く合体である。この有性生殖の「流行」を抑えるためには生物研究者は生物を最良条件で培養しなければならず、それでもなお、有性生殖的現象を完全に阻止できるとは限らない。ゾウリムシの無性培養を得ようとして何十年間も行われた実験が不成功に終わったことは教訓的である。周知のことと思うが、結果は、ウッドラフとエルトマンによる、ゾウリムシの生活環の不可欠の一段階として処女生殖期があるという発見であった。もっとも、受精機能は、他にも、通常の細胞分裂によるところの、細胞内の別種の革命で置き換えられうるものであるが、これは絶好の条件下でなければならない。これも抑制されて、同化と成長しか起こりえず、システムの減数が不可能であれば、全細胞が緩慢な死を遂げるほかない。これは、ハルトマンが、ステファノスフェラ Stephanosphaera、ゴニウム Gonium（オオヒゲマワリ目）、ステントル Stentor（原生動物、有毛亜門、繊毛虫綱、旋毛虫亜綱、異毛目ラッパムシ）、コウボ（酵母）の実験で証明したところである。[29] システムの減数は必ずしも分裂による必要はない。意図的に身体の一部を切り離し、その部分を絶えず新たに再生させることによって、恒久的生存を維持することが可能である。ハルトマンはこの方法によって滴虫類

(Stentor ラッパムシ)、渦虫類の一種ステノストマ Stenostoma (現在は扁形動物、渦虫綱から外肛動物、裸口綱、狭口目に移されているようである)[30]、ついにはアメーバ Amoeba proteus[31] の生存を数カ月維持した。この点でもっとも面白いのはゲッチュの実験である[32]。生物もいろいろある中で彼はもっとも原始的なムシ類である扁虫類を研究した。彼は性的成熟の開始まで成長させてから餌の量を減らした。飢えがはじまるとともに身体物質は吸収されたが、その最初は性巣であった。元の大きさの約十分の一に痩せたところで再び正常量の餌を与えた。これを反復交替した。こうすると、同一の個体を一年四カ月後に実験を終了するまで生かしておくことができた。これは(ムシにとっては)実際上無際限の期間である。こうなると、原生動物だけでなく、後生動物においても、潜在的不死性は「新規蒔き直し」をするという、この能力次第であるように思われてくる。

退行の最低限、新規蒔き直しのもっとも遥かな出発点は、細胞ということになる。このことは、細胞に有機的に組み込まれていない生命物質をわれわれは知らないという事実と符合する。細胞を越えてさらに向こう側に何かあるのかもしれないが、われわれは全然知らない(当時は)。このもっとも原初的な、細胞というものは、あらゆる生命の常に新たな出発点であるが、性的に分化しているか、非・性的と考えられるか、どちらかである。もっとも原始的な生命形態は、パッシャーの植物学研究[33]によれば鞭毛虫類 flagellates だそうで、これがその後の進化全体の出発点と考えられなければならないという(当時は)。新規蒔き直しの理論はこの発見に満足する。鞭毛虫類は性的に分化しているが、それは、多細胞生物において配偶子が性的に分化しているのと基本的に同一の形の分化だからである。したがって、個体発生に向けての第一歩は、もっとも原初的な生命形態への退行であるということになりそうである。

受精した卵子を「接合子」zygote というが、これは性的に分化していない(私は性染色体によるメンデル的性決定を考慮外とする。これは進化のはるかに遅い時代において妥当するだけであるから)。接合子が両性的 bisexual か非・性的 asexual かは未解決の問題である。性的に分化していない生命というものが可能かどうかも重大な問題である。系統発生的にどう考えるべきかに迷う生物がある。藍藻類 cyanophyceae と細菌である。これらには現在までのところ性的活動は観察されていない（当時は）。（シャウディンだけが[34]二種の細菌の場合に性的に分類される現象を発見しているが、彼の観察報告もその結論もなお孤立しており、追試確認されていない）。藍藻と細菌とは一般に原初的とされず、退行あるいは萎縮（ママ）したものとされている（当時は）。そうだとすれば、こういう後戻りはいずれも、すでにかつて一度は存在した形態に倣うほかはないということを想起すべきであろう。とすれば、生命とは最初は非・性的であったと仮定するべきであろうか。さて、この非・性的な種が完全に孤立した、他のいずれともつながりを持たないものとすれば、直接これから進化するものはどう考えても鞭毛虫類である。あるいは、この侵入者たちは、結局われわれの親戚では全然なくて、自然が非・性的生命の実験に失敗した残りかすなのかもしれない。目下科学はこれらの問いに答えを持たない。

　われわれが個体性を検討した結果発見したものは、ここでわれわれをさらに一歩進めてくれるかもしれない。配偶子はほとんど常に「個」である。彼らは悲痛にもその個体性を断念して、合体し、次に分裂する。同じことは原生動物でもみられた。もっとも好条件、生存の最適条件しか、原生動物に、それもいっときだけ、合体への努力をやめさせることができない。さて、合体の結果生じた接合子は、原生動物のすべて、後生動物の多くの種類においてはもはや「個」ではなくなってしまう。いわゆる調節卵 regulatory ova は、これらの動物に似て、二つなら二つに切断されると、二つの完全な胚に成長するのが思い合わされる。こういう観察結果は、最初の生命形態は性的にまだ分化していなかったということを示唆するようである。もっとも、われわれは絶対的な証明をもっているわけでは全然ない。

　死から逃れ、生存を継続するために、すべての生物はたえず新規蒔き直しをしなければならない。しかし、——と思うのである——、この新規蒔き直しによって何が得られるのであろうか？　その意味は何であろうか？　生物学はわれわれに答えをくれる力がない。フェレンツィは科学のまったく別分野からアナロジーの援助を仰げばどうかと言った。これを彼は「ウルトラクィスティック」ultraquistic 法と名づけた[35]。われわれは新規蒔き直しのある種類には馴染みがある。それは精神分析治療においてであって、これは、耐えがたいものとなっていた人生に新たな出発をするようにと患者を援助しようとするものである。どうやってわれわれはこれをなし遂げているのだろうか？　硬直的な反応形式から解放することによって、患者を人生への新たな適応ができるようにしているのではなかろうか？　たぶん、生物学的な新規蒔き直しにおいても似たようなことが起こっているのである。生物学者は、しばしば、核を指して、細胞の体制化の中心であるといい、代謝過程も、運動も、性的活動も、その制御をしているのは核だという。核の減数と細胞体制の単純化とは、受精との密接な関連において起こるが、あるいは、硬直的な反応パターンからの解放とみるべきかもしれない。この点からみれば、核の減数による新規蒔き直しと、精神分析治療によって得られた新規蒔き直しとは、類似の過程というべきだろうか。もっとも、根本的な相違が両者のあいだにはある。それは意識というものである。精神分析治療は意図的行為であるといってよいであろうから。

ここまでの探究は、基礎の確実な科学的事実を辿ってきた。ここからは空想である。系統発生における生物の変形は自己形成的 autoplastic な方式によって進行した。ある種の本能の満足の継続を妨害するような環境変化があれば、その種はその身体の構造を変えることによって新たな条件に適応した。このような変化のモデルとしてヒステリーを取り上げることができる。この場合には、ちょうど系統発生において変化した現実への適応が起こった時と同じように、身体を変えるのは強力な、充足されていないエスの欲望である。しかし、ヒトは、現実を扱うのに、もう一つ、よりよい方法を持っている。系統発生の過程で、ヒトは、別の器官、身体的には脳といい、心理的には「前意識」the preconscious というものを創造し、このものの援助によって、ある程度望みどおりに環境を変えることができる。これを、自己形成的から「外界変容的」alloplastic な方法への切替えが行われたという。われわれは今新たな進化段階を経験しつつあって、これが、つねにそうあるように、われわれを退行による前進に導いている。ヒトの前意識は、環境をおのれの欲望に適応させることができると感じているだけでなく、おのれのココロについても同じことを行う方法を模索しており、その一端は精神分析治療の中に現れている。もっとも、そのためには外部の援助が必要である。分析家の援助である。

精神分析治療は一種の雑種であって、同時に自己形成的でもあり、外界変容的でもある。ヒトに外的援助が必要でなくなる時がくると予見するにはさほど無理な想像力を必要としない。そうなれば、意識的、意図的に、身体と心とを自分によいと思われるように作り直すことができるだろう。この発想は私のものではない。私はバーナード・ショーを引用しているだけである。ショーの劇『メトセラに帰れ』Back to Methuselah はそういう人たちのことを詳細に描写している。彼はその人たちを「長老人」Ancients と呼んでいる。彼らは非常な高齢で、非常な賢者であり、まだ性的に分化しているが、性的欲望はもはや持っていない。そして彼らは自己を変化させることができる、「ほんとうにそうしたいと思うならば」。詩的幻想においても、この知識と能力とが高度の退行によって得られるというところが面白い。この「長老人」たちは隠者のような生活を送っている。服装をなおざりにし、たがいに交流もせず、口を利かず、実際、話し方も部分的に忘れてしまい、ただ単に座って瞑想している。

われわれの未来の絵をこのように悲観的に描く必要があるとは思わない。なるほど、さらに発展しようと思えば、まず退行という代償を支払わなければならないということはしばしば、ひょっとすると必ず、そのとおりだろうが、この退行が世界をまずしいものにしなければならないと決まっているわけでないことは、われわれがみてきたとおりである。エロスは、配偶子母細胞運搬体を強制してもっとも原始的な性機能すなわち合体まで退行させたが、それからわれわれに愛を贈ってくれた、それもそのあらゆる多彩な形態を。ショーがかいま見たように、練り上げた英知と能力をあがなうためには、代償として深い退行を支払わなければならないということはありうるだろう。しかし、われわれの後に来る者はこの段階に留まらなくてもよい。そこから彼らは新しい人生を始めることができるのであり、それは、知識と能力が増大していても、なお、現在よりもなお豊かで色鮮やかで力強いものでありうるだろう。

（1）　ドレスデンにおけるドイツ精神分析学会第二回総会において朗読され、*Imago* (1942) 18, 14 にドイツ語で掲載された。

（2）　S. Freud: *Beyond the Pleasure Principle*, *Ges.* W. Bd. XIII, *Stand. Ed.* XVIII.

（3）　S. Ferenczi: *Versuch einer Genitaltheorie*, Wien, Internationaler Psychoanalytischer Verlag, 1924. 第六章（英訳 *Thalassa: A Theory of Genitality*, New York, Psychoanalytic Quarterly, Inc., 1938）。

（4）　S. Freud: *Three Essays on Sexuality*, *Ges.* W. Bd. V, *Stand. Ed.* VII.

（5）　K. Abraham: *Versuch einer Entwicklungsgeschichte der Libido*, Wien, 1924 所収（英訳 *A Short Study of the Development of the Libido*, *Selected Papers*, London, Hogarth Press, 1942 所収）。

（6）　前掲書、ドイツ語原本九三ページ、英訳九九ページ（原本に四九九ページとあるは誤植）。

（7）　すでにみたとおり、単細胞生命形態の合体は細胞口をとおして行われる。高等な動物の口唇帯は類似の重要な役割を演じているが、むろん、交接にいざなう性戯に限ってのことである。このことは哺乳類において真実であるが、それだけでなく、鳥類、両生類（たとえばイモリ）、節足動物などにも該当する。交接にある程度以上の役割を果たす感覚器官の圧倒的最大数が口唇およびその近傍に配置されている。性孔が口唇体からはるか彼方に移動した後でも、そのことは変わらない。言語、いや少なくともハンガリー語では、食物への欲望も女性への欲望も同じ表現をする。csorog a nyala（彼の口は水が走っている）と。

かねて知られているように、餌の変化、とくに飢餓が単細胞生物の有性生活環を不意に発動させる。受精は当初、個体数を増加させず、半減させる。受精後にはたいてい休止期があり、嚢胞 cyst 形成さえ起こる。（少なくとも）受精とその後しばらくは必ず食餌の摂取は中絶する。心理学的概念としての飽和 repletion、Sättigsein が思い合わせられる。擬人的に言えば、この原生動物諸君は、現実において彼らに拒まれた栄養の代用品を受精の中に求めているといえそうである。十分な食物がなければ相互に食べ合うというわけだ。減数の際の核物質の吸収も似た線で解釈可能である。単細胞生物においては、性行為はすべて食物不足によって解発され、その真の目的は食物不足を克服することにあるとさえいえるかもしれない（ヘルトヴィッヒ Hertwig の核細胞質比など）。

性が遺伝子によって決定されない種においては、未分化な幼体は栄養を適当に選ぶことによって、どちらの性の個体に育て上げることもできる（たとえばミドリボネリムシ Bonellia viridis——環形動物、イムシ綱——の場合）。

また、最後に、非常に印象の強い例として、動物と植物界とでは栄養と性機能とに根本的な方法の相違がある（本書一七ページをみよ）。

（8）　私は原始的形態の自例をすべてオオヒゲマワリ目 Volvocales から取った。かなりよく研究されているからでもあり、すべての教科書の伝統的慣習に合わせたということもある。

(9) もっとも、最後の配偶子母細胞の排出後すみやかに死ぬ。

(10) 次の、やや小さい字で組んだ箇所は、生物学にさほど関心のない方はとばしていただいて結構である。主な論点は一五―一六ページに要約しておいた。

(11) キノコ類はこの移行現象の研究には絶好の分野であるが、この類で発達している非常に複雑な方式は残念ながら私などが立ち入ることのできないものである。ただ言っておきたいのは、キノコ類の性の営みの複雑性はキノコ類の時代に重大な習性変化が何度も起こったという事情と密接に関係しているということだ。海中生活から陸上生活への移行であり、独立から寄生（腐生）への生活形態の移行である。海中自由生活を営んでいる型のキノコ類は、性の観点からみて原型に非常に近く、逆も真である。少し後で触れるが、ムシ類でも同じであり、後に触れるが、やはり移行型である両生類でも同じである。キノコ類が配偶子母細胞のエロス化を示すとすれば、ムシ類および両生類では配偶子母細胞運搬体のエロス化が示される。フェレンツィのいうように、複雑な交接機能は地球の乾燥化以後に必要となったという仮説はこれによって強化される（前掲書、たとえば六八ページ）。もっともフェレンツィの公式は脊椎動物に関してだけのものである。

(12) 違いはただ一つ、これは半数体世代に属するが、滴虫類（繊毛虫類、時に鞭毛虫類をも指す）は二倍体であり、したがって両性的である。この違いは、後に第三節において採り上げよう。

(13) 以下の例はほとんどすべてマイゼンハイマー J. Meisenheimer の重要な著作『性なるものとさまざまな性』第一巻 *Geschlecht und Geschlechter*, Band 1, Jena, G. Fischer, 1921 より採った。引用を明記していない場合でもそうである。

(14) Ferenczi, op. cit., pp. 80 ff.

(15) Ferenczi, op. cit., 各所、たとえば原書六八ページ、英訳五〇ページ。

(16) E. Korschelt: 'Ungeschlechtliche Fortpflanzung', *Zeitschrift für wissenschaftliche Zoologie* (1917) 117, 361.

(17) 第一節の生物学的な部（小さく組んだ箇所）。

(18) Ferenczi, op. cit., 第六章。

(19) Freud: *Beyond the Pleasure Principle*, *Ges. W.* Bd. XIII, *Stand. Ed.* XVIII; Ferenczi, op. cit., 第五章。

(20) Ferenczi, op. cit., ドイツ語原書五〇ページ以下、英訳三七ページ以下。

(21) Freud: *Beyond the Pleasure Principle*, *Ges. W.* Bd. XIII, *Stand. Ed.* XVIII.

(22) Woodruff: *Proceedings of National Academy of Science* (1921) 7.

(23) M. Hartmann: *Archiv für Protistenkunde* (1921) 43, 223.

(24) Kniep: *Die Sexualität der niederen Pflanzen*, Jena, 1928, 九一ページ脚注より引用。

(25) Ferenczi, op. cit., 原書八五ページ、英訳六七ページ。

(26) 世代の関係はすでに複雑であるが、減数を入れるとさらに複雑になる。新たな因子、すなわち核物質がシングルかダブルか、もっと科学的に述べれば半数体世代か二倍体世代かは無視できないので、これを加えなければならない（全的あるいは部分的倍数体は稀な現象なので考えに入れない）。論理的に可能性が二つしかないので、双方の例を挙げることができる。無性生殖型が半数体ならば（当然配偶子は必ず半数体なので）、合体によって二倍体の接合子ができ、これから減数によって半数体の個体が生じる（例A）。第二の可能性は、無性生殖個体が二倍体で、減数が配偶子形成の契機となり、この半数体の配偶子の合体の後、二倍体の接合子が生じて、これから二倍体の無性生殖個体が生じる（例B）。

配偶子は必ず半数体である。無性生殖個体は、これに対して、半数体相のことも二倍体相のこともある。高等動物においては、個体は二倍体であるが、ほんとうは二世代から成っている。配偶子母細胞運搬体世代と配偶子母細胞世代である。半数体相は単細胞である配偶子に限られるが、これは完全に独立した個体である。植物および少数の例外的な動物では事態はさらに複雑である。生殖は数個の時点で起こりうるし、数種の独立した個体が世代交替環の中に現れうる。しかもそれらは半数体のことも二倍体のこともありうる、など。

例A　緑藻類

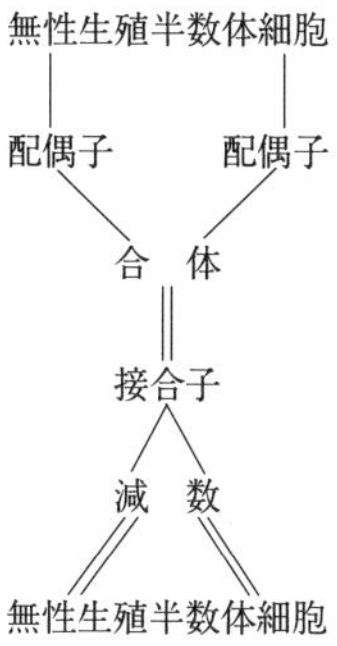

例B　滴虫類、二倍体アメーバ

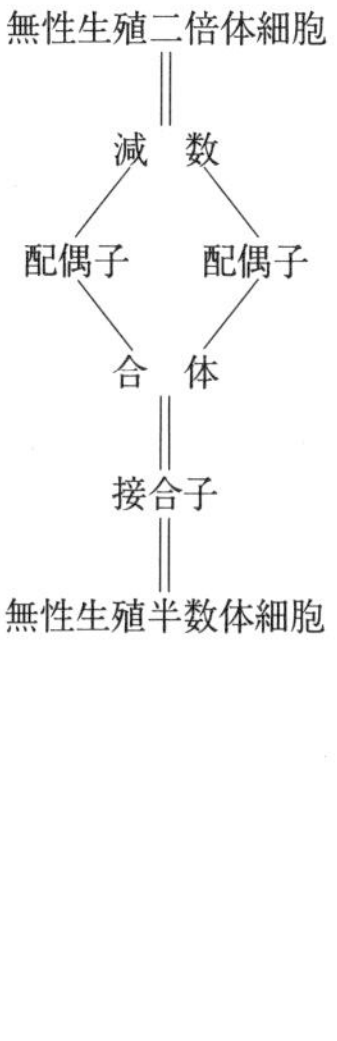
無性生殖二倍体細胞
減　数
配偶子
配偶子
合　体
接合子
無性生殖半数体細胞

(27) 多くの生物学者が似た発想を述べている。特にシャウディン Schaudinn (*Verh. der deutschen Zoologischen Gesellschaft* (1906) 15, 16) およびハルトマン M. Hartmann（たとえば *Biologisches Zentralblatt* (1922) 42, 364）。

(28) これらの概念と周知の「退行」および「反復」概念との関係については別の機会に譲りたい。性格分析のための技法的推論もあるが、それも後日（本書第一一章参照）。

(29) M. Hartmann: *Archiv für Protistenkunde* (1921) 43, 223.

(30) 同氏、たとえば *Biologisches Zentralblatt* (1922) 42, 364.

(31) 同氏、*Zoologisches Jahrbuch* の Abteilung für allgemeine Zoologie (1928) 45, 973.

(32) Goetsch: *Biologisches Zentralblatt* (1923) 43, 481.

(33) *Archiv für Protistenkunde* (1918) 38, 1.

(34) *Archiv für Protistenkunde* (1902) 1, 306 および (1903) 2, 421.

(35) Ferenczi, op. cit., 第六章。

第二章　自我欲動のエロス成分についての一覚書(1)（一九三三年）

1　適応と教育可能性

自我欲動 Ich-Triebe, ego-instincts という広大な領域にいささかの秩序をもたらそうとすれば、そのエロス成分 erotische Komponente の強度を一つの指標として、種々の自我欲動を、その順に配列するのがよかろう。列の一方の端には、ほとんどあるいはまったくエロス的快楽を起こさない自我機能が来るだろう。もう一方の端には、自我機能というのはためらわれ、性機能にかぞえたほうがよくはないかと思われるような機能が来るだろう。順列はこうなるのではあるまいか。まず、心臓の拍動——呼吸——筋肉活動——液体摂取——固形物摂取——ここでようやく各種排泄行為（尿、便）——さらにそうとうにエロス化された〝営巣本能〟Herd-instinkte（おのが巣の守りをめぐる本能か——野心、支配、屈伏など）——そして最後に成人においてはエロス＝欲動的なものとして出現するけれども、なお自我欲動成分を失っていない性格特徴が置かれるだろう（頑固、執念深さ、嫉妬、外部に影響されないこと、冷血もあるが、寛大さ、気前のよさ、くつろぎのたぐいもある）。この順列はさらに延長できるだろうし、間にいろいろな項目を挿入することもできるだろう。だからまだ完全でないが、この論文の目的にはこれだけあれば十分であろう。

欲動行為を今度はその教育可能性 Erziehbarkeit, educability の順に並べてみるとしよう。すると、全く同一の順列が得られるのは驚くべきことである。心臓の活動は、私の知る限り、それを教えますという所があるとは聞かない（もっとも心臓の律動を意図的に変えられる人間がいるが稀少価値なのでそれで生計が立つ）。呼吸は海女が訓練しているし、スポーツでも訓練している。飲むことになるとかなり、食べることだとまず、全世界どこでも時間が決まっている。排泄機能の教育は地上のどの民族でもいわば義務教育である。こうなると、エロス成分が自我欲動を教育可能的たらしめると考えてもあながち間違っていないのではないかと思えてくる。エロス成分こそ、教育する側への愛着 Bindung, attachment を起こさせてくれる当のものではないか。この転移愛の中でエロス成分が満足されてこそ、教育される側は、元来の欲動の流れを遮られても、その分を補って余りあるとして、我慢して教育に耐えるようになるのではあるまいか。

今述べた順列を生物学的に眺めれば、最初に来るのはほぼ自動的に生起する過程であって、これを最高の適応をしているものとすると、末尾に来るものは、適応のためには訓練が必要な機能であり、したがって元来は適応性ができていなかったものである。適応性ができていないということが、外的事情の（文化による）変化のためであっても、それは二の次の問題である。外的情況にまだ適応できていないということが問題なのである。まだ順応過程の中途で停滞しているということである。最初のあたりのものはすでに胎内生活において（心臓の拍動、筋肉の部分的運動）あるいは出生直後に（呼吸）行われ、しかも事前の教育が不要である。しかし、順列のこれより後のものは学習が必要である。この相違は完全に厳密ではない。呼吸することを学習して身につけなければならない児童も多い（母親の過失ではないのに窒息を起こす児童である）。これに対して、生まれてくる時すでに指を口にくわえてくる子もいる。

要するに、適応の前提条件はその自我欲動のエロス化であるといえないだろうか。[2] このエロス化は、適応の仕事にし残しがある限り、存在して働きつづけるものである。適応が成るとエロス成分は徐々に消滅する（おそらく他の箇所に転用されるのであろう）とともにその自我欲動機能は教育可能性を失う。硬直的、自動的、反射的になる。

このようにみれば、議論のやかましかった「定向進化」Orthogenesis の問題も理解できるようになる（解釈できるようになるということだ）。進化の方向がそのエロス部分を失うと、それで以て生体全体に、さらに生体全体を介して現実と結びついていたものがなくなるわけで、以後は現実を無視して、内在する力のみによって直線的に進化するようになり、ついには奇抜な恰好になってしまうことにもなる（いつも例に出されるのは滅亡動物の「雷犀」Titanotherium やアンモナイトだが）。極端な場合には、このエロス成分の喪失によって（ということは現実への愛を失うことであるが）適応能力を失った余り、その種が死滅するということにもなりかねない。

この事情は、また、精神分析学があらゆる自我欲動にエロス成分を発見してきたのはどうしてかということをも説明してくれる。エロス成分比は、欲動が（系統発生的に）最近のものほど大である。反射というものが生まれたのは、そのエロス成分がほぼゼロになったからであるというのもありえないことではない。そうだとすると、かねがね探し求められていた「純粋な死への欲動」reiner Todestrieb も反射を探すとあるかもしれない。周知の擬死反射が、ひょっとすると道しるべになるかもしれない。

原理的には、全く（あるいはほぼ）脱「性」化した自我欲動機能が退行的にエロス的（すなわちリビドーの）再備給を受けることもないとはいえない。私の見解では、これが心因性器質疾患 psychogene organische Krankheiten の成立機制である。この証拠を提出するのはむつかしいことではない。感情興奮の際の脈のリズムの変化、期外収縮、心因性喘息あるいは飲食排泄機能などの領域にきわめて多い「器官神経症」[3]がそれである。だから、これらの例も、さらにはかの有名なヒステリー性転換症状も、種の進化における退行のモデルになる。ヒステリー性転換においては、系統発生の過程ですでに脱「性」化されてしまっていた自我機能に対して、「エス」の強烈な、満たされていない願望がリビドー備給を行う。これと違って、種の進化においては、まだエロス化されていなかった自我機能がリビドー備給を受けるのである。

分析治療において、ヒステリー性転換に至るようなエロス的備給は撤回され、他の箇所に転用され、より現実原則に沿った形で使用される。これが、分析終了後、患者が一般に症状産生能力を失う理由である。論理的には、彼らが症状産生をしていけない理由はない。症状形成の機制が意識できるようになったのだから、思うがままに、やすやすと、適宜に、しかも安全に起こしてもいいはずであるのに、できなくなるのだから——。

もっとも、例外のない法則はない。それができる人もいるという報告がある。いろいろな処方がある。ヨガ、禅、イグナチオ・ロヨラの霊操 exercise spirituel などの処方は、ありとあらゆる、われわれ平凡な人間には統制できない身体機能を意識の支配下に置くことを目標にしたものである。これは、アレクサンダーが述べているように、[4] 対象リビドーを自己愛《ナルシシズム》リビドーに大々的に変換することによって可能となるものであって、分析治療の目指すところとは互いに直角の関係にある。これは、両者の最終結果が非常に異なることを説明するものであろう。

ここで反論がありうるだろう。この考え方は自己愛という大事なものをちゃんと考えに入れていないではないかという御指摘がきっとあるだろう。系統発生はエロス的成分を失うことが原因で起こるのではなくて、反対に、対象リビドーが大幅に自己愛リビドーに変化したためではないか、フロイトも悪性腫瘍はそうだと言っているではないか——と。なるほど、系統発生という現象は、腫瘍の発生という個体発生的現象と共通点がたくさんあるだろう。いずれの場合も、身体の一部が、全体の福祉を顧慮せずに、無際限の増殖を行い、そのために、腫瘍の場合には個体が、進化の場合には種が生命を失う。しかし、いかなフロイトといえども、〝自己愛的〟という言葉をそこでは括弧付きで使っているのであって、[5] これは隠喩として使っているに過ぎないといわんとしているのである。この美しい比喩が現実を文字どおり記述しているといえるか、すなわち、細胞の中で正反対の方向のリビドー備給過程もしくは絶対的自己愛的行動が進行しているかどうかは、証明されるものではまだ到底ない。たとえば臨床的事実でも、ヒトがその胃なり美（輪郭、色彩など）なりを自己愛的に愛するということは言えても、（私の考えでは）胃そのものが胃を――つまり自己愛的に――愛するということは比喩的な意味しか持たないのと同じことである。よしんばそういうことがあって、ある機能なり傾向性なりがエロス的備給をされなくなるとか、自己愛的備給を使い尽くしたために現実あるいは生体全体への顧慮をなくしても、「世は何ごともなし」だろう。いずれにせよ、私の結論は心理学の枠内に留まるものであるし、当面の目的にはそのほうが堅固な土台だろう。

つまり、私は、この報告において、意図的に、ある器官なり身体部分なりのエロス的備給という言葉を使ったのであって、それはすなわち、この備給が体制化された自我から発してまた自我に還流してゆくものであることを言わんとしたのである。この点からすれば、私の発想には新しい仮説が全然含まれていない。ただ私は、われわれの以前からあって時間の風雪に耐えた概念を用いて自我欲動の領域においてどれほど前に進めるかを試したかっただけである。

2　器質因的疾患と心因的疾患

自我機能が適応を達成するための前提として、まずエロス化されねばならぬことを証拠づける現象には、なお第三のものがある。それは精神分析による身体疾患の治療であって、なお結論が定まっていない。われわれは、フェレンツィの先駆的研究このかた、大部分の器質性疾患――ひょっとするとすべてのであろう――は人間のリビドーのバランスが大きく乱れた結果であり、それも、身体の疾患部位にリビドーが強力な備給を行うからであると理解している。創傷の治癒、広くは炎症の治癒はこの過程の典型例である。フェレンツィは、古典的な炎症の特徴、すなわち「発熱」calor、「疼痛」dolor、「発赤」rubor、「腫張」tumor、「機能障害」functio laesa が正確に性器の興奮そのものの記述になっていることを強調した。これが、炎症とは心理学的にも生物学的にもその身体部分の強力なエロス化と不可分に連関しているものであることをいわんとしているのは間違いない。このエロス化が、その内部器官の表象が意識に初めて上る前準備なのは大いにありうることである。健康なうちは、われわれは自分の内蔵器官のことなどほとんど関知しない。それは患者が進んで話す詳細な情報と特に対照的である。炎症は、しかし、現在の病理学の中心問題である。その数種の病的過程――充血、鬱血、浮腫、萎縮、変性、異形成、肥大、腫瘍などが、ほんとうに別個の独立現象なのか、それぞれが炎症の極端例で、体系化と教育との便宜のために独立とされているだけなのか、まだ定説がないことは周知のとおりである。いずれにせよ、これらの部分過程のいずれも、ある期間続いた後には炎症の他の特徴が認められるようになると言って間違いないであろう。個々の疾患は、どうも、その局在する部位によって区別されているほどには、疾患過程の本質による相違はないのではないか。だからわれわれの診断も何よりもまず部位による診断ではないか。そうだとすれば、大部分の疾患は基本的には炎症であって、したがってエロス化と不可分に連関している。

器質的、機能的と、今日まで忠実に分離されてきた二種類の疾患は、この角度からみれば、全く同じものである。一つの主な特徴が両者に共通である。エロス化である。相違点はこのエロス化の原因と機制とである。神経症の場合には、人間は文化の禁止的要請のために、おのれのエス欲動的願望の一部を満足させることができない。彼はこれらの衝動を置換しなければ、この状況に自分を適応させられない。とは、症状に転換させなければならないということである。彼は自我機能のあるものをリビドーで備給し、疾患を創り出す。疾患とは同時に（成功せずに終わった）治療の試みでもある。

欲求を抑える現実も欲動自体も小止みなく働いているから、この適応過程も持続的に進行しなければならない。創傷や感染のような〝器質的〟疾患の極においても同じようなことが起こっている。この場合も、新たな適応に向かう最初の動きはエロス化である。新たな適応が必要になったのは、（創傷の場合には）外力あるいは感染によって新たな条件が創りだされたからである。新たな適応が成功とわかったならば、リビドー備給は撤回され、疾患は治癒する。成功しなければ、疾患は慢性状態に移行する。とは、身体の〝病んだ〟部位に恒久的に備給が行われるということである。この結末は精神神経症の産生と全く似ている。こちらの場合にも新しい適応への傾向性は持続する。この場合も効果的な機制の一つにエロス化がある。違うのは、恒久的に調和を妨げ、新たな適応を必要にさせる原因である。

他の角度からすれば、慢性疾患は性格と比較できる。どちらの場合も、出発状況は当の個体の性質によって決まる。すなわち、その人の今の素因である。新たな適応を必要とさせた外的条件は、こちらの場合には、教育の要請によって創り出される。あちらの場合には〝病因因子〟によるというわけである。いずれの場合にも、その人は、生じた葛藤に対処する準備がないことが証明される。すなわち、調和的に適応できないのである。慢性疾患と性格とが実に親戚関係にあることは、ある病気がある性格の持ち主に現れるという、古くからの経験的事実が示している。胃病患者はいわゆる「酸っぱい」「にがい」人であり、肺病患者は一般に性急で過敏であり、心臓患者は心臓の律動に過剰に不安であるなど。私はこの領域には経験に乏しく、性格構造が疾患の素因を創り出すのか、逆に疾患が性格特徴を変えるのか、いずれとも決することができない。(訳者注)いずれにせよ、患者の疾患と特異的性格構造は精神分析治療を行うことによって通常ほぼ同時に解消される。

（1） *Internationale Zeitschrift für Psychoanalyse* (1933) 19, 428-33 にドイツ語で発表された。

（2） この点で示唆的な例は野性動物の馴育、すなわち彼らがヒトの気まぐれに適応するということである。馴育する人は、普通（特に詩人作家の空想の中では）強く、魅力的な人物であって、しばしば女性は雄獣を、男性は雌獣を相手に選ぶ。嫉妬の光景が繰り広げられることも（実話でも）稀ではない。たとえば最近ブダペスト動物園では、新しい雌象にめあわされる予定の雄象が雌象の飼育係に重傷を負わせたが、彼は雌象に随いてインドから来たインド人であった。
（3）現在では「心身症」といわれている（一九五一年追記）。
（4）*Imago* (1923) 9, 35.
（5）S. Freud : *Jenseits des Lustprinzips, Ges.* W. Bd. XIII, *Stand. Ed.* XVIII.
（訳者注）ドイツ文では「私のこの点にかんしては（残念ながら多いとはいえない）分析から得た私の印象は、疾患とそれに属する性格布置はほぼ同時に分析作業によって解消されるというものである」とある。この場合は、経験を積んだ老バリントの訂正であろうが、その他の些細な差異はドイツ語原文と原典とされる英訳文との間に多数存在するが、必ずしも直訳を旨としていないらしい英訳者によるものか、本書を編集する際のバリントの訂正なのかは全く明らかにできないので、やや独文寄りに訳した。

第三章　リビドーの前性器的編成の理論に対する批判的覚書[1]（一九三五年）

1

現在のわれわれの小児性欲発達理論は、フロイトの『性学説三篇』の、それも一九一四年に刊行された第三版[2]に初めてその要点が現れたものであるが、それに従えば、性的目標と性的対象関係という二つの発達は平行するものである。最大の快楽をもたらす部分欲動が先導的な部分欲動であって、その満足がその時点での最重要課題となり、その生物学的性質が一義的にその小児の対象関係の形態を決定する。しかし、このことは明言されておらず、暗黙の前提とされている。これによれば、主要力点は、欲動の対象の変遷と、そのつどの源泉とに置かれている。ということは生物学的側面に重点があったということである。どのようにして、またなぜ、それらの先導的欲動が交替して現れるのかは、精神分析学では真剣に問題にされたことがなく、当然検討されたことはない。この点にかんしても、われわれの理論が問題を一時棚に上げておいて、生物学が説明を与えてくれるのを待とうとしているのはまちがいない。私がドレスデンで発表した論文[3]もこの傾向に発するものである。われわれの日常の語法もこの影響下にある。すなわちわれわれは「口唇的（あるいは肛門的、性器的）部分欲動」というばかりでなく「口唇的（あるいは肛門的、性器的）愛」という言葉を使っている。

この平行性が破れるのは、以上の発展順列開始の前にもう一段階を仮定して、これを「多形倒錯」

polymorphous-perverse と命名したからである。だが、理論的にいえば、対象関係にはさらに前段階がある、より正確には二つの前段階が存在する。第一は自体愛 autoerotism であって、子どもがまだ対象を全く持たない段階であり、次には自己愛 narcissism であって、子どもが自己自身の自我を最初の愛の対象とする段階である。このことを踏まえてはじめて、口唇的対象関係が非常に初期に観察されるといわれるのであるが、実際には、これと自体愛期との間の線を時間的に引くことは全くできない。われわれはこの種の時間的位置づけの不確実性にしばしば遭遇するとここで言っておきたい。

先に述べた堅固な平行性は、周知のアブラハムの表にもっともよくあらわれている。しかし、あの表は、アブラハムが一九二三年三月にベルリンで発表した元来の形では、その年の一二月に公刊した版に載せたのと比べると、三倍の平行系列（三に対して九）があったことを知っておくことが必要である。(4) 明らかに、アブラハムは平行性を行き過ぎさせてしまったと感じていた（彼は自己自身に対してもきびしい批判者であった）。しかしながら、彼の表は精神分析学の思考方式に決定的な影響を与えてきた。幼児的な状況、幼年時代の事件はすべて、この段梯子のどれかに正確に位置を指定されてはじめて、その性質を決定することができることになった。この風潮は、アブラハムの表と同じ年にフロイトの「幼児的性器体制」という論文(5)が「〝性〟理論への内挿」という副題を付けてあらわれたので、いっそう著しいものになった。この論文は、従前等閑に付されていた「男根期」という新しい時期を内挿するようにというものであった。アブラハムの図式ではこの時期の位置はいささか不明瞭であって、「最終両義性期」die letzte ambivalente Phase のことだと一般にされているが、いささか靴に足を合わせた気味がないでもない。アブラハムの概念が圧倒的影響を持っていたことは、あのフェレンツィでさえ、他の場合にはわが道を行く人であったのに、エロス的現実感覚 erotischer Realitätssinn の発達(6)を『タラッサ』に叙述している仕方をみれば、いささか角を矯めてまでアブラハムの図式に対応させようとしているという一事からもよくわかるだろう。

なお、アブラハムの個々の時期を暦年齢に合わせるのは相当むつかしいことがわかっている。最初に提案された時期はいずれも長すぎることがわかったので、個々の時期はどんどん人生の初期の時期へと押しやられていった。皆は、この、私にいわせれば基本的な、不確実性に頰かぶりをして、われわれの知識の不完全なせいにしていた。それとは矛盾する態度だが、これらの時期の日付を極度に早期とするメラニー・クライン(7)にはついて行けないという精神分析家も多い。

前性器体制という概念の本質的特徴には、さらに、ごく少数の部分欲動を土台としてつくられており、またこれらの欲動はすべて一つの特別の部類に属するということがある。すなわち、それらはすべて、周知の身体的源泉を持っているということ、つまりそれぞれの性感帯と結びついていることである。他の部分欲動は、この理論では、ほとんど顧慮されない。発達の期間中変化しないか、あるいは変化に重要な意味がないかのような話である。しかし、それらも、よく調べられている部分欲動の、生物学的に必然的な帰結ではないかとする立場もある。かつてサディズムを肛門愛の一誘導体であると考えようとする試みがあったことを思い出していただきたい。それよりも新しく、両義性を口唇愛の生物学的性格（取り込むことと嚙み付くことである——訳者）から導こうとする試みもあった。

このように考えてくると、少なくとも、二つの発達を別個のものとして分けて検討してみる価値があるのではないかと私は思う。現在の前性器体制の理論が無数の信頼できる臨床観察所見に由来することは私もわきまえているつもりである。しかし、私の意図は、それらの臨床観察所見、すなわち理論の土台となっているものに異議を唱えようとするのではない。私が目指すのは、われわれの理論の定式の修正であって、従来重視されてきた事実に若干の観察所見を併せて両者を統合したいのである。この観察所見は、なるほどよく知られてはいるが、今日まで、われわれのものの見方の発展、われわれの理論の深化に全然役に立たないものであるとして脇によけられていた。

とすれば、一つの問題は対象関係の発達、すなわち愛の発達である。この問題が今回の論文のテーマである。もう一つ問題があって、これと平行する問題であると思われるが、性目標の発達、あるいは、ほぼ同じことだと思うが、快楽獲得の発達、エロチズムの発達という問題である。これは別の機会に扱いたいと思う(8)。

2

精神分析の実際から始めたい。治療作業中に、疑いもなく自体愛あるいは前性器愛と診断される現象に遭遇した時には、分析家はどうするのであろうか?

まず、もっとも豊かな材料である神経症患者の精神分析を採り上げよう。その症状の分析が示すところによれば、その対象関係は完全に健康であるとはいえない。この人たちはその愛の対象と正常な関係に達しようと努めているのに、どうやってもそうでないものが持ち上がってしまう。症状の中にこの「そうでないもの」が明るみに出されるか、さもなくば症状内容がこの「そうでないもの」に対する防衛により決定される。この正常でない関係、性器愛の代用品、すなわち私がかつて言った言い方に従えば「能動的対象愛」の代用品は、分析理論によれば、退行あるいは発達停止とみなされるだろう。すでに述べたように、われわれのこの論考からは、正常の性目標からの偏奇という変異は除外する。もう一つのほうの変異だけをこの論文では論じるのであるが、それは性対象との関係にかんするものである。それには二つの形がある。正常には禁止されている対象を愛する（近親姦）か、愛する態様《モード》が正常でないかである。どの症例においても、精神分析治療は、このような異常な現象は実際にそうなる運命を決める状況が発達の早期にあったことを明らかにしてきた。この経験的事実は、固着理論の基礎となった。さらに、リビドーの前性器的体制の理論が生まれたのもまさに、成人においてはたしかに異常となる、この対象関係の研究からであった。

いっておかねばならないが「固着」fixation という言葉の意味はあれこれと多すぎる。神経症患者が、その発病前の静穏な生活を破壊した外傷に固着しているようにみえる場合は少なくない。そのような場合においては、精神分析は、その人が、無意識的にではあるが意図的に、繰り返し、それに似た外傷を、いわば〝運命的に〟こしらえつづけていることを明らかにする。別の症例においては、患者は外傷以前の幸福な状況のほうに固着しており、そういう患者の症状は、対象関係のそれ以上の発展が外傷の反復を来たしかねないからというので、それが起こらないようにと患者を防衛する特別の任務を帯びていることがはっきりと証明される。第三の可能性もあって、それは外傷への順応に固着しているとでもいうべきだろうか。そういう人は、大部分「性格神経症」患者だが、ある型の対象関係しか持ちえないのであって、その他はどれ一つできないらしい。以上の種々の対象への関係の持ち方も生活史から説明できる。

さて、外傷への固着、外傷以前の状況への固着、外傷順応への固着という三つの異なった現象を一括りにして同じ名で呼んでも何もいいことがないのは確かであろう。しかし、われわれが非常に徹底的な臨床研究をしてきたにもかかわらず、固着というものについて知るところがほとんどないという事実は、少なくとも一部は前述の事情に帰するべきものと私は思う。今日でさえ、われわれは固着はどのシステムに起こっているのか——自我かエスか超自我かをほんとうに言うことができない。このような局所論的考察だけでなく、経済論的考察も力動論的考察もわれわれを五里霧中に置き去る。現在まで、精神分析は、固着という事件あるいは過程が欲動にとってどのような変化なのか、その意味をさっぱり教えてくれないままである。

もっとも、臨床のためだけならば、このような複雑な項目を全部解明しなければならないわけではない。外傷以前の子どもの生活であった、元来の幼児期の状況と、後に臨床的に成人の神経症の中に現れるようになる、その外傷に子どもが遭遇した時の状況とを区別できれば、それだけでいい。二つの状況は類似のこともあり、同一のことさえあるが、そうでなければならないわけではない。しばしば両者は互いに原因になり結果になるという関係にある。病像の中に現れる固着状況はありとあらゆる性的満足あるいは性的対象関係の形をとりうるのであって、当然、前性器的あるいは自体愛的な形態もあってよいことになる。その一方、幼児期の状況、固着の起源の場、は例外なく対象愛に属している。しかも、この起源の場、すなわちその当時外傷へと導いた場における小児の対象への関係は、現在の生物学主導の理論から予想されるような、問題のない単純なものでは決してない。この関係が口唇的、あるいは肛門サディズム的、あるいは男根的な愛の古典的な像にぴったり適合する場合でもそのことは変わらない。いわゆる〝陰性エディプス・コンプレックス〟でもことは同じである。もう少し深く状況の中に入り込むならば、必ずや、その前には妥協があった、すでに順応がなし遂げられていたという印象を持つであろう。神経症を癒やすだけのことならば（いやもう少し穏やかに表現すると問題の症状を取り除くためだけなら）分析をそれ以上深く行う必要は必ずしもないが、いかなる症例においても、疾病の基底を形成した不運な幼児期の状況には、まだそれ以前に先行する問題があり、その証拠も山ほどあるということを理解しておくのは何よりも大切だと私は思う。われわれが症状の表面的な軽減だけにとどまらないものを目指すとすれば、この先行するものも分析されなければならない。

一例だけを引くとならば、かの「狼男」の例を引きたい(9)。その幼年時代の強迫神経症だけでなく、その後の対象関係の大部分も、その性格特徴の多くも、みな、古典的な、リビドーの肛門サディズム的体制に一致する。われわれはまた、それらの現象が始まった瞬間を知っている。約三歳半の時であった。フロイトの記述からみて、まさにおおよそこの時にこの子の性的発達が暴力的打撃をこうむったことは明らかである。当時、原光景とグルーシャとの光景とはすでに乗り越えていたが、その後に続いて、たて続けに、医師への母親の訴えを聞いてしまい、姉の誘惑の試みに遇い、最後にナーニャに近づこうとしてうまくゆかなかったということが起こった。これはこの子が耐えられる限度を超えていた。父親のお気に入りだった姉には、罰せられずに、何の困った結果も起こさずにやることをゆるされていたことが、彼の場合には非常に重大な結果を起こした。それは、すでに一度味わった屈辱（グルーシャ）の、去勢の脅迫というはるかに厳しい形での反復であった。結果は、性器的な方向への努力を断念し、〝肛門的サディズム〟関係を始めるという形での順応を強いられた。成人期になってから繰り返し立ち戻っていった〝固着〟状況には次の特徴があった。まず、社会的に低い階層の対象、なろうことならば召使を選ぶこと。対象選択に当たって秀でた臀部を最大の決め手にすること。後背位の性行為。高価な贈り物を頻繁にすること。対象に対する強烈な両義感情。顕著な加虐傾向。自分でも説明できない発作的不信パニックがあって、そのため絶えず愛情の対象を取り替えなければならなかったこと。

この子が外傷に遭遇した元来の状況は全く別種のものであった。子どもは隠し立てもせず無邪気に性器をおもちゃにしていた。そこに突然、晴天の霹靂のように、人もあろうに大好きなナーニャからの去勢のおどしが彼の上に降ってきた。フロイトは彼の症例の生活史において、はっきりと、この事件のあるまでは、患者は「おだやかな、あつかいやすい、むしろしずかな子であった[9]」(！)と記している。こうであったのに、性格のにわかな変化の説明として、われわれは次のような文章を読む羽目になる。精神分析学の文献においてリフレインのように飽きず繰り返されてきたせりふである。「性器帯の主導のもとに始まった彼の性生活はかくて外部からの障害に屈し、その影響によってそれ以前の前性器的体制に押し戻されたのであった[9]」。私はもう一度、フロイトの生活史記載にも、マック＝ブランスウィックによる補遺[9]にも、あの非運な夏以前には肛門サディズム的対象関係が見られたと書いてある箇所が見当たらないことを言っておきたい。私は後でもう一度、それなのにどうしてまた、一次的肛門サディズム的体制という概念が、観察されたわけでも想起されたわけでもないのに、説明に使われているのかを問題にしたいが、ここではさしあたり、ナーニャとのシーンにも、それに絡む先行事態があることを指摘するにとどめたい。生活史の記載はそのことの本質的部分のあるものを含んでいるが、他のものは推測するほかはない。ここでも、この少年の愛の対象との関係は、いわば自然発生的に、生物学的基礎から生じたのではなくて、個としての彼の歴史によって決定されたものであることが大切である。その少年がもっと理解を以て接されたならば、肛門サディズム的対象関係の発来には至らなかったのではあるまいかという印象が確かにある。

すでにみてきたように、精神分析治療は、この状況で停止はしない。われわれは、この特別の事情を起こさせた条件にメスを入れるだろう。すでに公表されている関係は正確に理論の与える像に一致するけれども、われわれはそれに満足することなく、さらなる解明を追求するだろう。このことはわれわれの理論と実践とが調和していないことを示している。もし〝肛門的対象愛〟〝自己愛〟などが、それぞれ、理論の要請するように、発達の自然な順列における一段階であるならば、治療の実際においてわれわれがそれらをさらに分解しようとするのはどうしてであろうか？　また治療の実際においてわれわれがそれらを分析し、それらを子どもの個人的生活史から導き出すことをやってのけるということがあるならば、理論のいう〝自然な発達の順列〟は結局それほど自然的ではないのではあるまいか。

3

さて、それだけに、いっそうの関心を以て、われわれは、この問題についての第二の知識源に目を向けることになろう。それは児童分析である。すでに述べたことからみて、非常に早期の児童が重症の神経症になっても、われわれは驚かないだろう。私がいうのは、単に、フロイトの研究した一次的不安状態 primärer Angstzustand ではない。それならば比較的単純な機制によるものだろうが、そうではない、もっと複雑で難症のヒステリーおよび強迫神経症例があり、分裂病に似ているようなものさえあるだろう。精神分析の活動しているすべての国において、そのような例が現実にみられ記載されている。この疾病の発病の時期は満四歳にまで遡る。いや二歳の場合もあり、なお早い時期のものもあるので、確実に前性器期の対象関係の時期に遡っていることになる。(10)

これらの事例の分析が一切の疑念を残さずに示すとおり、これら小児神経症はどの点からみても成人の神経症と同等の複雑さを持っている。この帰結は、これら児童症例の対象関係は多くの点で成人の対象関係に似ているということである。このこともまた、われわれの治療過程と一致する。私は、世界じゅうの分析家で、自分の分析中の小児において、前性器的な対象関係がなお全局面を支配しているのに、治癒したとして治療を打ち切るような者はよもや一人もおるまいと信じている。たとえば、その児がもっぱら（あるいは主として）自分の愛の対象をいじめさいなみ、それに威張り散らすとか、その児の関心がもっぱら（あるいは主としてにせよ）自分の排泄物に結びつけられたままであるとか、口唇によって妊娠し肛門によって出産するという理論を固執するとかの場合である。同じことは男根期の諸現象にも該当する。それは、女性には性器が存在しないという思い込み、女性は性器全体が去勢されているという思い込み、あるいは母親に男根が存在するという思い込みである。この現象はすべて、われわれの理論では、〝肛門サディズム的〟〝男根的対象関係〟、〝陰性エディプス・コンプレックス〟などと叙述され、正常の精神発達の自然な時期であるとしているのであるが、臨床実践においてはこれを分析し、理解し、解釈し、解消させているではないか。

正確に同じことが自体愛的活動に対しても起こる。これらも分析されるならば、ここでも、必ず、これらの自体愛は対象がないどころか、絶望に終わった対象愛の、幹が折れた跡に残った根株として理解し治療しなければならない。

この点ではわれわれの技法に例外を認めないという事実に注意を喚起しておきたい。被分析児の場合には、これらの前性器的愛の諸現象で、この年齢なら正常とみなしてよいとか、これ以上分析を必要としないとしてよいという年齢はない。これらの現象がいわば局面を支配し、その児の環境（周囲の人間たち）への反応を規定する場合は特にそうである。せいぜい、好ましい対象関係を乱さない遊びや気まぐれとして大目にみられるのが関の山である。すべての児童分析の報告の末尾はほとんど同じである。憎悪と攻撃の衝動はほぼ消失し、感情の両義性は大きく緩み、この児は再び（あるいは生まれてはじめて）学習と順応との能力を獲得した——

というものである。ここで一般に明記されないが、その児の周囲の人びとに対する反応は分析治療の終了時にはいちじるしく愛情的 zärtlich, loving となっていたということが感得できる。

4

健康な児童の観察は、われわれの体験の第三の源泉であるが、以上の所見と矛盾するものはおよそ何一つない。われわれの社会の健康な児童の対象関係からみてとれるものは、かなり多様な像である。何よりもまず存在するものは「やさしさ」Zärtlichkeit（愛 love）への願いであって、これが重要な役割を演じている。この願いは、われわれが辿れる限りでは、必ず対象に向けられている。次に来るのが憎悪と攻撃が示す諸現象であるが、これは必ず遡ればある事件までたどり着くことができ、また、その説明をその児の個人史の中に見いだすことができる。それらは、なるほど、はなはだしい極端に至ることがあるが、しかしもっともな理由がないことは絶対にない。最後に来るのは自体愛であるが、軽やかに遊び半分にならともかく、熱狂的に実行される場合には、必ず、それは反抗的虚勢、苦い思いで手にした自立性の現れである。さらによくみれば、本性は慰めであることがおのずと見えてくるであろう。とにかく、われわれにとって何よりも重要なのは、その児と周囲の成人との、良質のやさしさ（愛）の籠もるわかりあいである。これがあるかないかが、子育ての成否を測る物差しとでもいうべきものである。

　この良質の理解の重要性は、はるかな幼などき、ほとんど子宮外に出た最初の数日にまで遡ることができる。清潔の訓練を終えた小児も、大きい失望を味わうならば一時的にこの習慣を忘れることがある。同じように、幼児期初期の児童、いや乳児も、周囲の人びととの良質の接触が攪乱されたならば、むずかり、ごね、泣いて、手におえなくなることがある。これはいうまでもなく対象関係の問題であって、ただ今日まで、フェレンツィ一派以外においては、理論がほぼ完全に看過したものである。それは、この関係が、理論上、リビドーの前性器的体制のどの段階にも対応しないからでもある。子宮外生活のごく初期においては乳児はいかなる対象関係をも持ちえないはずであり、外界についての知識が皆無であって自己と周囲との区別をも学習していないではないかという理論上の反論には、アリス・バリントがフェレンツィ記念論文集に掲載した論文「現実感覚と愛する能力の発達[11]」が反駁するであろう。この論文については後に触れよう。ここでは私はフロイトからの引用をしておこう。フロイトは『精神分析入門』において[12]（サディズムのような）部分欲動の多くはそもそもの始まりから対象を所有していると述べている。彼は言葉を継いで「他の、より明確に一定の性感帯と結びついている部分欲動は、対象をただ当初、まだ非性的機能に依存している時期に限り所有しているが、この機能から解放されるとともに対象を断念する」と記している。ここでいわんとしているものは口唇愛のことである。この続きはこうである――「口唇欲動は自体愛的となる。……その後の展開には、手短かにいうならば、二つの目的がある。第一は自体愛を放棄し、自己身体に密接している対象を再び自己以外の対象と交換することである……[13]」（傍点バリント）。ここには、今日まで理論的考察の際には自体愛の古典的な例として働いてきた口唇愛でさえも、元来は対象関係として存在していたということが明確に表現されている。ただ、この一般周知の事実が一度も考察の対象にならなかったというだけのことで、それは現在通用の見解にしっくり合わないからなのであった。

5

要約しよう。われわれがその分析技法と観察とを以て、一個の人生にいかに深く突き入ろうとも、そこに見いだすものは、一つの例外もなく、必ず対象関係である。自体愛的な満足の諸形態は、他愛のない戯れであるか、さもなくば、すでに（それ自体が）妥協形成である。これは、分析において、対象関係の喪失あるいは対象関係の葛藤化に対する慰藉あるいは虚勢的反抗のメカニズムである。同じことがいわゆる前性器愛の諸現象、すなわち〝肛門サディズム的〟〝男根的〟愛、また〝陰性エディプス・コンプレックス〟においても妥当する。それらは重要でなく害もなければよし、もし重要であれば分析して解消されるべきものである。すでに述べたように、この論文はもっぱら対象関係の発達を扱うつもりである。このために、ここでも、他の場所の討論でも、性的目標の交替は脇に置いてきた。したがって、私はわざと口唇的、肛門的、尿道的、性器的などの満足形態がなぜ発達過程において出現するかとか、それらの意義は何であるかとかは問わず、問題をただ、個体の周囲環境、特にその愛の対象に対する態度がなぜ変わるのか、そして、口唇的、肛門的、男根的、性器的、自己愛的などの愛といっている対象関係の諸形態が何に起因するかということに限定している。

　具体的詳細な臨床的データは、リビドー発達の現行理論の基本概念と相容れない。時とともに二次的あるいは補助的仮説がいくつも作られてきた。それはそうと銘打ってはいないが、理論と臨床所見とを融和させることをもくろんだものである。むろん、先に述べた臨床的事実の正しさを疑問視することはできないから、そういう場合は退行の所産だとした。その個体はリビドーのより高級な位置に達していたのに、この位置が何らかの心的外傷によって守れなくなり、古型の対象関係と古型の満足方式を再び求めざるをえなくなったものであるまいかとしたのである。小児において観察され、成人において分析中に記憶に蘇るものは、これらの退行現象であるが、それは、すでに先行してその前史があったからであり、したがって、退行現象の中には〝性器的〟対象関係の痕跡を残しているであろう。このような考え方の必然的帰結は、この理論が永遠に未完成のままになるだろうということである。この理論は、ますます早い日付を採用することを強いられる。研究者は、一つだけ間違っているところがあるが後は完全に論理的な前提にもとづいて、たとえば超自我形成、完全な力価の性器的傾向性、複雑なエディプス状況、きわめて重篤な去勢葛藤などが、一般に、すでに生後一年以内、いやそれ以前にさえ存在すると仮定するようになった。幼児期発達における事件一般の日付にかんする理論の永遠の不確実性は、ここに由来している。

もう一つの逃げ道は、素因に救いを求めることである。素因を最大限に利用する学派が同時に日付を前に押しやることでももっとも大胆なのは面白い。この考え方によれば、小児の一つあるいは二つ以上の部分欲動、特に攻撃性が非常に強烈に発達して、ごくわずかな欲求不満で現実からみて全く当然とされるものでも殺人になりかねない結果を招くことがありうるという。きわめて初期に対象関係が現実にあるということはこの仮定によって完全に否定されるものではなく、さりとて、全面的に肯定されるわけでもない。このように仮定すれば、現実には、周囲の人間環境からの影響は、後になって精神分析治療が示すほどには深刻なものでも徹底的に破壊的なものでも決してないということであり、まさに分析治療の際に、この歪みが欲動的素因によって度はずれて拡大されるのであるとなろう。

たしかに、精神分析の文献のどこを捜しても、こういう考え方が全面的に承認されているものを見いだすことはありえなかったが、近年、支持者の相当の増加がある。もっとも、批判的な立場の人たちにも、この考え方は勇気づけをするという効能までを否定していただきたくない。それは、長年月にわたって、これまでに枚挙したとおりの、難点であると明確に認識されているところを説明しようとした唯一の試みだったからである。努力する者だけが誤ることがありうる（ゲーテの詩句）。われわれは、この不整合性の存在を、別に頭が割れるほど悩むこともなく、ずいぶん長い間おとなしくくして無駄に時を過してしまったではないか。

6

理論と実際との間のこのディレンマからわれわれを救い出してくれるのは臨床体験である。われわれ皆は、実はすでに気づいていること、そしてフェレンツィが最初に『タラッサ』において言語化したこと、すなわち「対象関係は精神分析によってかろうじて到達しうるような心の最深層においても支配的位置を占めている」ということを結局は真剣に考慮せざるをえない。個人の幸不幸を決定する主なものは対象関係である。しかし、それをさらに精確に記述すること、すなわち、その体験に言語の衣を着せるのはなまやさしいことではない。私が患者を分析していて最初にこれを認知したのは、特に頑固な性格障害のために分析作業を、言葉の真の意味で深めざるをえなくなった時であった。私が「新規蒔き直し」[14]と命名した、その治療の最終段階においては、この最初期の対象関係の本性が明らかになる。その形式はほとんど全面的に受身的である。患者は愛することではなく、愛されることを願うのである。この受身的願望が性的、リビドー的であることは確実である。この願望を周囲の人びとが満たしてくれるべきであるという要求は絶対に自明であり、しばしば、まるで生死がかかわっている問題であるかのように、非常なエネルギーを費して強烈に表現される。こういう願望すべての目的は、しかし、ふつう官能的あるいはエロス的といわれる意味のものに対応せず、フロイトが「やさしい」zärtlich, tender「目的を抑えられた」zielgehemmt, aim-inhibited と呼んだものを目指すのである。満たされないと熱情的な反応を呼び起こすが、逆に満たされると、ただ、静かで穏やかな「いうことなし」の感じが起こるだけとなる。この落差は、フェレンツィがヴィースバーデン精神分析学会における、彼には最後となった発表で述べたものである[15]。ヘルマン[16]はこの受身的対象愛の別の性質をかなり以前から認識していた。特に「しがみつき」Anklammerung, clinging の傾向である。この傾向から、最近、アリス・バリント[17]が研究している、振り落とされる恐怖が発生する。

教育者も精神分析家も、この現象を二重に誤解していた。まず、児童が熱情的に要求がましくなると、これは一次的なものであって、攻撃性の徴候であり、ひいては生得的サディズムの徴候だとしていた（この考え方はまっすぐ素因論につながる）。「熱情」Leidenschaft, passion の語源を皆忘れていた。これは「苦しみをこうむる」Leiden, suffering からの派生語である。その上、先天的な困った人も悪人も真のサディストも見たことがないという臨床体験を忘れていた。根性曲がり、意地悪、悪人、いやサディズムさえも精神分析が可能であり、治療が可能である。ということは、そういう状態には成立の歴史があるということである。ひとが悪人になるのは苦しみをこうむったからである。成人でも児童も、根性がねじまがり、悪意を持ち、攻撃的で、サディスト的であるならば、それにはそれだけのわけがある。原因を除去すれば、この性格、すなわちサディスト的対象愛は消失する（もっとも、遊び半分の攻撃という満足形態だけは消失しない）。この見解に反対する児童分析家がいるとは私には思えない。

第二の誤解も熱情性と関係したものである。現象形態と欲動の目標とを混同していたために、それほど熱情的に欲求されるものならば熱情的快楽すなわち感覚水準のオーガズムを起こすものだろうと思われていた。ここから、非常に幼い子どもが肉欲的・性器的傾向性を呈しうるなどの推論がなされていた。私もこの錯誤に陥っていた。それから脱したのは、新規蒔き直し期において熱情的に示される願望が正常なものとみるべきものだということに気づいたからである。しかし、熱情的な目標となると正反対で、これは警戒信号である。このことは児童にも該当する。願望というものはその充足を時として熱情的に要求しても、健康な、旺盛な欲動生活を示している。しかし、熱情的な欲動的目標は相当程度の発達障害を示唆する。あるいは長期間の誤解、つまりフェレンツィの言葉を借りれば「成人と児童の間の言葉の混乱」[18]を示唆する。

私は、こういう発想が現行の分析理論の欠けているところを補うものであるという見解を抱いている。フロイトは、児童のこの最初の時期を一方で「多形倒錯的」polymorph-pervers と呼びながら他方では自体愛的 autoerotisch、ナルシシズム的 narzißtisch[19] とも呼んでいた。どちらの名称も正しくて、現実の状態を記述しているのは間違いないが、特殊な観点からだけ見た名称である。赤ん坊は確かに多形倒錯的である。全身体も全機能も快楽に向けて調律されている。この用語は、したがって、純粋に記述しているだけの用語である。しかし、それは、欲動の領域、生物学、だけしか見えていない用語である。子どもの世界はまだ自我と外界とに分離していないことも等しく真実であるから、したがって、現実感覚、現実吟味の観点から見ればナルシシズム的である（アリス・バリント参照[20]）。生存に必要な外界の対象、たとえば母親の乳房でさえもまだ精神的には自我から分離していない。しかし、リビドー的には子どもは外界からの介護に完全に依存しており、それなしには死ぬほかない。

さて、この一次的傾向性、すなわち、私はいつも、どこでも、あらゆる形で、私の全身体を、全存在を、愛してほしい、それも一切の批評がましさなしに、私の側から僅かにでも無理する必要なしに――、これがすべてのエロス的努力の最終目標である。この傾向性は生涯を通じて残るものであり、そのことをおおらかに認めている人も多い。しかし、そうではない人もいる。彼らのほうが圧倒的多数派であり、彼らは、この「受身的対象愛」という目標に非常な回り路をしてようやくのことに到達する。教育というものは、このバイパスを強制し、工夫さえこらす。子どもに差し出されるものが少なすぎれば、子どもは、それまでは遊び半分に使っていた自体愛なのに、全リビドーを挙げて備給するようになり、ナルシシズム的あるいはサディズム的になる。同時にナルシシズム的かつサディズム的になることもある。子どもが何かを得たならば、子どもは、受け取った満足によっていわば整形される。どこにでもいつも書いてある発達段階の肛門サディズム的、男根的、そして最後に性器的対象関係は、生物学的基礎ではなく社会的基礎があるものである。私が口唇的関係を挙げなかったことにお気づきだろうか。わざとそうしたのである。口唇的関係は、社会すなわち教育にもっぱら責を負わせるわけにはゆかない。

7

愛され、満足をさずかるという最初にして最終の目的に到達するためのバイパスの一つがナルシシズムである。世界のほうが十二分に私を愛してくれず、満足を与えてくれないならば私が私自身を愛し満足させてやる他ないではないか、ということである。ならば、リビドー的な意味でのナルシシズムは必ず二次的性格のものであるまいか。この点にかんして、この数年「ナルシシズム」という術語の意味が、どういうふうに変わったか、その跡を辿ると大変参考になるだろう。もともと、この言葉はネッケの造語で、成人のあるタイプの倒錯を指していた。ザドガー[21]は同性愛者の中に類似の現象があるのを発見した。一九一〇年のザドガーの定義によれば、「ナルシシズムとは発達上必要な一時期であって、自体愛からその後の対象愛への移行期である」。オットー・ランク[22]は一九一二年にナルシシズムはやはり「発達の一正常段階で思春期に先駆し純粋の自体愛から対象愛への移行の橋渡しをするようにデザインされたものである」としている。両者の論文、特にランクの論文は、ナルシシズムをわれわれの現在の見地からすれば非常に遅い時期に措定している。私の知る限りでは、「二次的ナルシシズム」という術語を造語したのはフェレンツィであり、彼がナルシシズムを発見したのは器質的障害患者の研究中であった。フロイトはその基本的な著書『ナルシシズム入門』（一九一四年）においてなお二つの観点の間を往復している。[23]一方の考え方に従えば自体愛的本能のみが一次的であり、「したがってナルシシズムが実現するためには自体愛に何かが付加されねばならない、ある種の新たな心的行為が」ということになる。他方の考え方は、まず「一次的ナルシシズム」を導入する。これに従えば、「まず、初めに、ナルシシズム状態の期間、あらゆる心的エネルギーは一束となって存在し、われわれの分析は粗雑すぎてそれらの間を区別できない」。この考え方の図解として、最初に絵が出てくる（後に非常に有名になった絵である）。それは偽足を出したアメーバである。この揺れは、ナルシシズム問題に触れた次の著作である『快楽原則の彼岸』（一九二〇年）にもなお感じられる。『自我とエス』（一九二三年）になってはじめて、この問題には「一次的ナルシシズム」があるという決裁が下った。[24]一切の議論抜きである。この転回は「時期の前倒し傾向」の典型例である。これはこの論文の初めに述べたものだが、理論的には、時期を誕生まで、いや子宮内の段階にまで遡らせずには止まないものである。これをここで特筆するのは、ほかならぬフロイトがはっきりと「児童の一次的ナルシシズムは、われわれのリビドー理論の前提の一つを包含するものであって、直接観察によって把握することは必ずしも容易ではなく、むしろ別の時点からの逆算によって確認するべきものである」と語っているからである（この箇所の英訳は力強さが足りない）。すなわち「児童の一次的ナルシシズムは、ここで仮定されて、われわれのリビドー理論の要請の一つを形づくっているものであるが、直接観察によって把握するほうが他の箇所からの推論によって確認するよりも容易でない」[25]。ここに引用した二つの考え方の間の論争は今日まで全然決着が付いていない。それどころか、精神分析学の研究はむしろそれを隠蔽するものであった。アリス・バリントの前記の論文がただ一つの例外である。彼女の結論では（独文では「私の意見では」）、われわれは前者に軍配を挙げるべきである。すなわち、リビドー的な意味でのナルシシズムは人生のコースの途中で発達するものでなければならない。では、もう一つのほうの考え方はどうして出てきたのか、さらに、今日まで長年支配的でありえたのはどうしてであろうか。

私は、その理由は、不正確な日常語的用語法と、きっかりした区別立てがなかったこととにあると思っている。「ナルシシズム」なる語に数個の概念がいっしょくたに投げ込まれた。概念相互には確かに関係はあったが、それぞれ別個の体験を述べたものである。まず、「自体愛」（Autoerotik, autoerotism――自己エロチズム）であるが、この言葉はもともと単純な欲動心理学の記述用語で、ほとんど全く生物学的な術語である。それは、自己の欲求を自己によって満足させる自慰という現象を指していて、それ以上のものではない。対象関係にかんすることは全然述べていないのである。誰かにぞっこん惚れ込んでいても自体愛的に自己を満足させること、すなわち自慰はできるのであって、捕虜などの場合には珍しくないことである。「ナルシシズム」という語をもっとも狭義に使っても、少なくともさらに二つの相異なるものを意味している。一つはリビドーの備給の一形式である。第二は現実の認識を少なくとも十分にしようとしない人間と外的世界との関係である。三つの解釈のうちのこの二つは新生児には確かに認められる。それは自体愛と現実に対するナルシシズム的挙動である。第三の解釈のナルシシズムはその後になって出てきたもので、それはナルシシズム的愛で、これがすなわち一次的生得的な自己・愛 self-love だとみなされるようになっていた。私の見解は、それは正しくないというものである。最低限、将来は「ナルシシズム」という言葉を使う時には、どの概念を意味しているのかを正確に述べていただくように願いたい。

8

エロチズムの本来的目的、すなわち愛されることを達成する一つの迂回路は、リビドー的ナルシシズム、すなわち自己・愛である。もう一つ迂回路があって、それは能動的対象愛である。われわれはわれわれのパートナーを愛し、満足させてやるが、それはお返しにパートナーに愛してもらい、満足を与えてもらうためである、ということになる。この能動的愛は必ず無理を、自己犠牲を意味し、付随現象として緊張が一時的に高まる。この我慢を引き受け、この緊張に耐えるのは、この道を通って、かつて人生の初めに愛されたように愛されるという目標に到達できるという希望があるからである。どういう犠牲を引き受けるかは、どういうものを求めているかによる。また、その人の育てられ方にもよる。この見方に立つと、性器段階以前の対象関係、性器段階以前の愛の形態が今までと違った光のもとで見えてくる。もう生物学的説明はできない。これらは、いささか乱暴な言葉を使えば人工産物とみなされるべきである。すなわち、われわれは社会一般、あるいはその人を教育した人によってこういうことは決まるとしなければならない。いずれにせよ、われわれの臨床治療は、すでに指摘したようにつねにこの意味で行ってきたではないか。

この見方に対して賛否いずれにせよ、もっともよい証拠を提供してくれるものに人類学がある。残念ながら、この点からすればわれわれの知識は非常に不完全である。しかし、子どもがあまり「教育」を受けずに成人になるところでは、成人社会も反動形成をさほど起こしていないことは、すでにかなり確定的だといってよいであろう。この点に関連して、ゲザ・ローハイム[26]はオーストラリア・アボリジニーとパプア原住民とのもとで経験したところをしばしば引き合いに出している。彼によれば、成人における口唇的および肛門的愛は、社会によって強制されている時にだけ見いだされ、したがってオーストラリア・アボリジニーにはまず存在しない。マーガレット・ミードは、サモア人とニューギニア住民との間に類似の差異があることを突き止めることができた。彼女の後の著作『性と気質』*Sex and Temperament* における報告はここで重要となる[27]。

性器期以前の愛だけでなく、私ならフェレンツィの意味での「能動的対象愛」と呼びたい、いわゆる両義性以後的性器愛 postambivalent genital love も、その起源は受身的対象愛にある。これもまた人工産物である。もっと品のよい名を付ければ、文化の所産である。それは学習して習得されなければならないもので、時には非常な苦労を伴う。ここでもう一度言っておきたいのは、この定式は「性器愛」にだけ正しく、性器的満足の形態には該当しない。ここでも臨床経験を証拠とすることができる。愛する能力はないが性器的にはポテントな人が、愛する能力を分析治療の間に獲得することがあるではないか。性器性と能動的対象愛とが同一物でないという別の証拠としては老年者の愛がある。性器の機能が完全に消失してからも愛する能力が残ることは決して稀ではない。ゲーテが七九歳の時に作った詩「昇る満月に」を挙げておこうか。世界文学におけるもっともかがやかしい恋愛詩である。

「性器性」Genitalität, genitality という術語についても「ナルシシズム」と同じ誤謬が犯されている。ここでも欲動生物学的概念と性心理学的概念とが混同されている。「性器性」とはほんとうはエロチズムすなわち快楽獲得の一形態を意味しているはずである。性器のポテンシーあるいは性器的快楽享受能力と愛とが同一物であるなどとんでもない。臨床実践が教えてくれるとおりである。今日まで「性器愛」と呼びならわされてきたものは、厳密には「能動的対象愛」と呼ぶのが正しい。

私は、受身的対象愛から能動愛へは一直線でつながっていると考えている。しかし、受身的対象愛の時期は多形倒錯的と呼ばれており、それももっともであることを考えてみよう。そこにはありとあらゆる満足の様式とありとあらゆる対象関係とが潜在能力的に存在している。そのどれが発達するか、そのどれが優位を占めるかは、「満足を与えてもらう」という基本目標にもっとも速くかつ確実に到達させてくれる役に立つかによって決まり、したがって周囲の人間的環境次第である。したがって、私は本気でいうのだが、かりに子どもが適切に育てられるならば、あんなに複雑な性器以前の対象関係を強制されたり、それを苦労して通らなくても済むはずである。養育者たちが今よりも健康になれば、すなわちもっとまともになれば、子どもの難事業はずいぶん軽くなるはずである。まだ今の私には、受身的対象愛とそのやさしい性目標から、能動的対象愛とその性器的・官能的な性目標への発展というものをはっきり思い描くことはできていない。なぜかといえば特に、熱情性すなわち官能的・オーガズム的情欲の起源が私にはわからないからである。それについて私の知る限りのことは別の論文（本書所収「エロスとアフロディテ」[28]）で述べたいと思っている。

9

これから、これまでに述べた発想が、いくつかの問題にかんして作業仮説として使えるということをお示ししたい。

まず、「やさしさ」Zärtlichkeit, tenderness という問題がある。これは、フロイトがその画期的なエッセイである「愛情生活のきわめて普遍的な低落傾向について」Über die allgemeinste Erniedrigung des Liebeslebens において提出した問題である。フロイトは、「流れには官能の流れとやさしさの流れとがある」と書いている。「やさしさの流れの方が時間的に先である。……それは幼年時代の非常に初期に発する。……それは子どもの一次的対象選択 die primäre kindliche Objektwahl に関連している。……子どものこのやさしさの固着は幼年時代を通じて持続し、エロスを取り込むことを繰り返し、その結果、エロスはその性的目標から逸らされる[29]」。このエロスの源泉も述べられている。その一部はいわゆる親のやさしさに由来する。親のやさしさはエロスを伴い、そのことはほとんどあらわに近く、子どものエロスを目覚めさせる。残りの部分は思春期の強力な官能の流れに由来する。私がこの講演のここまでで言わんとしたことは、フェレンツィの足跡に従って、(30)この発想を真剣に採り上げ、具体的に考究しようとしたものであった。

これまでの精神分析学の研究は、やさしさという問題の一面にしか注意してこなかった。それは、今引用した論文におけるフロイトが、自分の問題を解決するのにその面だけが必要だったからであろう。やさしさは目標（への到達）を抑止されたエロスであると考えられている。すなわち、その成人はほんとうは官能的に愛したいのであるが、本来の愛の対象を手元に留めておきたければ、自分の本能の目標に完全に到達することを自分に許すわけにはゆかないというのである。この叙述は成人における能動的なやさしさにかんする事態にのみ該当するものであり、なぜ、またどのようにして、この愛の、目標を抑止されたあり方を、パートナー、受け手が要求するのか、さらには受け手がそれを楽しむということがあるのかという問題に決着をつけるものではない。私が提出している考え方はこの問題に無理のない答えを出すものである。そういう要求、そういう満足形態は人生の最初から最後まで存在しつづけており、幼年時代の非常に初期以来、いかなる愛情関係においてもその重要な目標だということである。実際、どのやさしい愛人も、そのパートナーにニックネームをつける傾向があるではないか。それも、まったく子どもっぽい名前で、彼女を全くの子どもとして扱い、彼女に赤ちゃん言葉で語りかけたりするではないか。彼女のほうでも、ふつう、彼に合わせて、子どもとして振る舞い、助けてもらわないとやってゆけないようなふるまいをして、赤ん坊のような話し方をする、など。逆に、関係が反対となって、男性のほうが子どもとして振る舞ってそのようなやさしさの受け手となろうとすることも非常に多い。

言語によってそれぞれ、このやさしさという愛の形態を表す特別の言い回しがあるのは面白い。ドイツ語では ich bin dir gut, ich hab' dich lieb, ich hab' dich gern などという。英語でも、I am fond of you, I care for you などという（「きみが好きだ」「きみがいい」のたぐい、日本語では「が」格が相手を指している――訳者）。ハンガリー語では言い方は一つだけで、szeretlek（セレトレク）すなわち「私はきみを愛する」である。同じくフランス語でも je t'aime だけである。このような表現の多寡と平行している特徴が、私の知る限り、それぞれの言語にはある。これは幼児語による文学が特別にあるかないかということである。英語はこの点がもっとも豊かな言語だと思う。マザー・グースのような童謡がたくさんある。それに『不思議の国のアリス』や、ミッキー・マウスなどウォルト・ディズニーのキャラクターがある。まだまだある。みんな自分流の言葉を使う。舌足らずだが不快ではない子ども言葉である。これとは違って、フランス語には文学に使えるような子ども言葉がない。「悪い大オオカミ」や「三匹の子豚」はフランス語版では国会議員が使うのと同じ優雅で洗練された大人の言語を使用する。ハンガリー語でもだいたい同じである。つまり、やさしさと子どもらしさとは一つの文化の中ではほぼ同じ扱いを受けている。ある文化では、やさしさと子どもらしさにはそれ専用の言葉があって、そういうものにはそれを堂々と使うが、別の文化ではそうしないというわけである。

しかし、ある一点ではヨーロッパの言語は皆同じである。これも私の知識の範囲内であるが。それは、皆、能動愛と受身愛という二種の愛を区別できない貧弱さである。だから、別れに際してパートナーが苦痛、苦悩、悲哀を覚えると、そのことが本人にはうれしいということがありうる。それは、自分がまだ、それも非常に、愛されている証拠だからである。別の人は、そういう場になると、悲しんでいるパートナーを慰めようとしながら、自分の苦痛のほうは隠そうとするだろう。これは、相手をなだめて別れを楽にしようとすることである。どちらの関係に対してもヨーロッパの言語はただ一つの言葉しか持ち合わせていない。「愛」という言葉である。しかし、心理的な状況は根底から違っている。一方には苦痛であるものが他方にはうれしい。前者は能動的対象愛の段階にあるが、後者はまだいくらかは受身愛の段階にある。

一般に、愛とは、われわれ西洋文化の理解の仕方では、やさしさと切っても切れないものである。それが健康なのかどうか、自己本位の愛は、自分の願望の満足だけを求め、パートナーのことはこの目的のために必要なだけしか思いやらないが、それは、相手の満足をまず考える、思いやりのある、愛他的な愛よりも果たして自然なものかどうか。

われわれの立場からすれば、この問題に決定的な解答を与えられる。どうしてナルシシズム的愛が完全な満足を与えないかという問題である。ナルシシズム的愛は「私は愛される」という、すべてのエロスの本来の目的に到達はする。ただ、それは外界の現実においてではなく、内向きの、幻想の中だけのことである。不完全な代用品が持つ性質である「もっとよいものがないから仕方ないの」という感じがつきまとっている。こういえば、フロイトが『ナルシシズム入門』で問いつづけた問題が解決する。それは「ナルシシズムの限界をこえてリビドーを対象に備給せしめる精神生活にとっての必然とは一体どこから来るのか」という問題である。一次ナルシシズムが存在するという仮説に立脚すれば、次のような、臨床的には正しくても、論理的には問題を同語反復的に投げ戻すにすぎない答えに甘んじなければならない。すなわち「この必然は、リビドーの自我備給がある限界量を越えた時に生じる。強力なエゴイズムは病気になることを防いでくれるが、最後には病気にならないためには愛することを始めなければならない。何かが足りないために愛することができなければわれわれは病気にならざるをえない[31]」。受身的対象愛の概念を認めてはじめて、この正確な臨床的記述に説明がつく。すでに述べたように、ナルシシズム的愛はあらゆる性的な求めにおいて本来の目標に到達しない。愛されるためには、ということは健康でありつづけるためには、世界と接触しなければならないし、リビドーを対象に備給しなければならない。

10

われわれの技法についてもう少々。「自分は決して無心 arglos になれない」「たえず自分のことが気になる」「完全にゆだねることができない、セックスにおいても治療においても」という患者の訴えが何と多いことであろう。これまでの精神分析は、主にオットー・ランクの跡に従って、この「ゆだね」die Hingabe, surrender への願いの中に母胎回帰願望があるとみてきた。そして、出産外傷がこれを抑止しているのだと考えてきた。フェレンツィは、彼や私の患者がこの解釈を待ってましたと受け入れるのに気づいて驚いた。なるほど、そういう考えを聞いて患者の感情が動揺しないのであるから無理もない。今思うに、私たちは正しい道を歩み出していたのだが、ただステップを一つとばしていたのだということであった。われわれはいわゆる「母胎回帰」をどういう特徴によって認識してきたのであろうか。暖かさ、静かさ、暗さ、いい気持ちにさせてくれる単調な雑音であり、無欲無心であり、絶えざる現実吟味への強迫がなくなることであり、ありとあらゆる疑心暗鬼が自然になくなることである。今の私の考えだが、こういうことは全部、受身愛の段階に発するものと説明したほうが手っ取り早くないだろうか。私の経験では、無味無色な「母体回帰願望」よりも、この解釈のほうがはるかに強い感動を患者に起こさせる。母体回帰が実現不可能なのに対して、受身的対象愛へのゆだね——大人の言葉で表現すれば「患者がこれまでそのゆだね、その信頼の前提条件としていろいろつけていた注文が自然に消えてなくなること」は治療の枠中で到達できるものであり、到達されなければならないものでさえある。

これまでの主な結果をまとめればおおよそこうなるだろうか——。今までは性器的機能の発達と対象関係の発達とを同一の過程の二つの面とみてきた。たとえば肛門サディズム期なら肛門サディズム期と言えば、それで、ある特定種の対象関係をも、ある特定種の満足体験をも指してきた。それらの〝段階〟の順序は生物学的に決定されたものであって、外界の作用の及ばない、あたかも自動機械のように起こるという暗黙の仮定を置いていた。今の私は、この二つの発達過程は、相互に絡み合って進行するとはいえ、別個の過程であると考えている。さらに、さまざまな対象関係は、生物学的に決定されたものとしてある順序で自然発生的に現れるものでなく、現実の環境世界からの影響、特に育てられ方に対する反応として現れるものであると考えている。私たちの治療が最良の証拠である。対象関係にそのような現象が観察できたならばこれを「分析」し「解消」

させてきた。たとえばこれが「肛門サディズム」期なら「肛門サディズム」期のパターンにもとづいて作られているだろうが、それならばそのようなものとして、である。言い換えれば、われわれが、これらの現象に対する説明を捜し求めてきたのは、それを正常ではない、「病的だ」としていたからである。同じことを「男根期」「陰性エディプス・コンプレックス」等々に対してもしてきた。

ここでこれまでの平行説を捨てて、愛というものの発展を独自なものとして捉え、フェレンツィが最初に記載した受身的対象愛から出発することを選ぶならば、これらの現象を無理なく説明することができる。この論文を終えるにあたってフロイトの『性学説三篇』の一節を引用したい。それも、後の版では表現を弱くしてあるので初版の文章をそのまま引きたいのである。すなわち「対象発見とはそもそも一種の再発見である Die Objektfindung ist eigentlich eine Wiederfindung」[32]。この一節を私の論文のモットーに掲げてよろしいかと思う。

（1）一九二五年五月一五日、ウィーン精神分析学会における講演である。
（2）S. Freud : *Drei Abhandlungen zur Sexualtheorie*, *Ges.* W. Bd. V, *Stand. Ed.* VII.
（3）バリント、本書第一章。
（4）K. Abraham : *Versuch einer Entwicklungsgeschichte der Libido auf Grund der Psychoanalyse seelischer Störungen*, Wien, 1924.
（5）Freud : *Ges.* W. Bd. VIII, *Stand. Ed.* XIX.
（6）S. Ferenczi : *Versuch einer Genitaltheorie*, Wien, Internationaler Psychoanalytischer Verlag, 1924.
（7）M. Klein : *Die Psychoanalyse des Kindes*, Wien, 1932.
（8）本書第四章を参照のこと。
（9）Freud : *Ges.* W. Bd. XII, *Stand. Ed.* XVII. および Mack-Brunswick : *International Journal of Psycho-Analysis* (1928) 9 ; *Internationaler Zeitschrift für Psychoanalyse* (1929) 15.
（10）Berta Bornstein : *Internationale Zeitschrift für Psychoanalyse* (1931) 17, 344 ; F. Fromm-Reichmann : *Zeitschrift für psychoanalytische Pädagogik* (1931) 5, 460 ; St. Bornstein : *Zeitschrift für psychoanalytische Pädagogik* (1933) 7, 253 ; E. Sterba : *Zeitschrift für psychoanalytische Pädagogik* (1934) 8, 37 ; M. Schmiedeberg : *Zeitschrift für psychoanalytische Pädagogik* (1934) 8, 197.
（11）*Lélekelemzési Tanulmányok*（『心理学研究』）Budapest, 1933.（ハンガリー語）。本書第六章に再録。

(12) Freud: *Ges. W.* Bd. XI, *Stand. Ed.* XVI.
(13) Op. cit., 英訳三一八—九ページ。
(14) バリント、本書第十一章および第十六章に再録された論文。
(15) S. Ferenczi: 'Die Sprachverwirrung zwischen den Erwachsenen und dem Kinde', *Int. Z. f. Psa.* (1933) 24.
(16) I. Hermann: 'Zum Triebleben der Primaten', *Imago* (1933) 19. 広汎な文献あり。
(17) A. Balint: 'Über eine besondere Form der infantilen Angst', *Z. f. psa. Päd.* (1933) 8.
(18) S. Ferenczi: 'Die Sprachverwirrung zwischen den Erwachsenen und dem Kinde'.
(19) Freud: *Drei Abhandlungen.*
(20) A・バリント、本書第六章。
(21) Sadger: *Jahrbuch für psychoanalytische und psychopathologische Forschungen* (1910) 2, 112.
(22) O. Rank: *Jahrbuch für psychoanalytische und psychopathologische Forschungen* (1912) 3, 401.
(23) S. Freud: *Zur Einführung des Narzißmus, Ges. W.* Bd. X, *Stand. Ed.* XIV. pp. 76–7.
(24) S. Freud: *Das Ich und das Es, Ges. W.* XIII.
(25) Freud: *Zur Einführung des Narzißmus, Ges. W.* Bd. X, S. 157, *Stand. Ed.* XIV. p. 90.
(26) G. Róheim: 'Die Psychoanalyse primitiver Kulturen', *Imago* (1932) 18.
(27) M. Mead: *Coming of Age in Samoa*, New York, Morrow, 1928, London, 1929; *Growing up in New Guinea*, London, 1930; *Sex and Temperament*, London, Routledge, 1935.
(28) 本書第四章。
(29) Freud: *Ges. W.* Bd. VIII, S. 79 ff., *Stand. Ed.* XI, pp. 180–1.
(30) S. Ferenczi: 'Die Sprachverwirrung zwischen den Erwachsenen und dem Kinde'.
(31) Freud: *Drei Abhandlungeu* (1904), S. 64.

第四章　エロスとアフロディテ(1)（一九三六年）

古代ギリシャ時代、愛は二人の神に託されていた。二人は本質的に異なった交換不能な神である。その一人、アフロディテは、イシュタル、アスタルテ、イシスのグループに属していると思われ、もともとは母神であったようである。しかし古典時代までの変遷を経た結果、いつも愛をかき立て、自らも絶えず恋をしている美しく魅惑的な若い女性として描かれるようになった。彼女はモラルとは無縁で、アドニス、アンキセスをはじめ多くの愛人を持っている。ヘパイストス、アレス、ヘルメスなど夫も数人持っている。彼女が成熟した性愛を体験していることに疑いはない。いつも同じパートナーとは限らないが、誰かを愛すると彼女はその愛に没頭する。もう一人の愛の神はエロスである。力持ちの男性神だが、それにもかかわらず子どもであり、いたずら好きで、暴れん坊で、生意気な悪ガキである。言うまでもなく民族学者の手にかかると、エロスは元来ペニスを象徴していたということになるはずである。しかしここでその問題にかかわる必要はない。われわれにとって重要なのは、エロスが決して成人の男性と考えられなかったことであろう。彼はいつもアフロディテと共にいるが、決して彼女の性的パートナーではない。彼はひたすら遊んでいるが、ただし遊びながらきわめて困難な課題を解決する。子どもでありながら、大きな神々よりも強い力を持っている。たとえば造形美術の好主題であるエロスの凱旋の場面では、ゼウスがエロスの凱旋車に笑いながらではあったが鎖でつながれて引かれていく。また、エロスたちが最高位の神々の冠で遊んでいたり、野獣を馴らしていたりする場面もある。エロスは確かに子どもである。しかしその矢からは誰も逃れられない。彼は誰よりも最初の神として、カオスから直接生まれた。そしてプラトンのもっとも美しい対話篇はエロスに捧げられている。

つまりギリシャ人にとって愛の現象は二つのグループに分けられ、両者は二つの観念、二つの神として受肉したのである。フロイトは、これによく似たリビドー的経験の二元性を『性学説三篇』の中に記している。それは、性的充足においては前駆快感と最終快感とが区別されねばならず、幼児はこのうち最終快感をまだ知らないというものである。これが発表されて以来、欲動理論に関わる研究はすべてまずこの文章を引用するが、それにもかかわらずこの指摘の持つ含蓄がきわめつくされたことは一度もない。最終快感はより発達し複雑さにおいていくらかまさる快感、いわば成人の快感形式だが、本質的には前駆快感と境界線が引けないものであるというのが暗黙の了解となっている。性器性が部分欲動の中で特権的な地位を占めることを特に強調したフェレンツィでさえ、アンフィミクシス理論(2)の中で、最終快感を前駆快感機制の単純和としてとらえている。私はこの仮定には問題があると思う。そこで、前駆快感と最終快感とは本質的に異なった別種の快感経験のあり方ではないかという問題提起をしたい。エロスとアフロディテを持ちだし対比させたのは、この両者の差異を浮かび上がらせたかったからである。

私の仮説を支持する一般によく知られた事実がある。それは、最終快感と不安の間には密接な関係があり、あたかも最終快感は成人に達した人間に不安に対する免疫を与えているみたいな話である。オーガズムに耐える能力が乏しくなると、それだけ周期的に最終快感経験を得る内面的・外面的可能性も乏しくなり、不安に陥りやすくなる。これはフロイトの最初期の論文にすでに記されている現象である。有名な不安神経症の症例を思い出されるとよかろう。性的興奮が欲求不満状態におかれるかぎりは繰り返し不安に襲われるけれども、完全な欲求充足すなわち最終快感を確保されると不安発作が収まるという事例である。またオーガズムをまだ知らない子どもは、成人よりずっと不安を感じやすいことも知られている。したがって不安の発生条件の一つは、端的な性的興奮とそれを充足させ得るチャンスとの不均衡である。性的興奮がある程度以上高まると、それを適切に解消できるのは、オーガズムすなわち最終快感に限られるのである。

これに関連して、一九二五年にフェレンツィが私に注目を促した重要な臨床観察所見がある。数年後ザドガーがはじめてこれを文献にのせたが[3]、どうしたことか補足的に脚注に記しただけである。以来この所見が注目されたことは一度もない。〔要点はこうである。純粋な倒錯例の話を聞けば、当の倒錯行為からは満足は得られず、恐ろしく激しい興奮状態が生まれるだけである。その後に続けて性器に対するマスターベーションをするか性交をしてはじめて最終的に興奮が解消するのである。これは露出症、窃視症、フェティシズム、サディズム、マゾヒズムなどあらゆる種類の倒錯に当てはまる事実である――この部分は英語版のみ〕。ザドガーの記述を引用しよう。

「代表として二例だけあげよう。まず、同性愛しか営めないという、およそ四〇歳の男性である。彼は女性とすればどうなるかという好奇心から一、二度試したことがある。しかし性的興奮はまるで起こらなかった。彼は生涯を通じ、性行為を営むときはいつも受身役であり、たいていの場合肛門性交しかしなかった。長期間にわたって男娼として生計をたて、その場合たいてい女装をしていた。彼がクリニックを訪れたのは強迫的自慰のためである。また自分に合ったパートナーと何度も性交を営む機会に恵まれたとしても、興奮するだけであり、最後に自慰を何回もやらないと興奮を鎮められなかった。彼を唯一満足させることのできたのは、肛門に挿入されながらマスターベーションをすることであった。

もう一例は、きわめて多彩な倒錯を示した三〇歳くらいの若い男性である。肛門を用いたいろいろな自慰的行為。ぴったりとした半ズボンをはいた少年に対する窃視（ボーイスカウトや運動選手など）。自分の身につけるためにそのようなズボンを盗みたいという強迫行為。この強迫自体に快感がともなっていた。能動、受動両面のさまざまの同性愛的営み。男娼との同性愛行為も含まれる。彼は満足を求めに出かけた時にはこれらをいろいろと組み合わせたが、その全部を束にしても極度に興奮するだけで満足には至らなかった。彼に満足をもたらしたのは、一人でするにせよ人の手を借りるにせよ、自慰をやりとげたときだけであった。」

この観察所見を吟味して一般的な倒錯理論を導くことは後の機会にゆずりたい。ここで言いたいのは次のことだけである。倒錯例においては、部分欲動が性器性から支配権を奪い、すべての性的活動がこの部分欲動の優位のもとに組織されるとわれわれは思い込んでいた。しかしこれは真実の一部にすぎない。たしかに倒錯においてはある部分欲動が前景を占め、その興奮が他のすべてを圧倒している。しかしその興奮を鎮めるためには、たとえ人目を忍んでにもせよ興奮を性器的な最終快感の道に導き入れるのである。したがって、倒錯行為とは、性器的最終快感にいたるための回り道、それも刺激するだけの、しばしばきわめてまわりくどく、当人に危険をもたらしかねない回り道にすぎないのであるが、ただ、抑圧によって他の道がすべて閉ざされているためにその道を完走しなければならないということではあるまいか。ということは倒錯は夢と同じように、感情の置き換えによって生じているということになる。倒錯者はアクセントを本来的なものから非本来的なものすなわち部分欲動に置き換え、この代償を払って最終的な性器的欲求充足に達することができるようになる。倒錯症のかまびすしい症状は、実は見かけ倒しであり、欺瞞、眩惑とさえ言える。これは倒錯者という不幸な人間の他の性質にも妥当する。

これをうまく表した古い笑い話がある。二人の男が愛の楽しみ方をどちらがたくさん知っているかという賭けをした。一人は第一番として普通の性交をあげた。それに対してもう一人曰く――普通こちらの方が年長の道楽者とされているが「そんなことは考えたこともないから負けだ」という。多分この話はほんとうなのだろう。しかし遊び人のほうは他にいろいろな快楽享受法を身につけていたはずである。なぜそれを持ち出さなかったのだろうか。多分こうだろう。彼の目からみても、それを全部束にしても普通の性交一つにかなわなかったのだろう。

このように性器的最終快感にリビドー経済の中で特権的な地位を与えるという発想は、ではなぜ性器的活動は倒錯ではないのかという昔からの疑問を解消させてくれる。この疑問はリビドー理論からは当然の論理的帰結である。リビドー理論によれば、性器性とは部分欲動の一つにすぎず、他の部分欲動のどれからも一頭地を抜いた存在ではないというのであるから——。実際、前駆快感の機制だけが働いている限り性器的活動に優位性はない。しかし最終快感を規則的に経験できるようになるやいなや事態は根本的に変わり、最終快感は何らかの形で性器性と結びつくらしいのである。これに対して倒錯という名の回り道は、前駆快感的機制だけでしかつくられていない。

同じく重要な相違がもう一つある。ただしそれほど普遍妥当性はないようである。周知のとおり、前駆快感は男性的でも女性的でもなく、男女両性によって同じ仕方、同じ目的でしばしば同じ対象に対して経験される。前駆快感にはそもそも性別がない。この活動や行動様式のあるものを男性的と解釈したり女性的と解釈したりすることはあるが、ずいぶん恣意的な分け方でしかない。さらに、このような解釈のほとんどすべてはきわめて眉唾ものの能動的＝男性的、受動的＝女性的、という等式を根拠に使っている。(4) いっておきたいことだが、これはぴったりと前駆快感的な性器性にもあてはまる(性別がない)。実際、先に詳しく述べたように、最終快感の経験を認知していないうちは、前駆快感的な性器性に他の部分欲動以上の意義はない。これを考え合わせると、議論百出の感のある男根期というものを記述しやすくなるのではないだろうか。男根期には両性がまだ分化していないという大変重要な観察所見の理解の手がかりが得られたというものだろう。最終快感だけが、前駆快感機能と全く対照的であって、二つの形態をとる。男性的と女性的とである。

前駆快感へと誘《いざ》なう機制は非常に単純で、なでる、くすぐる、嘗める、吸うなどが主な形である。これに対する反応は成人でもこれに対応していて、ほほえむ、くすくす笑う、口をあけて笑う、時には叫ぶとか嬌声をあげるなどである。どれも冗談、滑稽というものにとても近い。したがって前駆快感性愛は、成人にとってはむしろ遊びで単純で特に目的があるわけでなく、あてもなく拡散しとりとめがない。そもそもがふざけである。ところが最終快感の機能は、真剣で、悲劇的とはいわないにしても劇的であり、しばしばその真剣さは生死を賭けた凄さである。実際、動物の中には生涯最初のオーガズムの最中に死ぬものが幾種もある。表情にもこの影響が現れ、深刻で暗い。たとえばミケランジェロのレダを思い浮かべていただきたい。このように性交は何よりも激しい目標追求性があり、おふざけどころでなく、一直線を走る、やりとげなければならない一つの事業である。とすれば、性交においても前駆快感的機制を巧みにたっぷりと用いることをよく知っている者は、厳格なカトリックやピューリタンの神学はもちろん、信仰のない者から見ても倒錯的ということになろう。ここでも私の先の説明がよく当てはまる。興奮をできるだけ高めることを目的として長い回り道をたどることだからだ。つまり成人になると、ついに前駆快感と最終快感が並び立つのである。ちょうど遊びと真剣の関係である。別に驚くに値しない。確実にオーガズムに達することができるようになってはじめて少年は男になり、少女は女になる。

もう一つ、前駆快感は人生の始まりから子どもに体験されているのに対して、最終快感の働きは明らかに一定期間に限られている。その始まりと終わりがきちんと定まっているわけではないが、人生を児童期、思春期、成人期、更年期、老年期と区分すること自体、まさに最終快感機能の相にもとづく区分である。最終快感を経験する能力は初めからあるわけではなく、おそらく思春期の間あるいは直前に発生し、一歩一歩ゆるやかに確かなものになっていく。そして老年期になると衰え、最後には消滅するか、せいぜい散発的な経験となる。これに対して前駆快感は人生が続く限り持続する。誕生とともに始まり、死とともにようやく終わる。この相違はギリシャの二柱の愛神の姿がみごとに表現している。エロスはカオスから子どもの姿で誕生し、決して成人しない。それに対しアフロディテは子どもであったことがなく、神話によれば、アナデュオメネ（「やってくる女」の意味であって、これがアフロディテの称号）であり成人の女性の姿で海から浮かび上がって来て、永遠に若い。

これ以外の前駆快感と最終快感の相違も若干あるが、すでにザドガーが一部を述べていることでもあり(5)、表にまとめて記しておくことにしたい。

　ようやく問題の中心に達した。最終快感は前駆快感から発生するのだろうか、それとも別個の発展をしているのだろうか。ふしぎなことだが、前駆快感についてはその起源が問われたことがない。前駆快感は、ちょうどエロスそっくりに、カオスから直接発生する。他方、最終快感がなぜ、どこから、どのようにしてわれわれのところにやってくるのかについては、大昔から多くの人間が繰り返し頭を悩ませてきた。神話、伝説、おとぎ話、笑い話、哲学的・科学的理論がこの問題を解こうと試みてきた。精神分析学の文献では、ランクの定式化がいちばん尖鋭で、何の議論もないまま受け入れられている。「性器性が、リビドーの置き換え（Verschiebung 位置変更）によって前性器的性愛から発達するのは間違いない」。[6]これに関する文献は一九二四年から一九三〇年までの間に盛んに発表されたが、フェレンツィの性理論の影響を強く受けているようであり、皆一様にこの立場にたっている。フェレンツィは性器的最終快感の生理学を『タラッサ』の中で詳細に展開しており、彼によれば系統発生の過程で、性器性は――アフロディテ・アナデュオメネのように――海から発生する。彼が性器性に特別に高い地位を与えようとしたことは間違いなさそうだが、当時の一般的見解の強い影響下にあったため、今われわれが検討している問題には思いが至らなかった。先に引用したランクの論文は、「性器性の発生史について」という表題にもかかわらず、性器的対象関係の発生史だけを扱っている。ザドガーの秀れた論文[7]は、模範的臨床記録であるが、オーガズムの発生と取り組んではいない。ライヒは『オーガズムの機能』[8]という本の中で、性器性は次の三つの基本的要素からなっているという結論に達している。㈠性器帯の局地的性的感受性（性器の被刺激性）、㈡性器に集中した身体的リビドー（性器的衝動）、㈢心理・性的リビドー（性器的憧憬）の三つである。第二項目にフェレンツィのアンフィミクシス理論が再登場している。第三点の性器的憧憬は、より正確にいえば能動愛であるが、本論のテーマの範囲を越えていて、これについての私の見解は、別の場所で可能な範囲でまとめようとした。[9]第一点の性器の被刺激性は、なぜ特に他ならぬ性

前駆快感	最終快感
誕生以来ある。 いつでも準備性がある。 死ぬまで残る。	後になってようやく開花する。 たいていは思春期前後。 周期性がいちじるしい。 初まりと終わりが必ずある。 前限後限には個人差がある。
比較的単純なメカニズム。 専用の器官はない。	きわめて複雑（勃起，摩擦，射精 - ぬらぬらした粘液分泌，収縮）。 専用の器官がある。
つねに自我機能とのつながりがある。 器官も機能も“ついで”的に快楽獲得に奉仕しているだけである。	独立したシステムであって生殖と密接な関係がある。 器官は直接快楽獲得のためにつくられている。
本来的には性別がない。	両性によって別個の二形がある。
やめる時がはっきりしない。とめどなく続けることもできる。	好調な場合にはオーガズムが終えさせる。終わると刺激に反応しなくなる。
倒錯にまでなることがありうる。	終結行為である。
	不安免疫がある（不安が起こらないようになっている）。
たわむれである。	真剣な仕事である。

器がオーガズムを生む特性があるのかという問いであり、われわれの問題に直結しているといえよう。しかしライヒはこの問いをさらに追求することをせず、生理学へと読者を案内する。「性器だけがオーガズムの満足をもたらすことのできる器官である理由は、別の種々の性感帯（には別の）生理学的構造（がある）という点にあるはずである」（注(8)の文献、一五〇頁）。これはなるほどそうだが、それでもなおわれわれは、心理学に立脚した歩みを一歩でも先に進める試みを放棄しないでおこう。

しかしその前にまず生物学へとちょっと脱線しよう。すでにみたように前駆快感は生涯を通じて持続し、かつ消えかつ結び、またあらゆる身体機能と結びついていて切り離せない（たとえば栄養摂取、消化、排泄、感覚知覚、筋肉運動などである）。したがっておそらくこれはわれわれの身体（Soma）の根元的機能の一つなのであろう。これに対して最終快感すなわちオーガズムは比較的遅くに獲得されるもののようである。それには一生異物的なものとして（身体に）くっついている。身体はこれに酔わされたり痺れさせられたりする。また前駆快感とは対照的に、人はけっこう長期間それ無しに過ごすことができる。また生涯持続するものではない。ついにその要求から解放された喜びの声を老人から聞くこともよくあるではないか(10)。したがってこう考えられないだろうか。身体《ソーマ》、すなわちわれわれの体はそもそも非・性的であり非オーガズム的であったが、エロス的ではあり、前駆快感だけを知っていて、系統発生の過程の中ではじめて両性の分化と最終快感とが押しつけられたのであるまいか。周知の通り、脊椎動物すべてと同じくわれわれ人間もそもそも二種類の組織でできている。二倍体の染色体を持つ体細胞と半数(一倍)体の染色体をもつ生殖細胞である。そして最終快感を経験する時期と成熟した半数体の生殖細胞が体内にある時期とがおよそ一致していることには何か意味があるはずである。私はこの関係を明らかにしようとかつて試みたことがあるが(11)、次のような結論を得るにとどまった。性交機能とオーガズムと個体化と死とは系統発生の過程で同時に登場し、並行して発達したのであって、したがっておそらく全部をひっくるめて説明をつけなければならないものだろう。これらの機能はいずれも生命あるいは身体の原初的性質ではないのである。

心にとって、激しい性器的願望、最終快感の経験を求める渇望は、（時にはその経験自体も）少なからぬ侵害となる。それを得ようとする努力は、他の何にもまして頻繁に葛藤をもたらし、その解決法はおなじみの退行という形をとることが多い。最終快感が拒否されると、代わりに、欲求充足は〝前性器的〟な形をとって、まさに前駆快感として登場する。身体にのみならず心にとっても、前駆快感の機能のほうがずっと馴染みやすく危険性が少なくて、最終快感はあたかも遥かかなたから、別のシステムからやってきたかのようである。前駆快感がほぼ持続的であるのに対して、最終快感は誰がみてもわかるように断続的である事実もこれに対応している。この点からすれば、最終快感は、純粋に身体的な欲動刺激と外界からの刺激とのいわば中間体だろう。

このような生物学的考察も、前駆快感と最終快感とは別の機能であり、すなわち最終快感は前駆快感の機制から発展したものではないという主張を裏書きするものといえよう。

ここで心理学に戻ろう。精神分析学の文献においてオーガズムの機能は、フェレンツィを例外として[12]、主として力動論的見地から扱われてきた。ここでは経済論に挑戦してみよう。まず頭に浮かぶのは、前駆快感はより弱い性的興奮に、最終快感はより強い性的興奮に結びついているという見方ではなかろうか。しかしこれはちがうのである。さまざまな倒錯行為や「性愛芸術」ars amandi の精妙なテクニックに見たように、前駆快感の機制によってきわめて強い興奮を呼び覚ますことはできる。呼び覚ますことはできるが、鎮めることができない。ある程度以上の激しい性的興奮は性器的最終快感によってしか鎮められないらしい。そうなる可能性が抑圧の抵抗にあって遮られ、前駆快感への道しか開いていない場合には、不安神経症か何らかの嗜癖に陥る。不安神経症は、経済論的観点からすれば、高まり続ける興奮に相当しており、嗜癖の方は逆説的尿閉（したいのに出ない）に似た極めて苦しい興奮が持続する際の利尿剤による強制的な放出に相当している。

しかし性器はこれほど過度の緊張をつくりだすようにはできていない。なぜなら最終的な充足が容易に得られるからであり、それに続いて不応期が来るからである。媚態というものは、最終快感を与えないことによってしか成立せず、前駆快感機制を武器としている。最終快感は媚態のいのちを奪う。また、前駆快感によるそれ相応の準備のない性交は少ししか満足を与えない。フェレンツィがすでに一九一二年に自慰に関する論文の中に記したことである。(13) 前もって十分緊張を高めておくことは、よい最終快感を得るために本質的に欠かせない過程である。前駆快感にこのような準備条件はない。

この緊張の高まりの一部は、現実の状況にしたがって起こるものである。性器的満足を得るためには、まず愛する対象から同意を得なければならない。すべての欲動にこの要件が課されるわけではない。口唇的欲動と肛門的欲動においてはその必要性はずっと少ない。露出症と窃視症においては少しあるだろう。倒錯症の多くでは愛の対象は無生物の物体にすぎない。下着泥棒、フェティシズムなどである。愛の対象から同意を得なければならないという要請があるのはもっぱら性器的性愛においてである（サド - マゾヒズムもだ）。対象がわれわれの意のままにならず、われわれについて来ず、われわれに一体感を持ってくれなければ、性器的欲求充足というものはおよそ可能でない。だから対象を性器愛のパートナーとするためには何らかの仕事を必要とする。(14)

対象から同意を得る必要があるということから、最終快感にいたるのに緊張の高まりを必要とする理由の一部が説明できる。しかしこれはきわめて薄弱な説明である。性交の前ないし最中に現場で起こる現象はきわめて荒々しいものであって、愛の対象に同意を得るための仕事として説明することはとうていできない。その運動はとうてい協調しているといえるものではなく、多少は意識混濁もある。似た現象を求めるとすれば、まず癲癇発作、感情的爆発たとえば怒りの爆発やパニック状態、それから最後に外傷神経症が思い浮かぶ。これらすべてに共通する特徴は、耐えられない緊張であり、このために絶えず何らかの身体運動をすることになる。いずれもほとんどあるいは全く統制不可能で、反射に類する行動であるが、にもかかわらず律動的であり、またこの緊張が消失するには一定期間の持続が必要である。フロイトの考えに従えば[15]、過大な刺激がこの人を襲ったということになる。それによって呼び覚まされる興奮があまりに強く、一挙に解消することができないほどになり、快感原則の支配が一時及ばなくなる。すなわち快感か苦痛かはもはや問題ではなく、どんな犠牲を払ってでも興奮を小さくしなければならなくなる。興奮を緩和するのに必要な形態は常に身体運動の形をとる。フロイトは心的装置にこのような太古的機能形態があることを、外傷神経症、ある種の子どもの遊び、そして転移現象から推論した。最終快感は、第四の研究課題にしておきたいが、ここで外傷的状況を発生期状態 in statu nascendi において観察しえたといってもよいのではないだろうか。われわれの被分析者が与えてくれる（性的快感の）情報は残念ながらほとんど身体に関するものばかりであり、心的過程に関する情報はほとんどわずかしか聞くことができない。おそらく太古的な接近困難な層で営まれるからであろう。そのわずかな資料をまとめるとこうである。緊張が増大する。それが律動的身体運動への衝動を解発する。緊張がますます強まると……どんな犠牲を払ってでもそれから逃れたいと思う、たとえそれが苦痛であっても。……もうほとんどもちこたえられない。……うめかされ、あえがされ、痛めつけられ、さらには悪態までつかされることもあり、パートナーへの攻撃的、暴力的行為になることもある。……絶頂の前の感情は、もうもたない、砕ける、流入してくる、自分が溶けるといった感じだと言う。……そして最後にやっと穏やかで静かなこれでよいという感情が来る。この穏やかで静かなこれでよいという感情が、快楽の原初形態のように思われる。前駆快感機能はすべてこれを得ようとはげむ努力である。それは確かであって、これでは到達できないときにはじめてその状態は、回り道をとる。しかし、やはり興奮の高まりにはじまり最終快感を経るという道をも追求し、結局同じものに到達する。

　こう考えるとある種の性的機能障害が理解できる。刺激があまりにも強いとき、——これは長期にわたって禁欲生活を続けた男性によく見られることである——その緊張から解放されたいという傾向性があまりに強すぎるために、満足の際の快感が格段に小さくなり、ときにはゼロになる。これは多くの男性にとってはシステムにまでなっている。第一回の性交期はそのような外傷的体験であって、緊張の解放しか与えてくれず、続けて二回目を行ってやっと快楽を感じる。ということは、興奮を確実に調整できるようになり、興奮を自分の望む以上、確実に自分のもちこたえられる以上に高まらないことを確信できてはじめて、最終快感という欲求充足がよきものとなるということである。

したがって経済論的見地からみると、最終快感とは二つの相反する努力の統合である。その第一は、生物学的と呼んでよいような、より太古的なものである。これは快楽原則以前の時代からあって、目標は、「いかなる犠牲を払っても緊張から解放されること」であって、必ずしも快楽をもたらすものではない。この努力のモデルとしてはフェレンツィのいう「自切傾向」であろう[16]（トカゲのシッポ切り、エビ、カニの脚抜けのように危機に際し自己身体の部分を切り捨てること。それが耐えがたい緊張を切り捨てることのモデルだというのである——訳者）。もう一つの努力はずっと新しいもので、明らかに心的なものである。その目標は、「興奮をその個人が確証済みの危険ではないレベルに保つこと」であり、興奮の程度を意識的・意図的に自己の責任として引き受け、それから次に興奮を確実に解消することである。この機能、いやこの離れ技といおう、これがすぐれて快楽的なのである。

類似の考え方がプファイファーに見られる[17]。彼もまた二つの「経過型」を区別している。欲動が原始的になればなるほど、もちこたえられる緊張の幅が小さくなり、「刺激と充足とが時間的にほとんど同時に起こる」ことにならざるをえない。彼によれば、このような排出の仕方と性器愛との違いは、何か「カタストロフィー的なもの」がその経過に入っているかどうかである。

このような考えを押し進めると、そのまま自我心理学へたどりつく。特にここ数年〝自我強度〟という観念がよく用いられる。この概念はまだ厳密に定義されていないが、明らかに量的観念にもとづくものである。さて私はその時々の自我強度の尺度を「自我が障害をこうむることなしに耐えられる緊張‐興奮の最大量」とするという提案をしてみたい。ある程度正常な状態を仮定すれば、成人がこの最高値に近い興奮にまで達するのはオーガズムの直前および最中のみである。「のみ」というのが不適当だとしても、頻度がもっとも高いことは確かで、ともかくこれは成人生活を営む上での正常な要請の一つである。そう考えると、「性生活は人生のモデルである」というやや神秘的な響きのする言葉が簡単に理解できる。自我の潜在的障害、潜在的欠損の兆候が最初に現れるのは、強い興奮の負荷がかかるときである。すなわちまさに「オーガズム機能」においてである。逆に、定期的にオーガズムに身をゆだねることのできる人は他の負荷にも十分耐えることのできる強い自我を持っていることになる。

子育てには原則的に二つの手段しかない。一つは子どもを愛情深く扱うことである。経済論的観点で言えば、リビドーを負荷するということである。撫でる、揺する、抱きしめる、キスする、膝に抱き上げるなどである。もう一つはある種の前駆快感への道を閉ざすことである。たとえば乳離れであり、おしゃぶりの禁止、清潔と規則正しさのためのしつけ、などである。教育は、ただでさえ子どものリビドーの不安定なバランスを二方向から同時に脅かす。すなわち興奮が今起こるように促しながら放出の機会を制限するのである。

過度の負荷が生じた場合、子どもはバランスを取り戻すためには二つの方法を使う。まず一つは、子どもの自我が増大する興奮で圧倒された場合、パニック様の状態が発来し、それに続いて感情の爆発、身体の非協働的《でたらめ》運動となって荷下《おろ》しが行われる。もう一つの方法は、最大限の努力を払い、あらゆる力を動員して興奮に耐えようとすることである。はじめの方法は間代発作に近く、第二の方法は強直発作に近い。この二つの反応法はどちらも自我の原初的防衛形式であることは確かだが、後者の方が、アンナ・フロイト(18)が最近の本ではじめて系統的にまとめたように、両方に根を持ちながらも、いわば心的上部構造となって、この二つのほぼ身体的な防衛方法の上に乗っかるような形を持っていると私は思う。

教育は明らかに耐えるほうを優先する。教育は形のいかんを問わず感情の爆発を嫌悪する。子どもは時に行き過ぎの成功をする。子どもは実際すべてを我慢することを学ぶ。ただその代価として持続的硬直状態を支払う。なにか刺激を受けると、子どもは（強直性）痙攣を高めてこれに答える。特に刺激がまだまだ強くなることはないという保証がないときには、である。フェレンツィは[19]、このような身体的防衛様式（特に持続的な筋緊張）にはじめて注意を促した人である。そのような痙攣準備状態にある人は、激しい抵抗下でようやく自由連想に身をゆだねることができる人、愛に身をゆだねることは絶対にできない人、快楽の味わいに心を開くということもまずできない。痙攣的な冷感症の女性が、オーガズムが生じようとする刹那に、オーガズムの代わりに、痙攣的に笑いあるいは泣かずにいられないのは、一種の抑圧されたものの回帰である。強直性痙攣を突き抜けて間代性の感情爆発が生じたわけである。

最終快感の中にもこの二傾向が見られる。より生物学的な間代性の解放を求める傾向性と、「耐えよう」、さらには「興奮をなお高めよう」とする、より心理的な、自我親和的な傾向性とである。ここまでくれば、この二つの傾向性が障害なしに共同して働くために必要な前提条件は一定の自我の強度である（それと一定の欲動の強度と）であることがわかる。おそらくこれは思春期の生物学的大転換があってはじめて達成されるのだろう。しかしそれから後でもなお、少なくともわれわれの文化においては、最終快感に気づくことは外傷的な作用を持つ。はじめてV・コヴァーチが記したことであるが[20]、最初の最終快感体験は恐怖と不安を呼び起こすことが多い。それは男性でははじめての射精（精通）で、女性でははじめてのオーガズムにおいても、また自慰によっても性交（特に破瓜）によっても起こる。この過程を全く円滑に通過することはむしろごくまれである。A・フロイトの記載した「前性器性の自然治癒[21]（過程）」はゆっくりとした段階を通って達成されるものであり、初期の行為は、緊張からは解放してくれるものの、まるで快楽を伴わない。行為はきわめてゆっくりと快楽の享受をもたらすものに転じる。性交が快楽の基準標本なのに、そもそもは快楽では全然なく単に自律的傾向性に奉仕するだけのものであって、後に性交がそれがエロス化されることによってはじめて快楽的、享受的になるというのは逆説的に聞えるが、この主張を支持する論拠はまだまだあげることができよう。

したがって不能症や冷感症に悩む多くの人は、そもそも病気ではなく、発達が妨げられているだけなのである。彼らの自我はそのような大きな緊張に耐えうるだけの強さをまだ持っていない。一種の短絡によって自我を解放したり（早漏）、自我が興奮をさらに高めようとする痙攣的な努力の中にひたすら没頭したり（冷感症）する。後者はある程度まで成功することもあるが、まさに痙攣のために最終快感はカヤの外となり、くたくたになってやめてしまうしかなくなる。このような患者はみな、精神分析の進行度について（問われると）、判で押したように同じ言葉で語る。「もっと先まで進む力がありました」「もっと高い地点まで行ける力がありました」「もっと耐えることができました」といった具合である。

ここで述べた考えを進めていくと、興味深い問題の数々に導かれるのではないか。男性的と女性的の相違、欲動という危険物に対する一次的不安、子どもの欲動生活と成人の欲動生活の経済論的相違である。これ以外にもまだあるだろう。しかし今ここでこれらすべてを論じることはできない。ここでは得られた結論の要点を短くまとめておくにとどめたい。

前駆快感と最終快感の相違は、従来われわれが思い込んでいたよりずっと深いところにまで達している。前駆快感機能は比較的単純であり、生物体の原初的性質のように思われる。これに対して最終快感は系統発生的に新しく獲得されたもので、非常に複雑であり、各個体があらためて一から学ばねばならない。それは互いに相反する二つの努力からなっている。両者の統合がオーガズムをもたらすが、オーガズムという芸術作品は、外傷的とすらいってもよい性的興奮に耐えられるかどうかにかかっている。私はここで、これらの観察所見をリビドー理論ないし自我心理学に組み込もうと試みたのである。

（1）　フェレンツィ記念講演（一九三六年五月二三日、ブダペスト Magyarországi Pszichoanalitikai Egyesület（ハンガリー精神分析学会））および第一四回国際精神分析学会（一九三六年八月七日、マリエンバート）。*Int. Z. f. Psa.* (1936) 22, 453-65. *Int. J. of PsA.* (1938) 19, 199-213.

（2）　S. Ferenczi : *Versuch einer Genitaltheorie*（性器論の試み）Wien, 1924, Kap. I（英語版、*Thalassa*, New York, 1938）.

（3）　J. Sadger : 'Genitale und extragenitale Libido' *Int. Z. f. Psa.* (1929) 185, 脚注。

（4）　I. Hermann : 'Die Verwendung des Begriffs "aktiv" in der Definition der Männlichkeit', *Int. Z. f. Psa.* (1934) 20, 261.

（5）　J. Sadger : 'Genitale und extragenitale Libido'. *Int. Z. f. Psa.* (1929) 15, 183.

（6）　O. Rank : 'Zur Genese der Genitalität', *Int. Z. f. Psa.* (1925) 11, 411.

（7）　J. Sadger : 'Genitale und extragenitale Libido', *Int. Z. f. Psa.* (1929) 15, 411.

（8）　W. Reich : *Die Funktion des Orgasmus*, Wien, 1927, 特に第六章。

（9）　M. Balint : 'Zur Kritik der Lehre von den prägenitalen Libidoorganisationen', *Int. Z. f. Psa.* (1935) 21, 525. 本書第三章。

（10）　Cicero : *De senectute*（老年について）; Schopenhauer, *Vom Unterschiede der Lebensalter*; Wells, *The World of William Clissold*. 他にも多数ある。

（11）　M. Balint : 'Psychosexuelle Parallelen zum biogenetischen Grundgesetz', *Imago* (1932) 18, 28. 本書第一章。

（12）　S. Ferenczi : *Versuch einer Genitaltheorie*, 前掲書（年齢の相違について）; 'Sprachverwirrung zwischen den Erwachsenen und dem Kinde', *Int. Z. f. Psa.* (1933) 21, 5（英語版、*Int. J. of PsA.* (1949) 30, 225）.

（13）　S. Ferenczi : *Die Onanie*（自慰）Wiesbaden, 1912, Kap. 6（英語版、*Contributions to Psycho-Analysis*, Chap. VI）.

（14）　この種の馴れ親しみは前駆快感機制によってもたらされる。パートナーのどちらもがまず子どもにならなければいっしょにオーガズムにまで成長できないみたいな話である（アリス・バリントによる注）。

（15）　S. Freud : *Jenseits des Lustprinzips*（快感原則の彼岸）*Ges. W.* Bd. XIII.

（16）　S. Ferenczi : *Versuch einer Genitaltheorie*,（前掲書）Kap. IV（英語版、*Thalassa*）.

（17）　S. Pfeifer : 'Die neurotische Dauerlust'（神経症性持続快感）*Int. Z. f. Psa.* (1928) 14, 210.

（18）　A. Freud : *Das Ich und die Abwehrmechanismen*, Wien, 1936.

（19）　S. Ferenczi : 'Technische einer Hysterieanalyse'. In : *Hysterie und Pathoneurosen*（ヒステリーと神経症）Wien, 1919; 'Psychoanalyse von Sexualgewohnheiten', *Int. Z. f. Psa.* (1925) 11, 6.

（20）　V. Kovács : 'Das Erbe des Fortunatus'（幸運児の相続人）*Imago* (1926) 12, 321.

（21）　A. Freud : 前掲書 p. 170.

第五章　自我の初期発達段階、一次対象愛(1)（一九三七年）

われわれが手にしている精神分析という科学では、発生論的方法が主に用いられる。つまり、現在観察される心的現象を説明するために、過去に存在した心的現象に遡り、それがどのくらい以前に始まり、過去の事象がどのような内的・外的影響のもとで現在のものに至ったのかを示すのである。しかしこのような後じさりの歩みはどこかでとどまらざるを得ない。その地点から先は、それ以前に存在していた原初的なものを十分観察することがもはや不可能で、観察可能なものからそれを推論するしかない。精神分析学の揺籃期においては科学的研究は理論的にはエディプス状況の最盛期までで、おおむね生後三年から五年以後までだった。ここで得られた洞察が、観察力をいっそう研ぎすますことになり、よりよい観察眼で武装した観察者たちがそれらの理論的仮説をみごとに実証していったのであった。

当然、研究者の意欲がここでやむはずはなく、さらに初期にまで遡る心的状態を推論する試みがなされた。しかしこの段階にいたると状況は根本的に異なってくる。かつては一つの理論だけ、より正確には互いに補いあう二つの理論――古典的エディプス・コンプレックス理論と幼児の「性」の多形倒錯性と――だけがあったのだが、今日では、いくつかの理論が共存し、さらには対立している理論さえある。理論にもとづいて描かれた像が少しずつ異なるというくらいなら理解もできようが、われわれが目にし耳にするのは、互いにはなはだしく隔たった議論であり、それらは真向から対立すること、両立しえないことさえ多い。奇妙なことに、それらの相違は地理的距離の関数であるように思われる。だから、いろいろ細かな相違点はあっても、何々地域の学派ということができるわけである。おそらく、誰でも身に覚えのあることだろうが、自分の業績が一地方の見解に十把一からげにされて消えてしまうことは嫌だろうし、またその際にはそれぞれが属する集団の内部で強い論争が起こりもするだろう。しかしそれにもかかわらず、離れたところからそれぞれの業績をみると、その地域独特の共通の響きを帯びているように感じられるのである。そのような〝地域的〟見解、つまり全く同一というわけではないが、お互いに響き合いのする見解というものが、近年、ロンドン、ウィーン、ブダペストにおいて形成されてきた。

私はここであえて〝見解〟という言葉を使った。なんといっても結局は今議論しているのは理論的な拵《こし》らえものについてであることを忘れてはならないだろう。つまり、人間の心の最初期状態の実際は、ロンドンにおいても、ウィーンやブダペストと本質的に変わらないということではわれわれは意見が一致しているはずだ。われわれは、どの地においても、おおむね同じくらいよく、といって悪ければ同じくらい下手くそな精神分析をしているということでもまた一致するだろう。分析の結果得られた治療成績についても、大した差は認められないといってよいだろう。とすれば、異なったグループに属する研究者が異なった観点にたち多少異なる術語を用いているだけのことであって、ただそれだけのことから、あのような不愉快な見解の隔たりが生まれているということになる。

本論文では、理論が描き出す像の相違の源をたずねて、観点の相違、期待されるイメージの相違、術語の相違をとりあげてみたい。といっても、すべての観点や述語がみな同程度に有効であるなどと言うつもりはない。逆に、いくつかの観点が固有の欠点を抱えていることを示すつもりである。

私はさきに、われわれ皆がそのような互いに似ても似つかない結論を引き出してきたのは同じ一つの資料からであるという主張を述べた。だから出発点には何人《なんぴと》も異論を唱えないであろう乳幼児の心の観察記録をとりあげねばならない。そのためには、鋭敏な観察者であって同時に簡にして要を得た報告者でもある人を呼んでこなければならない。まさにそのような人物の言葉を一語一語そのとおりに引用しよう。[2]「小児の愛は無際限であって、排他独占を要求し、分け前をもらうことでは満足しない。第二の性格はしかし、この愛はそもそも目標を持たないものであり、完全に満足することのできないものであって、小児の愛は本質的に、幻滅に終わり、敵対的な構えに席をゆずる運命にある」（「女性の「性」について」）。だからこういう非難を始める――「……お母さんがくれたお乳は足りなかった、お乳をのませるのに十分に時間をかけてくれなかったという。これはわれわれの文化の場では、実によくみられることであろうけれども、しかし分析のさいに言い張られるほど多くはないことも確かである。むしろこのような訴えは、……小児たちの一般的な不満の一つの表現のように思われ、……われわれの子どもたちはどこまで行ってもご満足なさらなかったみたいな話であり、一度も時間たっぷりに母親の乳房を吸ったことがなかったみたいな話である」（同書）。「それほど小児のリビドーのむさぼりたい渇《かつ》えは大きい」（同書）。「愛情生活の最初期には明らかにアンビヴァレンツが法則である」（同書）。さらに、「あの最初のリビドーの活動はその後のすべてに卓越する強度が持ち前であり、そもそも通約不能と命名することがゆるされよう」（同書）。以上の記述はフロイトによるもので、これには、われわれ――ロンドン派であろうと、ウィーン派であろうと、ブダペスト派であろうと――すべてが満足するものと私は信じる。これらは事実を、そして事実だけを、明晰かつ正確に述べており、理論的価値判断や解説は一切含んでいない。

ロンドン学派は、この記述から彼らの見解をまさに裏書きするものだけを読み取るであろう。ここに述べられている幼児の心的生活の特徴、すなわち、その際限のなさ、敵対的態度、一般的欲求不満、飽くことを知らない貪欲、むき出しのアンビヴァレンツなどは、ロンドン学派によって幾度も強調されてきた現象である。実際、ジョーン・リヴィエアは、ウィーンでロンドン学派を代表して行った講演を次の言葉で切り出した。[3]「この講演の主題は、子どもの心的発達過程の最初期段階の簡潔な一般的提示である。第一に、口唇サディズム的欲動とそれに伴う不安の問題の一般的定式化である」（同書）。ロンドン学派の見解によれば，「生後数週間の幼児の心的生活はナルシシズム的性格を持つ」（同書）。彼女はさらにこう仮定する。「口唇的および食人的欲動の発動は一次的に（自然発生的に）乳児期において発生する口唇機能の練習を対象関係として形成される」(4)（同書）。この発達には二つの源泉がある。サディズム的な欲動は一次的に成立する。すなわち何の引き金も必要としない。それは死の欲動が外に向きを変えて現れたものである。サディズム的欲動は，まず口唇領域を道具に用いる。といってもそれに限るわけではなく，筋肉，目，呼吸，排泄機能なども用いられる。サディズム的活動にはもう一つの――これもまた避けられない――源泉があり，それは満足が即時に与えられないことである。子どもは，満足が遅らされたときに発生する欲望の緊張の高まりを，フロイトのいう意味での〝外傷的状況〟として経験し，ナルシシズム的全能感が与えていた安全感を一歩一歩断念せねばならなくなる。そして絶望感，無力感を感じ，わが身が悪意を持ったいろいろな勢力にゆだねられていると感じて，怒りと攻撃でもってこの状況に反応する。このような感情は，そもそもの初めからか，ごくわずか後になってからかという違いこそあれ，いずれも対象に向けられると同時に，自分自身にも向けられる。この感情は，ちょうど形成途上にある，まだ弱い自我にとって耐えがたいものであるため，対象から発するものと認知され，対象に投影される。これは一種のパラノイアが生じることである（同書）。子どもは過敏になり，周囲が自分に対してとる態度が否定的であるとか，心配りが足りないとか，あるいはただ単に無関心だという態度を示唆する徴候があれば取るに足らない些細な徴候でもその一つ一つにきわめて激しく反応し，いたるところに，あらゆるものの中に，悪の力を見て取る。こうなると子どもは悪い対象に対して不安を覚え，これを憎みつつ復讐されるのを恐れる。しかし，「これらの被害不安感と同時にもう萌芽的な罪悪感と対象に対する配慮とが現れる。その時には乳房と母親とに対する愛が表明される」（同書）(5)。ここにいたると，先行する攻撃的な欲動の動きと，やや遅れて登場する，激しさではるかに劣る愛の欲動の動きの間に防衛戦が突発する〔ただしこの両者は突きつめればどちらも強欲とサディズムとに向かう傾向を伴った原初的な獲得衝動を基盤とするものである。――この部分は英文版のみ〕。何よりも先ず取り入れと投影の機制を用いる闘いであるが、その他のあらゆる防衛機制も抑圧も含めて、すでに生後数カ月間には活動している〔(「憎しみ」もまた同様である)。生後数カ月の心的内容は、良い対象あるいは悪い対象（すなわち、原初的対象の良い側面と悪い側面が二つに分裂したもの）を吸い込む、または吐き出す（または保存する）ためのさまざまな身体的手段のファンタジーから成っている〕。（M・シュミーデベルク。リヴィエアの前掲書の引用による）。ここで二つの特に重要な傾向を挙げねばならない。一つには、良い対象を悪い対象から引き離しておこうとする痙攣的とでもいうべき（激しい）努力がある。そうしなければ、良い対象が悪い対象によってだいなしにされてしまうおそれがあるからである。もう一つは自分のサディズム的行動の結果を修復しようとする、再建の傾向性である。これは、悪い対象であるがゆえに（自分が）虐待してしまった対象を良い対象に変えようとする傾向性である。

これ以降の発達過程はここでのわれわれのテーマではない。ただここで、英国学派の観点が基盤としている最重要な仮定（あえてこの言葉を使うが）を要約しておきたい。㈠子どもは一次ナルシシズムの状態で生まれる。㈡サディズム的、攻撃的衝動が、きわめて早期に、最大限の激しさでもって出現する。そのうちのどれだけが原初的な死の欲動 Ur-Todestrieb が外に方向を転じたものであり、どれだけが周囲の扱いによって引き起こされた憎しみ反応なのかはまだ決められないが、ただ確実なのは、愛の衝動はあきらかに格段に遅くまた後にずっと弱い形で出現することである。㈢ロンドン学派には現実吟味がいつどのように始まるかは不確実である。(6) この不確実さは非常なもので、論者は自己矛盾を起こしている。一例だけ引いておこう。リヴィエアは、「(乳児の）心のナルシシズム的世界は、（中略）完全に自閉的であり、客観性（対象性）がないだけでなく、対象自体をも欠いていること」を忘れないようにと警告している。しかし同時に、その続きの文章でグローヴァーを引用して「赤ん坊でさえある種の現実感覚を持っていることを強調して」（前掲書三九八―九頁）いるのである。㈣最後に、一次的体験の加工は、主として取り入れと投影という方法によって起こると仮定している。

ここでウィーン学派が批判を始める。私はウィーンでも、ロンドンと同様気楽な立場にあるのでウィーン学派を代表する論文一つを引用して済ませることができる。同じ理由でごく短くまとめることもゆるされる。ヴェルダーの論文を挙げる[7]。彼は、ロンドン学派の記述する口唇サディズムのさまざまの現象は、それほど普遍的なものでも激しいものでもないのではないかと疑っている。したがって当然、彼らの報告する観察所見からの一般化によって得られた結論の数々の正しさをも疑う。また、ロンドン学派が取り入れと投影という概念を通常の使用法からはずれた不正確な用法で用いるために混乱が生じていると批判する。彼によれば、ロンドン学派の、ファンタジーと現実、より正確にいえば心的現実と外的現実ということになるのだろうが、それらの述べ方もまた混乱のもととなっている。そしてヴェルダーは最後に、人間の心の最初期の発達段階における体験は、そもそも想起して意識できるものか、まして言葉で表現され得るものか、と疑問を投げかけている。

これらの異議には重みがあり、ヴェルダーの論調は説得力がある。しかしそれにもかかわらず、何一つ明確にならない。もしロンドン学派の立場を離れ、ウィーン学派に従ったとすれば、フロイトの記述した幼児の諸特徴を前にして途方に暮れるしかない。なぜ幼児はあれほど際限なく貪欲なのか、満足させられないのか、なぜどうやってみても敵意が生まれてしまうのか、母親が一度も正しく乳を与えてくれなかった、一度も正しい扱いをしてくれなかったという非難はどこから生じるのか？　私は喜んでヴェルダーに、つまりウィーン学派に随いて行きたいところである。私もロンドン学派が発見したぞという嬉しさのあまり行き過ぎているという意見だからであるが、まず先に挙げた幼児の特性に何か説明をつけてからでなくてはそうはできないのである。なぜなら、ロンドン学派に「きみたちの派の見解にもとづけばわれわれの誰もが観察している諸現象がすべて無理なく導ける」と認めざるを得ないからである。

これは困った事態である。一方で、幼児の心のもっとも重要な特徴の多くを理解させてくれる理論がある。しかしその基本的仮定はすべて、厳密な批判に耐えることができない。他方、その厳密な批判は全く異論をさしはさむ余地のない審判を下しながら、われわれの関心の的となっている領域についてほとんど何も教えてくれないのである。

ということは、このきわめて重要な争点に判定を下すには、ここまで調べた文献では不十分であるということである。しかしそれではどこで新しい文献をみつければよいのだろうか。ヴェルダーが、生後一歳未満の経験がそもそも意識的に想起可能と考えること自体に無理があると考えていることはすでに述べたとおりである。しかしそれと同じく、この時期の体験が決定的な意味を持ち、人間のそれ以後の人生全体に本質的な影響を与えることも疑いようがない。ここまではおそらくわれわれのすべてが同意するだろう。しかしそうなればこの時期の体験について確実なものをどのようにすれば知ることができるかという問題が生じる。原理的には、ヴェルダーも挙げているように、二つの方法が可能であろうか。幼児の直接観察と、成人生活のデータから幼児の行動を再構成することとである。ヴェルダーの考えを私が正しく理解しているとすれば、この危なっかしい仮定を異論の余地なく立証しようとする試みの前に立ちはだかる困難はきわめて大きく、ウィーン学派はこの領域におけるいかなる仮定にも極度に懐疑的な眼で眺めている。

さて私はついにブダペスト学派に行き着いてしまう。われわれブダペスト学派は、もっとも近年になってのことではあるが、この点についていささか懐疑的でなくなった。アリス・バリント、イムレ・ヘルマン、そしてかくいう私の、三人の思考の歩みがたどりついた結論は、それぞれ別々に出発し、全く異なった道をたどりながら、それぞれが他をよく補強するもので、われわれの仕事は少なくとも正しい方向だったと確信してもよいかと思う。われわれ三人の基本的な考え方は、直接フェレンツィに発しており(8)、その背後にあるフロイトまで遡るものである。われわれ三人の出発点はいずれも、分析状況の形式的諸要素を、これまで以上に転移現象としてとらえることで、それはそこから人間の個人史に至る有益なデータを得られるのではないかという希望を持っていた。この期待はもちろん満たされ、それどころか、われわれははるかに多くのものを発見した。分析状況の特徴のいくつかは、どの治療においても判で押したように繰り返し現れ、しかもそれらは、患者がまさに分析を通じて、獲得したことが思い出せるような心的なメカニズムの束縛から自由になるにつれて、なおのこと頻繁にまた明確に観察されるようになった。とすれば結論は近きにあり、だった。たえず繰り返されるこの特徴の中に普遍的人間的なるものを見て取ることである。もっとも、これらの特徴が生物学的に決定されるものなのか、それとも最初期の心的体験の残り滓と見るべきかということは全くこれからの問題である。

　われわれ三人はそれぞれ独立に、また格別明言もしなかったけれども、三人ともがこの二つの可能性のうち後者を作業仮説に選んだ。つまりわれわれが知ろうとしたのは、分析状況において観察可能な、単調に絶えず繰り返されるこれらの特徴のうち、どれだけが幼児期早期の体験まで遡ることができるかであり、さらに正確に言えば、「これらの容易に実証可能な観察結果から、どれだけの幼児期早期の心的過程を推論できるか」であった。当然われわれは、他の資料によってこの帰納的推理に支持を与え補完しようと試みた。ここでも三人は異なった道を歩んだ。ヘルマンは第二の資料を比較心理学に求めた。なかでも霊長類の研究である。アリス・バリントは、当時生まれたばかりの学問である比較教育学に求めた。私は性理論からデータを集めた。

　さてここで、さきに述べた分析中に見られる諸現象をまず簡単に概観してから、私自身の研究成果[9]の紹介に取りかかりたい。私は、分析の仕事が相当の深さまで進むと、患者たちがある種の原始的な願望充足を期待し、それどころか要求さえするということがしばしば生じるのに幾度となく気づいた。その期待はおもに分析家に向けられるが、それにとどまらず周囲にも向けられる。私が単純に分析家の受動的役割を守りつづけたとき、つまり願望の充足が私の受動的態度によって自動的に阻止されたときに現れた現象は、ロンドン学派の分析家が描いてみせる幼児像に、基本的特徴がことごとく一致していた。心的安全感の喪失、自らが無価値であるという感覚、絶望、きわめて苦い失望感、もう誰にも信頼して自分を託せないという感情、などである。これらは、極めて強い憎悪を伴った攻撃性、極めて野蛮なサディズム的幻想、分析家への極めて手の込んだ虐めと辱めの狂乱と入り交じりになっていた。それからふたたび、仕返しされるという恐怖と、もうこれ以上はないというほどの強い身をよじる悔恨の情も生まれる。それは分析家に愛される望みとか、あるいはせめて関心を持って暖かい気持ちで今後も治療をしてもらいたいというささやかな望みでさえ、永遠に棒に振ってしまったと感じるからである。もう分析家から暖かい言葉をかけてもらう価値すらないと思うわけである。

しかし私がそのような経験を教訓として、その後に患者のこのささやかな願望を満たしたときには、小難去って大過ありという事態に陥った。ほとんど躁的と呼んでいいような状態が現出したのである。患者は有頂天になり、ただもう自分の願望の充足をもう一度もう一度と繰り返し求めることばかりをいつまでもやめないようになった。症状はすべて、（見かけ上だが）消え失せ、患者は自分は超健康だと感じた。それは、ただし、このような極度に重要な願望の満足が、求めさえすればすぐに与えられると確信できる限りであった。またこのような時期に彼らを分析の仕事に引き留めておくことはまずできなかった。この心理状態は、嗜癖や重度倒錯症の状態にそっくりである。その不安定も似ている。欲求充足が一度でもきっぱり拒否されたり、いちじるしく遅らされたりすると、嗜癖的至福感の全構造が崩壊し、気分はとたんに、先に述べた絶望、怒り、報復への恐れといった状態に一変するのである。

さてもう一歩話をさきに進めよう。それではここでいう危険な願望とは、実際にはどのようなものだろうか。誰でもまるで罪がなく無邪気なものと言うに違いない。たとえば分析家に暖かい言葉をかけてほしい、分析家をファーストネームで呼ばせてほしい、あるいは逆にファーストネームで呼んでほしい(10)、分析の時間以外にも会いたい、分析家から何かを借りたい、あるいはそんなに大したものでなくてもいいからプレゼントがほしい、等である。またさらに、分析家に触れさせてほしい、抱きしめさせてほしい、あるいは触れてほしい、愛撫してほしいというたぐいの願望が多い。これはしがみつき現象という問題領域にわれわれを導くものであるが，それについてはまもなく触れる予定である。

白状すれば，これらの願望の中に二つの本質的な性質があるのに気づくのに，実のところずいぶん長い時間がかかった。その第一は，例外なく対象指向的なことであり，第二は，決して前駆快感 Vorlust のレベルを越えないことである。つまり，まず第一に，それらの願望を満たすことができるのは，外的世界，周囲だけであり，自体愛的，ナルシシズム的に解消することは彼らには不可能だということである。第二には，満足が適切な瞬間に適切な程度で達成された場合には，その満足の経験は非常にひっそりと起こるため，ほとんど目にとまらない微弱な反応になるということである。この快の体験は，いうことなしという静かな穏やかな感覚と表現できるだろう。ところが，もしこの願望が満たされないままに置かれるならば，満足が激烈に求められ，結果生じるであろう欲求不満は，激しさの限りを尽くす反応を引き起こすのである。

さてここまで論じてきてようやく，私がはじめ非常に混乱した，嗜癖的でけたたましい欲望充足体験がどこから来るのかを説明できそうである。それは無邪気なものでなく，決して一次的な反応ではなく，そこにいたる前史をすでに持っている。それらは蒙った禁止への反応であり，それを患者の中に棲んでいる子どもがまさに言葉のもつれによって間違った解釈を下した場合である。ちょうど，自慰の快感が周囲の働きかけを去勢脅迫と受け取ったあと長期間勢いを増し，いくらやっても飽きないようにみえ，いっとき無軌道に排出させまくった後でようやく現実的なレベルにおさまるのと似ている。このことを知って，私は私の命名した新規蒔き直し new beginning という現象を正しく評価し，適切に扱うことができるようになった。この点については後にも触れよう。

これらの観察所見から患者の中の幼児的なものについての推論まではほんの一歩である。つまり，患者は，そのような飽くことなく繰り返す反応形式を幼児期初期から身に携えて来たと仮定してみることである。ここで反対の声が上がるのではなかろうかと私は心配である。このような現象が幼児期の状況の反復であることはおそらく受け入れてもらえるだろう。しかしそれらがまさしくもっとも原初的なものだという主張には異論があるに違いない。論旨を単純にするために、この異議については後に一次ナルシシズムについて論じる際に詳しく触れることにし、とりあえずここでは議論を先に進めることをお許しいただきたい。そうさせていただくならば、子宮外の心的生活のうち、かなり初期の、いや私の考えでは最初期の段階は、ナルシシズム的ではなく、対象指向的であるということになるのではあるまいか。ただ、その対象関係は受身的性質のものであり、その目標は、私は愛されるべきであり、満足されなければならない、しかも私の側からは何もお返しをしなくてである。これがあらゆるエロス的努力の最終目標であり、これからもそうであろう。ただし現実はわれわれに回り道をさせる。回り道の一つが一次ナルシシズムである。つまり、もし世界が私を十分愛してくれず、十分満たしてくれないのなら、私は自分を愛し、自分を満足させなければならない。したがって、臨床的に観察されるナルシシズムは、必ず悪い対象や言うとおりにしてくれない対象に対する防衛である。別の回り道は能動的対象愛である。われわれは愛し、パートナーを満足させる。それは相手から愛し返され、満足させてもらうためにである。われわれは相手の願望に自分を合わせようとする。

このような結果に、イムレ・ヘルマンの仕事が貴重な支持を与えてくれた。(11) すでに述べたように、私が「新規蒔き直し」と命名した時期には、分析家に触れることをゆるしてほしい、あるいは分析家に触れてほしいという内容の願望が頻繁に現れた。ヘルマンは、身体的接触を求めるこの衝動的欲望に、私とは全く独立に十年以上前から取り組んできた。彼はきわめて広範な基礎に立脚してこのテーマに立ち向かおうとしてきたが、ここでは彼の成果のうちわれわれのテーマに関連する部分にしか触れることができない。彼の理論は、二つの観察事実から出発している。㈠霊長類の新生児は、子宮外の最初の数カ月を母親の体にしがみついて過ごす。㈡人間の新生児は、非常に早すぎる時期に無理やり母親の体から引き離される。この二点である。人間の子どもは、まだまだ母子一体（二重の統一体）の一部として生きつづけたいのである。しかしこの望みは、少なくともわれわれの文化では、現実によって妨げられるので、一連の欲動的な代理表現が生じる。特に重要なものだけあげてみても、幼児の睡眠姿勢、いろいろな反射（モロー反射など）、しゃぶりとしがみつきという性愛行動などがある。さらには、何かにつかまる、突然の危険に際して瞬間的に何かにしがみつく、というごく一般的に見られる傾向性も同じことである。

おわかりのように、これらはいずれも乳児の能動的行動であり、そればかりか対象指向的な活動である。子どもに授乳するという日常表現は間違いであって、実際には子どもは能動的に乳を吸っている。この事実もその一例である。

当然のことながら、この傾向性の延長は、成人においてもいたるところに見ることができる。だから成人の性生活、神経症、連想の仕方、さきに触れた新規蒔き直しの期間に起こる諸現象などの中にもである。また、無数の魔術的、神秘的、象徴的行為もあげておきたい。握手する、手を重ねる、体に触れる、しがみつくなどはみな同じ傾向性を基盤としており、他者と同一化する、あるいは他者の助けを求めるという目的が暗黙のうちに告白されている。

ヘルマンはさらに、しがみつき行為が非常に多くの対象関係の共通の前駆段階であることを示している。この触れる、撫でる、という傾向性を穏和にすることによって生まれるのがやさしさである。禁止は退行的な（しがみつきの）強化をもたらすもので、これからサディズムが発展するのではあるまいか。また、マゾヒズムの傾向性もしがみつきにまで遡ることができる。正常な官能的性行動においても抱擁する、身体を押しつけるなどのしがみつき行為が重要であることはわざわざ証明するまでもないだろう。

この理論は、アリス・バリントの研究[12]によって、さらに幅広い基盤の上にすえられた。ヘルマンと私とはこれらの現象を患者の立場すなわち子どもの立場から考えてみた。自然ここで女性に現れてもらわなければならなかった。それは、この一にして二なる（母子）統一体を、もう一方の側からつまり母親の側から明るい光の中に置くためである。その結果、予期しなかったわけではないが、それにしてもきわめて重要で意義深い発見があった。母子関係の両パートナーは、リビドー的に等価であるという発見である。リビドー的にみて、母親は子どもとまさに同じく受領者でも供給者でもある。母親は子どもを自分自身の体の一部であると感じながら、同時に敵対的な異質なものと感じるが、それは子どもが母親の体に持つ感じと全く同じである。また、母親が、子どもはその子自身の生命、その子自身の興味を全く持たないかのように子どもを扱うのはファンタジーの中ではしばしばであるが、現実においてもまれではない。ロンドン学派の人たちは、子どもが両親に対する行動をほとんど同じ言葉で語っているではないか。

このような原始的 - 自己中心的な形の愛は、次の基本原則に従って動く。私にとって良いことは、あなたにもあてはまる。つまり、この愛は自分の利害と対象の利害との間の差異を知らず、パートナーの願望が自分のに全く同じことを自明のこととしているのである。対象からの要求が、この調和状態をはみ出せばそれは耐えがたいものとなり、不安と攻撃を呼び覚まさずにはおかない。同様の態度が、分析治療の過程において決まって現れる。この場合には、傍若無人の自己中心性に加えて、この対象関係のもう一つの性質がよく見られる。それはパラノイア的感じ方である。あらゆるものが患者を中心に回転し、ありとあらゆることから、患者が十分愛され注目されているかいないかの結論を下すようになる。

あらゆる欲動の究極的目標が対象との融合、自我 - 対象 - 統一体の確立にあるというのはありきたりの真実である。成人がこの原初的目標にもっとも近づけるのは、オーガズムにおいてである。性交は、なるほど愛他的行為として始まるが、自らの興奮が高まるにつれて、パートナーに対する配慮は減少し、オーガズムの直前から最中には、パートナーの利害は忘れ去られてしまう。もっとも、パートナーと一つに融合し、最高の快楽を共に味到しているという確信に包まれてのことであるが。

この種の状況すべてにおいてはパートナーなり分析家なりについての現実知覚が不十分であったり、あるいは全く欠けている。パートナーや分析家の願望は自分の願望と全く同一であるかのように扱われる。しかもパートナーなり分析家の存在は当然のこととされて疑いをさしはさまれたりしない。これと全く同じ原始的な愛の形が幼児期にもあると推定してもよかろう。アリス・バリントはその後、この結論を教育の比較民族学の資料によって補強することができた。

これらの見解、なかでもヘルマンのしがみつき行為の理論は、すでに応用されて成功を収めていることを述べておこう。L・ケルテース＝ロッテル[13]は、女性の「性」と近親姦的固着の問題に適用し、G・ローハイム[14]は人間文化の発達理論に適用している。

今まで述べた三方向の研究に共通する結果をまとめてみよう。

一、われわれが記述した対象関係段階は、われわれはそれを一次的対象愛ないし原始的対象愛 primary or primitive object love と命名したが、かなり早期の発達段階に属する。

二、この段階は飛び越えることができない。回避できない必要不可欠な心の発達段階である。これより後のあらゆる人間関係がここから導出できる。すなわちその中にその痕跡と残滓とを証明することができる。

三、この対象関係は、どれかの性感帯に結びついているものではない。口唇愛でも、口唇‐吸啜愛、肛門愛、性器愛などのどれでもなく、自立したものである。これはそれ以外の愛の形――自体愛、ナルシシズム、対象愛と同じことである。私は、この事情こそ特別に重要なものと考える。今ここでその意味をこれ以上詳細に述べることはできないが、このように明確に一線を引くならば、欲動目標の発達と欲動対象の発達とを理論としても用語上においても同一視し混同していることから生じている救いがたいもつれをほどくことができるであろうという希望を表明しておきたい。

四、この原初的対象関係の生物学的基礎は、母親と子どもの間の欲動的な相互関係にある。両者は相手に依存し合いつつ、同時に波長を合わせあってもおり、お互いに相手によって自分を満足させているが、どちらも相手にわざわざ気を遣わなければならないわけではない。実際、一方によいことは他方にも適切なのである。一にして二なる統一体におけるこの生物学的結合性をわれわれは従来あまりといえばあまりに表面的にイメージしてきた。つまり単に母親の側からの、子どもとのナルシシズム的同一化として探究しようとしたのではないか。

五、このような緊密な結合性を、われわれの文化はあまりに早い時期に引き裂いてしまう。そこから生じる結果はいろいろあるが、そのうち特に重要なものがしがみつきの傾向である。しかしまた、われわれの子どもにみられる一般的な不満感や、飽くなき貪欲もその結果である。

六、この欲動願望が、――多くの場合身体を近づけることによって――満たされた場合には、その満足体験は決して前駆快感の水準を越えることはない。つまり静かで穏やかな、いうことなしという感覚である。それに対し禁止は最大級の激烈な反応を引き起こす。おそらく周囲の働きかけを理解せず、したがって誤った解釈を行い、その後に子どもにおいては反応現象として、決して癒やされることのない嗜癖的な情欲か、あるいは時にはオーガズム様の状態が生じるのであろう。

このように仮定すれば、われわれはウィーンとロンドンの間の論争を理解し、うまくゆけば両者を調停することができる。どちらのグループも正しくもあり正しくもなしである。ロンドン学派は、すでに禁止を蒙った後に生じるけたたましい反応だけを研究しており、適切な欲求満足の後に生じる静かな経験は抜け落ちている。あるいはその経済論的重要性を評価していない。現象形態が、本質的なものを覆い隠してしまっているのである。すなわち声高に、けたたましく、激烈に現れるものが重要とされ、静かに目だたずに過ぎ行くものは重要でないとみなされているわけだ。このような不十分な記述からは一面的な理論が飛び出してくるものだ。その理論に間違ったところは何もないが、バランスがよくないのである。ウィーン学派の批判はこれを明確に認識し、公正なやり方でロンドン学派の見解の不十分性を強調しているが、とはいえ彼ら自身も現に観察している幼児期の現象たとえば激しい求めや飽くことのなさや強いアンビヴァレンツなどを説明する段になれば思いつきの仮説によって、つまり不満足な説明しかできない（たとえば強い欲動に対する一次的不安という説明である)。

このようにして救いがたい論争が生まれた。イギリス学派は、子どもの欲求不満を強調して自分たちが正しいと思った。しかしそこで立ち止まってしまった。幼児の置かれている状況を母親と子どもとの欲動をはらんだ相互関係性としてとらえるまでに至らなかったのである。どうしてそうなったかといえば、これはウィーン学派も全く同じことだが、一次ナルシシズム仮説に硬直的にしがみついているからである。しかしこの仮説は、外界との関係をいっさい排除してしまう。理論から出たこの（一次ナルシシズムの存在という）論法は、ウィーン学派からも何度も繰り返し提出された。これと対照的にロンドン学派は、一面的な臨床観察結果、すなわち子どもの充足不可能性による攻撃的現象を繰り返し提示するばかりであった。両者の善意にもかかわらず、あてどなく互いに別々のことを話しているというすれ違いの典型例である。ただ、ウィーン学派のほうは理論という確固たる基盤があるために、その批判は卓越し、堅実で確実であった。しかしその確実性の代価は高かった。ある種の臨床的現象が――私にはすぐにいくつかの例が思い浮かぶ――それに目を向けてはいけないとされ、もしうっかり目を向けてしまった場合には他の現象すべてから切り離し、棚上げにされたのである。それらは一次ナルシシズムの構造体系の中にも座を持たないのである。イギリス人たちは――意識しないままに――すでにこの一次ナルシシズム理論を越えてその向こう側に出ていたが、手持ちの臨床経験によってこの理論を批判しようとする勇気がない。だから、彼らの臨床的観察はよいが理論的論述のほうは不正確で、さらに混乱し、不確かなことも多く、自己矛盾に陥っていることさえある。

私は、一次ナルシシズムという仮説こそが、ウィーンとロンドンの間のバベルの塔的な言葉のもつれの原因であると思う。私の意見では、このテーマをめぐる今日の議論は同じ言葉のもつれによってひどく危機に瀕しているると思うので、念のためにこの仮説についてもう少し詳しく検討しておきたい。一次ナルシシズムはきわめて奇妙な概念である。豊かな内容を持ちながら本来はきわめて貧しい。この仮説に従えば、子宮外生活の最初期の特徴は、子どもはまだ外界について何も知らず、何も知覚しておらず、その周囲内の対象とは主観的には関係を持っておらず、したがって外界に向けての願望も持っていないということになる。子どもたちの体験はいろいろな欲求《ニーズ》が増加したり減少したりすることだけであり、この経験を外界と関連させることはない。われわれが観察するさまざまな反応（泣く、むずかる、金切り声をあげる、引っかく、手足をばたばたさせるなど、また逆に、微笑む、満ち足りて静かにしているなど）は単なる放出反応である。子どもはまだ外なる対象を意識的に知覚していないので、当然リビドー的対象関係を持つことはできない。リビドーは一部なりとも外に向かっていない。

ここで横槍を二つ入れてもよさそうである。私の第一の横槍は方法論的なものである。「一次ナルシシズム」という概念の特性はすべて、第一にかならず（否定形による）消極的表現をとっており、第二にその中に「まだ……でない」（noch）という小辞を含んでいる。したがって一次ナルシシズムは消極的概念であり、加えて、その理論に従えばこの概念が実際の事象に妥当するのはほんの短期間でしかない。このような消極的概念について議論するのは至難のわざである。つかまえる手がかりというものがまるでない。積極的なものを全く含まないのだから、つかみどころがないことといったらまるで鰻のようである。加えて例の「まだ……でない」という小辞がある。いかなる反論が加えられたとしても、苦心することも頭を使うこともなく、ぞうさなく型どおりに退けることができるのである。つまり、仮説と矛盾するものはすべてすでに発達してからできた産物であり、元来はまだ存在していなかったと言えばよいのである。

このような方法は典型的な外挿法である。だから、私は言いたい。一次ナルシシズムの仮説は外挿法の上に乗っかっているものであり、事実ではなく仮説である。ちなみにこれはフロイト自身がたえず強調していたことである。たとえばこう言っている。「われわれのリビドー理論の前提の一つとなっている、われわれによって推定された小児の一次ナルシシズムなるものを、直接観察によってとらえることは容易でなく、むしろ別の観点からの逆推論によって証明するほうがやさしい(15)」。

この見解は、第二の横槍によってさらに補強される。一次ナルシシズムの仮説にもっともよく似ており、基本線を引いたフロイトの論文以来この仮説を述べる際にいつも引き合いに出される二つの状態がある。それは緊張病患者と新生児である。私自身は、精神病についてわずかの経験しかないが、なによりも、精神分析の訓練を経た練達の精神科医たちが、絶対に外からの働きかけに動かされない緊張病患者なんて一人もいないと私によく断言している(16)。忍耐力さえ十分であれば、緊張病患者からしっかりとした応答を得ることができ、したがって対象関係の存在を証明することができる。新生児については、ペテが報告している(17)。彼の観察所見は、周囲からのリビドー的な働きかけに対して新生児が反応を示すことは、生後一週間以内に反論の余地なく証明したのである。この観察に対抗して持ち出されるのは、またもやすでにとまだという二つの言葉との掛け合いである。観察可能なこういう反応は、すでに発達が起こった後の産物であり、だから一次ナルシシズムは結局のところ、まだもっと早期の段階、あるいはまだもっと深い退行に使う言葉である、云々。またしても同じ逃げ道である。つまり外挿法であり、日付を前にずらす傾向である。そもそもこの日付けを前にずらす傾向こそが、幼児期初期の生活の時間表を不明確にし、ほとんどありえないものにしているではないか。

ここでありふれた臨床的事実をもう少し挙げてみたいが、これらは一般によく知られているにもかかわらず、いつも序でに触れられるだけであった。これらの現象が臨床的にナルシシズムと不可分であることはいつもいうまでもないとされていたにもかかわらず、理論に不都合が生じるため、棚上げされてきたのである。

一、フロイトはすでに、完全なナルシシズムのみの状態はありえないと強調している。生物は完全なナルシシズム状態では生存不可能であるからだというのである。それ以来、彼の例にならって、ナルシシズムを語る時には養育する周囲に言及する。まるで一息のうちに言ってしまうみたいだ。これで全く正しいのである。この一次状態は当然母子統一体の形においてだけ可能である。

二、ナルシシズム的態度は、人を世界への依存から断ち切るはずである。しかし経験の教えるところでは、それが達成されるのはごくまれである（周知のように仏陀さえ成功しなかった）。一般にナルシシズム的人間は、パラノイア的と言ってもいいほど過敏であり、いらだちやすく、ほんの些細なことで激しい感情の爆発を来し、したがって不安と苦痛にさらされながら辛うじて均衡を保っている極度に不安定な人という印象を起こさせる。やはり同じことが生後第一日からの幼児の行動に当てはまる。誰しもが日常経験するこれらの特徴を原ナルシシズム理論と統合しようとすれば、かなり強引なことをせねばなるまい。これに反してわれわれの見解からはごく自然に出てくることである。

三、ナルシシズム的人間を満足させることは至難のわざであるという事実もその一例である。彼らのために何をしたとしても、どんな態度をとったとしても、それはよろしくなくて、彼らは決してこれでよいとは言わない。古い理論からすれば、ナルシシズム的人間は、外界に対してむしろ無関心であるということになるのではあるまいか。だが彼らの振る舞いは子どものようであり、最初に引用したフロイトの記述が彼らにもそのまま当てはまるのである。

四、もう一つ出生直後からの例をあげよう。よく知られた事実だが、新生児は生後何週間かの間、それ以後よりもよく泣く。ヴェルダーも、彼の立論と矛盾するにもかかわらずこの観察所見に触れている。ところが泣いている子どもを抱き上げると、これは（当時の）小児科医によると絶対にしてはいけないことだそうだが[18]、子どもはたいてい泣きやむ。そして横にして放置するとまた泣き出す。この日常的経験を説明するために、珍奇な思いつきの仮設がいくつもでっちあげられた。たとえば、母親は欲動の動きが起こるのを防ぐ役をしているというのである。他方、泣くのは身体接触への願望のためだという素朴な事実は受け入れられない。そのような願望を認めることは、ここに証明された対象関係を認知することになるだろうし、そうとなれば原ナルシシズムというものに疑問を投げかけることになるからである。

これに関して興味深いことがある。小児科医の主張では、食事の摂取時間を定めた指示と子どもを抱き上げてはいけないという禁則とが生まれた日から正確に守られないとすれば、子どもの発達はまるで間違った方向に進むだろうし、それを後になって正すことは決してできない相談だというのである。ここで職業柄示すもったいぶった態度に目をつぶるとしても、この主張は最初期に対象関係が存在することの良い証明を与えてくれているのである。（――この節は英文版にはない。）

五、これもよく知られていることだが、一次ナルシシズムの段階は決して純粋にそれだけでは観察されたことはなかった。すなわち「口唇愛」あるいは「口唇サディズム的愛」という確実な現象抜きで観察されたことは一度もなかった。これもわれわれの理論からは自明のこととして導かれる。口唇性愛はもちろん一次対象愛のもっとも重要な表現形態の一つである。従来の理論によれば一次ナルシシズムは対象を欠いているので、したがって対象関係形態が実際に観察されるけれども、それらを口唇性愛に繰り入れざるをえなかったのである。そのきわめて顕著な例は、アブラハムの「口唇性愛の性格形成に与える影響[19]」である。これは後の理論的構想の発展に決定的な影響を（イングランドだけでなく）与えた論文である。フロイトはずっと慎重で、先にふれた一九三一年の論文は、「口唇愛」という言葉は一語もなく、飽くことのなさ、貪欲、欲求不満などを幼児の性質として挙げているのである。ここで付言しておきたいが、これらの性質こそ、われわれが推測している一次対象関係の性質なのである。その支配下でこそ口唇性愛が発達し、それのみならずしがみつき行為、身体接触願望など、やはり飽くことなく貪る他のさまざまの性愛傾向も発達するのである。

*今まで述べたことに加えて、一次ナルシシズムは臨床的に決して観察されたことがないことも言っておきた

い。臨床的に見ることができるのは、必ず二次的ナルシシズムのみであって、それもまた原形をとどめぬまでに歪められた対象愛の残滓と混ざりあっている。また第二に、一次ナルシシズムというものは理論上も討論不能なことに属する。もし臨床観察所見を理論とつき合わせれば、またしても「すでに」と「まだ」という二つの副詞によるきりのない言葉遊びが始まってしまう。だからといって私は一次ナルシシズムを仮定することが間違いだと言っているのではなく、ただ、それについてほんのわずかでも見聞することが定義上不可能であるため、この仮説は余計物であり、混乱のもとだと言っているだけである。われわれの研究の出発点であり、われわれが積極的なことを述べうるのは、子どもの一次対象関係のさまざまである。この対象関係は非常に特別であって、今日なお十分研究されたとはとうてい言えないと言っておきたい。だがその結果は成人期にもはっきり証明することができ、われわれと共人間と、すなわち成人となった対象との関係を根本的に規定しているのであって、このことは十分研究する価値があるのではないだろうか。その種の研究はさまざまの側面からすでに行われており、それはわれわれブダペスト学派だけに限らない。そして、結果が一致しているのは喜ばしい。

たとえばグローヴァーは、幼児はきわめて早期からそれなりの原始的な客観的現実を持っていると考えている。グローヴァーが「ナルシシズムという用語は有用性がかなり磨滅して使えなくなってしまった」と言うのも彼の主張からうなずけることである[20]。フェーダーンが、ナルシシズムと交替してゆく自我境界とに関するその研究をここに算え入れたら文句をいわないかどうか自信が持てない[21]。断然ここに算え入れるべきなのはイザコーヴァーの入眠現象に関するすばらしい臨床研究である[22]。

最近発表されたばかりの、ミュラー＝ブラウンシュヴァイク[23]の論文も、母親への一次対象関係を仮定して、そこから出発して女性の「性」を研究している。Ｅ・Ｐ・ホフマン[24]の秀逸な論文も、このリストの中に特記されるべきである。彼はわれわれと全く同じ観察所見を記し、そこからまさに同じ結論を導いているのだが、ただそのすべてをむりやり強引に旧来の用語に押し込んでいる。「初期自我のナルシシズム的充足」を「一次対象関係」に、「二元一体性」を「母子統一体」にという具合に言い替えるだけで、ホフマンの考えが事実上われわれのものに等しいことが分かる**（*－**はドイツ語版のみ）。

必ずや起こるであろう二つの反論に先まわりして簡単に触れておこう。われわれの推定している一次対象関係理論に加えられるであろう第一の反論は、子どもはまだ外界というものを知らないし、ましてや外界にある対象を弁別しないではないか、だから、心の中にまだ存在していない対象と子どもが何らかの関係を持つことができると考えることはそれ自体ばかげているというものである。あるものが（ひょっとすると）意識的に経験されていないということを以て、そのものが心理的に存在することへの反証として用いたのは、精神分析においては私の知る限りこれがはじめてである。それに幼児が全く外界を知らないということをどうやって確実に知り得るのだろうか。それは異論をさしはさむ余地のない観察事実から導かれたのでは確かになく、おそらく幼児の心的生活についての理論的仮定、すなわち初めにナルシシズムありきという仮説から導かれたのである。ところが、その理論こそこれから立証されねばならないはずのものなのである。心の最初期に関して実証可能な仮説を一番疑っている当の研究者が、幼児の心の中に包含されえないものを絶対に確実に知っていると主張しているのは面白いことである。

生物学的には、外界との関係ぬきの生物体というものは想像もつかないものであることを考えてみよう。ヒトの発生から話を始めるならば、きわめて尖鋭な現実吟味と、確固とした対象指向傾向とがすでに精子にあることは異論の余地なく証明できる。でなければ精子はどうやって卵細胞に到達できようか。また受精卵も、酵素の力によって脱落膜の中に着床することも確認されている。このような性質が発達の過程で、いつどうやって失われるというのだろうか。事実、新生児においても、これに似た確固たる対象指向傾向が見られる。授乳と把握行動はその最たるものである。

さらに第二の反論として、今述べた現象などはとうに知られていたことであり、心とは関係がどこにもないではないか、単純な適応現象ではないかと言う人もあるだろう。ここでもまた、まず証明しておかねばならないはずの命題によって反論がなされている。むろんこれは適応現象であるが、われわれの主張はその心的側面についてでなかったか。子供が乳を吸うのは確かに適応行動であるが、それが精神的にも重要な役割を果たしていることを否定しようと思い立つ者はいないだろう。

いままで述べてきたことは、心の全体がエスをも含めて、その本性からして元来ナルシシズム的であるとしか考えられないという仮説が圧倒的な力を持っていることを示している。外界との関係を持たない心というものは、論理的にはもっとも単純な観念である。しかしそのことから、現実においてもそれがもっとも根源的であると結論できるだろうか。これは陥りやすい誤謬であって、その犠牲になったのは精神分析家だけではない。経済学者も同じようにいわゆるロビンソン・クルーソー状況を経済発達の出発点に長らく置いてきた。また文化の歴史も、論理的に単純なルソー式の条件から始まったと仮定されたこともある。生物学でも、アメーバが最初の生物であると考えられたことがある。これらの仮定の心理学的内容はすべて、すべての面を外界から閉ざしたナルシシズム的状態である〔いずれも明らかに昇華された形での願望充足である——英語版のみ〕。その後、綿密な研究が進んでこれらの仮説は三つとも否定された。たとえば生物学は、論理的にはきわめて単純なアメーバが、実は二次的形態であることを学ばねばならなかった。（系統発生の意味ではなく）個体発生的に若い個体は、鞭毛虫のように自由に泳ぎまわる形をしており、相当複雑な構造を持っている。そしてなにより、性的に二形性であり、したがって相互に対象関係を発達させているのである。

われわれは精神分析学においてこれに似た転換を迎えようとしていると思う。理論的にもっとも単純な心の状態は確かに原ナルシシズムである。決して観察されることのないこの状態は、臨床的に観察される二次的ナルシシズム現象から外挿法によって拵えたものである。この仮定はすばらしい威力を発揮したが、それも分析が本質的にエディプス・コンプレックスのところでとどまってそれより深く行けなかった間までのことであった。エディプス状況との比較ならば、ナルシシズムは一次的と名のる権利が十分にある。ナルシシズム的行動様式がエディプス状況以前にあることは異論をさしはさむ余地なく証明することができるからである。しかし、幼児分析、最近始まった精神病患者研究、いや何よりも先にわれわれの技法の本質的改善とそれが可能にした転移現象への理解の深まり、これらのものによって、前エディプス期に由来する資料が次第に多く日の目を見るようになった。これらの新しいデータを説明する際に、原ナルシシズム理論が役に立たないことが次第に明らかになってきたのである。

とはいえ、ここに提出した一次対象関係理論もまた外挿法にもとづいている。ただ、第一にその外挿はずっと短距離しか行っていない。第二に、われわれの仮説は空虚な概念では決してない。一次対象関係のいくつかの性質はここで列挙したし、引用したオリジナルの文献にはさらに多くがあげられている。どれも追試可能なものばかりである。われわれの理論には方法論的に優れている点がまだある。それは、原ナルシシズム理論が「まだ」と「すでに」という二個の言葉でやった言葉遊びのような逃げ道がないことである。われわれが望むのは、われわれの仮定が作業仮説として有効であることを他の人が証明してくれることである。特に幼児と精神病患者の研究に期待している。われわれの推定している一次対象関係の下をさらに探ると道はやはり原ナルシシズムに到達するのかどうかは今のところまだ結論を出さないほうがよいだろう。ただ私個人は否定的である。私の見るところ、生物学の後を追って、精神分析学においてもわれわれは今、アメーバ神話の終焉に遭遇しているのである。

（1）　ブダペストにおける第二回四カ国会議（一九三七年五月一五—一七日）、第一回シンポジウムでの口頭発表。*Imago* (1937) 23, 270-88（英語版，*Int. J. of PsA.* (1939) 30, 265-73).

（2）　S. Freud：'Über die weibliche Sexualität', (1931) *Ges. W.* Bd. XIV（「女性の「性」について」）。

（3）　J. Riviere：'On the Genesis of Psychical Conflict in Earliest Infancy', *Int. J. of PsA.* (1936) 17（ドイツ語訳、'Zur Genese der psychischen Konflikte im frühen Lebensalter', *Int. Z. f. Psa.* (1936) 22).

（4）（英語版への注）英語への翻訳をしているときになって、リヴィエアの論文のドイツ語版では「対象関係としての as an object-relation」という言葉が省略されていることに気づいた。ドイツ語文ではこうである。》dass orale und kannibalistische Triebregungen … primär in der Säugeperiode entwickelt werden.《（口唇的ないし食人的な諸欲動の動きは、……まず乳児期に形成される）(*Int. Z. f. Psa.* (1936) 22, 488).

（5）（英語版への注）ここでもドイツ語版は英語版から離れている。》Zugleich mit diesen Verfolgungsängsten treten auch schon ansatzweise Schuldgefühle und Sorge für das Objekt auf, sobald sich die Liebe zur Brust und zur Mutter geltend macht《（これらの被害不安感と同時に、乳房と母への愛が現れるやいなや対象に対する罪悪感と配慮の萌芽もまた現れる）(*Int. Z. f. Psa.* (1936) 22, 497). 早期対象関係への言及が英語版にはない。

（6）（英語版への注）明らかに、対象関係の始まりに関しても同様のことが言える。リヴィエアの論文の英語版とドイツ語版の相違を参照せよ。

（7）　R. Waelder：'The Problem of the Genesis of Psychical Conflict in Earliest Infancy', *Int. J. of PsA.* (1937) 18, 416-73.

（8）　'Entwicklungsstufen des Wirklichkeitssinnes', 'Versuch einer Genitaltheorie' und 'Sprachverwirrung zwischen den Erwachsenen und dem Kinde'. イギリスの分析家の中にもフェレンツィに学んだものが数人いる。

（9）　バリント「精神分析治療の最終目標」本書第十三章。「リビドーの前性器期編成の理論に対する批判的覚書」本書第三章。「エロスとアフロディテ」本書第四章。

（10）　ハンガリーの日常生活では、個人的に親しくなくても同じ社会階級の人はファーストネームで呼ぶのが普通なので、この望みの比重は他の国より軽い。

（11）　I. Hermann：'Zum Triebleben der Primaten', *Imago* (1933) 19；Ders：'Sich-Anklammern—Auf-Suche-Gehen', *Int. Z. f. Psa.* (1936) 22.

（12）　A. Balint：'Die Entwicklung der Liebesfähigkeit und der Realitätssinn'（ハンガリー語）. In：*Lélekelemzési Tanulmányok*, Budapest 1933；'Handhabung der Übertragung auf Grund der Ferenczischen Versuche', *Int. Z. f. Psa.* (1936) 22；'Die Liebe zur Mutter und die Mutterliebe'. 一九三七年一月、チェコスロヴァキア共和国プラハにおける精神分析研究会 Psychoanalytická Skupina における講演。本書第六章。

（13）　L. Kertész-Rotter：'Zur Psychologie der weiblichen Sexualität', *Int. Z. f. Psa.* (1934) 20；'Der tiefenpsychologische Hintergrund der inzestuösen Fixierung. *Int. Z. f. Psa.* (1936) 22.

（14）　G. Róheim：'The Garden of Eden or the Psychology of Mankind', Vorträge in Budapest, Marienbad und London.

（15）　S. Freud：*Zur Einführung des Narzißmus* (1914), *Ges. W.* Bd. X. S. 157.

（16）　一九三七年に書いたものである。J. Rosen の緊張病患者に対する新しい精神療法の試みを参照せよ。

(17) E. Petö: 'Infant and Mother', *Int. J. of PsA.* (1949) 30, 260.

(18) 一九三七年に書かれた。その後、多くの変更が小児科学の分野でなされた。

(19) In: K. Abraham: *Psychoanalytische Studien zur Charakterbildung*, Wien, 1925.

(20) E. Glover: 'The Relation of Perversion-Formation to the Development of Reality-Sense', *Int. J. of PsA.* (1933) 14.

(21) P. Federn: 'Das Ich als Subjekt und Objekt in Narzißmus', *Int. Z. f. Psa.* (1929) 15; 'Narzißmus im Ich-Gefüge', *Int. Z. f. Psa.* (1927) 13.

(22) O. Isakower: 'Beitrag zur Pathopsychologie der Einschlafphänomene', *Int. Z. f. Psa.* (1936) 22.

(23) C. Müller-Braunschweig: 'Die erste Objektbesetzung des Mädchens in ihrer Bedeutung für Penisneid und Weiblichkeit', *Int. Z. f. Psa.* (1935) 21.

(24) E. P. Hoffmann: 'Projektion und Ich-Entwicklung', *Int. Z. f. Psa.* (1935) 21.

第六章　母への愛と母の愛[1]（アリス・バリント著[2]）（一九三九年）

母子関係は、まさしくその最初から精神分析学界の中心課題であった。症例をいろいろと調べていくうちに、必ず前エディプス期に戻らなければならないということが明らかになったものだから、その重要性はいっそう大きなものとなった。母子関係は、最初期対象関係であり、その始まりは自我と外界との境界が互いに入り込み合う星雲的な時期にあるので、理論と実践との両面において最高に重要である。したがって、われわれの誰しもが母子関係にその情熱を注ごうとしているのは、十二分に理解できることである。私のこの問題に対する貢献は、主に、要約を試みることにあり、私が多少の独創性を主張できるのは、要約を行う際の観点だけであろう。

1

出発点としては、臨床例が役立つだろう。母への愛が特に奇異なやり方で表現された症例から始めよう。女性患者の症例であるが、その主な苦悩は自分が母の奴隷だということであった。母からの自己解放の試みは失敗したが、まもなく自己解放の試みは、失望に対する反動であることがわかった。心の底では彼女は母を愛しており、母を満足させようとして途方もない犠牲を払ったにもかかわらず、母に満足を与えることに全然成功しなかった。その娘は呆れたことに、母親の全く根拠のない非難に遭ってすっかり途方に暮れ、母の非難に対して罪業感で反応したが、自分でもそうなるわけが分からなかった。この罪業感に対する（分析者の）最初の説明は、異常に強い男性コンプレックスによるというものであった。分析のそもそもの最初から、彼女には、未亡人となった母に対して父親（にしておおらかな愛人）役を務めたいという願望のあることが明らかであった。分析の最初の数年はほとんど完全に彼女の男性願望の徹底操作に費やされた。この段階の終わりごろには、母親に対する彼女の関係は、かなり改善していた。ほとんど普通人なみの外出の自由が獲得され、思い通りに往来ができ、一人の大人にふさわしい私生活を持つようになっていた。彼女の性生活にも良い方向への変化があった。これまでの完全な不感症に代わって、いくぶん不安定ではあったがオーガズムの能力が生じていた。中絶をしたとはいえ妊娠も何度かするようになり、このことは女性性の肯定の方向を指すものであった。こういう改善があったにもかかわらず、彼女の不安感と母親に対する罪業感は、いっこうに和らぐ気配がなかった。母親に対する彼女の希死念慮を分析したことが契機となって罪業感の深い根が発見された。この希死念慮は母に対する憎悪に発するものではないことが明らかになった。この憎悪は、二次的な合理化であってその底にははるかに原初的な構えがあった。この構えによって患者は、自分の欲求のままに母が「いてくれるべきであったり」あるいは「いてくれるべきでなかったり」することを願っていた。その意味は悔恨ではなく「死んでくれるとはお母さんの上なくあたたかい気持ちでいっぱいになるのであった。その患者はこんはなんとやさしい人なのでしょう。だから私はお母さんが大好きなのよ」というようなものである。患者の罪業感は確かに現実に根差すことが明らかになったわけである。つまり、彼女が母に対して感じているタイプの愛に根差していたのである。これはまことに恐ろしい愛と思われるであろう。これでは、患者が子どもを持ちたがらなかった理由がよく分かる。これは、必要となれば子どもの幸福のために甘んじて殺されることも愛情のある母親の義務の一つであるという深い確信である。換言すれば、この〝悪い母の娘〟は心のもっとも深いところでは母に絶対的な無私を要求していることが発見されたのである。（少なくとも彼女の無意識にとっては）そのような要求がありうることを認めてくれる唯一人の人間として母を愛したのである。母から自分が自由の身になろうという試みも母を満足させたいという努力もいずれもが今やもう一つ奥の意味を帯びることとなった。いうまでもなくこの二つの努力は、明らかに（リビドーの）互いに正反対の備給であり、その力によって彼女はおのれの愛の原初的形態の抑圧を維持していたのである。このことは今になってようやく（彼女が）自分を母親の配偶者（愛人のこと）と同一視するということのほんとうの意味も悟らせてくれた。最表層においては、この同一視は、前に述べたとおり、彼女の男性化欲求を満足させるために役立っていた。しかしながら、より深い層においては、それは患者の裏返された形の愛の欲求の表現であった。母親がその愛人たちに愛されたとおりに母から愛されることを娘は望んだのであった。ちょうど母親が不節操に男を食い物にし、（年老いたり、病気になったりして）役立たなくなると捨て去ったとおりに、娘は自分の母親を利用し、自分のお天気次第で御用済みにすることを望んだのである。母に自分を搾取させるままにする一方、二次的に、恬然と冷酷であるために必要な強さを憎悪から得ようとした。その冷酷さが母にあることをこの娘は大いに羨んでいたのである。

これが母親に対する態度の最深層なのだが、これを本来の意味での両価感情と見なすことはできない（自分が殺そうとしている獲物を狩人が憎んでいるとは言えないのと同じである）。子どもたちが世にも無邪気な顔をして、愛する人の死を望ましいと話すとき、このことを憎悪によって説明するのは完全に誤っていると思う。その望みが母親あるいは母親役の人に関するものならば特にそうである。自分がお父ちゃんと結婚できるように、お母ちゃんにおとなしく死んでもらいたいと思っている小娘が、母親を憎んでいるということには必ずしもならない。大好きなお母ちゃんが消えるべき瞬間に消えてくれるのはごく自然なことと感じているだけである。理想的な母親は自分の私的利害というものをもたない。真の憎悪[3]と真の両価感情とは、父親に関してのほうが母親に関連してよりもはるかに簡単に発達できる。父親というものは私的利害をもつ存在だと、子どもは初めから認識しているからである。

次の症例は二一歳の同性愛者である。彼は、何よりもまず、自分を愛する人を見つけてわがものにすることができないことを嘆いて訴えた。次第に、（社会的な意味において）愛することができないのは彼のほうであるということが明らかになった。次に、彼が実際に同性愛的接触をもち、度を越して烈しい愛情欲求の相手とした男たちのことをほとんど何一つ知っていなかったことが明らかになった。自分以外の人間への関心の欠如が明らかになり、それとともに、幼児が母親に要求するのと同じ無償の愛を誰かまわず要求する傾向性があることが明らかになった。この段階で、大人にとっての普通の意味で愛し愛されることを彼が全然望んでいないことも分かってきた。この患者を愛した相手は、患者自身が抱く要求のために患者にとって不安の種となり、恐怖の対象となった。彼は、そのうち、ほんとうは愛からではなく――というのは愛人というのは利己的なものだから――騎士道から自分のためにプレゼントを山積みしてくれる人を自分は見つけたかったのに気づいた。われわれはまもなく「騎士道的義務」とは実際には「親の義務」のことであるのに気づいた。親の義務の本質は、親からは子どもに何の要求もしないということにある。それは、親というものは子どもが従順だろうが反抗的だろうが、それに関係なく世間一般の考え方にしたがって子どもの面倒をみるというその義務を果たしているだけのことだからである。両親は気楽に接することのできる〝愛人〟である。この仮面の裏に幼児の原初的な愛し方が潜んでいるのを見抜くのはたやすい。幼児はまだ母親が私的利害をもった独立した存在だということを知っていないし、また、そのことに気づくようにまださせられていない。後になって母親がおのれの愛に対する報酬を要求すると、親とは厄介な存在だとされ、その要求は拒絶されることになるだろう。「愛されることなんか全然お呼びじゃないんだ」と子どもは反抗的に言っているようにみえるが、実際には、「どうして前と同じように（すなわち無私の愛で）愛してくれないの」と言っているはずである。

愛されることへの同じ恐れ、もっと正確に言えば、愛の相手の求めに対する恐れが今から述べる第三の症例にも現れている。分析中に、その男性患者は次のような夢を語った。「自分のアパートに足を踏み入れると部屋の真中に大きな管がある。それがベッドであるかのように自分はその上に横たわる。すると、それはほんとうにベッド（それとも、寝いすでしょうか）に変わる。しかし、やがてそれは、うーうーとよがり声を挙げる淫らな老婦人になってエロスむき出しのハスキーな声を出した。私は吐き気を覚えて彼女の身体の上から降りるが彼女は引き止めにかかる」。この夢の直接の原因は、自分の母が、孫を完全に自分のものにしたくて甘やかすのを彼が見ていたことにある。彼は抑圧されたエロチズムを母の行為の中に認めてひどく嫌悪感をもよおしたが、同時に、彼自身が嫉妬しているのを恥ずかしく思った。嫉妬の底にはまた幼い甥への同情があった。明らかに患者自身と同じ運命に立たされているからである。甥もまたいつかは、祖母の手の中から逃げ出そうとするときが来るだろう。そして、母は自分の息子である私を引き留めたのとちょうど同じやり方で孫を引き戻すであろう。この夢はたくさんの層を含んでいるが、その中で患者に去勢不安があることを示唆する徴候がいくつかある。われわれの観点からすればもっとも重要な特徴は、この患者が（祖）母の愛の中にエロチズムが混ざっていることに気づいた時に味わった憤りである。それまでは、母の態度を批判するときに彼が思ったのは母の理解の欠如であって、母の利己主義ではなかった。ところが彼女は自分の息子を自分の肉欲のために利用しハスキーな誘惑の声を発する老婆に変身していたのであった。ほんとうのところを言えば、この患者はあらゆる女性に対してこれと同じ態度で接する。女の性的欲求はぞっとする苦痛なものと感じているのである。女というものはその気にはなってもいいが要求してはならないのだ。彼が女性に近づく時のいちばん好みの形は「かわいそう、よしよし」とあわれまれ、なぐさめられる泣き虫赤ちゃんであった。結婚は禁物であった。なぜなら、結婚すると女性は何か得をするので、だから彼はその女性の愛の純粋さを信ずることができないのである。要求の相互性が彼に理解できないのは母親の体外寄生虫として生きる幼児に理解できないのと同様である。彼の主な症状の一つは幼女愛であるが、しかし、幼女は子どもを使った春画で代用できる。彼が人形として扱い、その感情を思いやる必要のない子どもという存在は母性の表徴なのである。真の無私な愛の対象である。

これらの三つの症例における愛の対象に対する態度については、分析の過程において、ありとあらゆる解釈がなされてきた。すなわち、口唇的な取り込みへの傾向、自己愛《ナルシシズム》的態度、愛されたい欲求、エゴイズム等々であって、これらは、解釈がなされた時点で患者が語った内容に触発された解釈である。しかし、けっきょくもっとも適切と思えた解釈は私がここで使った解釈だった。口唇的な取り込み傾向はこの型の愛の表現の一特殊形として現れたものに他ならず、その現れ方には程度の差がいろいろある。自己愛の概念は、この形の愛の確固とした対象指向性のゆえに、また受身的対象愛（愛されたいという願望）の概念はその活動性のために、いずれも十分正しいとはいえない（この部分の英語版――対象愛の概念はもっとも不満足なものである。特にこの形の愛が本質的に能動的な性質を持っているからである）。いちばん近いのはエゴイズムの概念である。実際、それは古型のエゴイスト的な愛し方であって、本来は特異的に母親のみに妥当する愛し方である。その主な特徴は愛の対象にも私的利害[4]があるという現実感覚が完全に欠けているということである。私は、このエゴイズムを、実際には現実感覚の欠如の結果なのだから、対象の私的利害を意識的に無視する場合と区別して「素朴エゴイズム」と呼びたい。

この愛、特異的に母親にのみ妥当する愛の姿が特に明瞭に現れるのは、私の思うところ、転移現象という全くどこにでもみられる現象にある。転移現象というものはいずれの場合も年齢・性別・病いの形を問わず、また教育分析を受けている人すなわち事実上健康な人々にも現れるものである。私は、転移の取り扱いを論じた論文[5]で、この転移現象のことを「パラノイア的に過敏でありながら世間のルールをわきまえない自己中心的態度」であると述べた。この態度を維持できるのは分析者個人に対する特有の盲目性（見えなさ）である。治療期間中は分析者はそれ以外の人ならあるはずの私的利害を持つ人間でなくなっているではないか。分析者にも私的利害があるという洞察に到達するのは、通常、ようやく分析からの離脱期において得られる、しかも段階的にである。この一般的記述に加えて新たに一つの例を述べてみよう。

ある患者は、毎週もう一時間長く面接することを要求した。彼の願望は、時間がないから週に四度しか来られないといわれればなるほどとも思った。しかし私は断固受動性を守り、この願望の分析をすることだけに限定した。それはこの患者の感情生活をかいまみる助けとしての価値が高いものであった。毎週もう一回面接を増やしてほしいという願望は、情緒面が非常に抑圧されている患者の愛の宣言であることはおのずと明らかになった。しかし、それはまた同時に、意識されてきた感情の動きに対する防衛でもあった。もう一回の面接を望んだのはみずからの愛をおのずと現している（治療者への）憧れを感じるのを避けるためであった。実際にこの願望を分析した時にくわしく説明してくれたのだが、余分にもう一回の面接を望んだのは、そもそも私をどうしても好きになってしまわないようにであった。彼にとってもっとも苦痛な想像は、ひょっとして私が彼のために時間を割いてくれないかもしれないということだった。そうなると二人の私的利害は衝突することになる。彼は、私といっしょにいることを望んだが、なろうことならば私のことを心配しないではおれなくならないような形で、いっしょにいたがったのである。この態度を、思慕によって生み出された緊張がある点を越えてしまった時に起こるリビドーのナルシシズム的撤退のせいにすることはいともやさしいことであったろう。ところが、彼の望みは紛れもなく一種の愛の宣言である。正しいやり方は、今われわれは愛としてこれに対処すべきだとすることであろう。すなわちあの古型の愛、その基本条件として完全な利害の調和と一致があらねばならぬとするあの古型の愛とすることだろう(6)。この愛にとって、愛の実際の対象を認知するのは不必要なことである。すなわち「いずれにしろ愛の対象は私が望むことと同じことを望む」わけだ。この一見さほどのことはない観察所見を私は重要だと考えている。それは、ことによると、満足させてもらった幼児が持つと考えているあの主観的自己満足の本質のなにがしかを解き明かすかもしれないのである。

古型の愛のもう一つの特徴はいつわりの両価性 pseudo-ambivalence である。この原初的な対象関係の場合には、対象に対するさまざまな行動は、必ずしもさまざまな感情的態度（愛なり憎悪なり）の結果ではなく、子どもの持つ素朴エゴイズムに発するものである。この素朴エゴイズムにおいては、自己の利害と対象の利害との間にある対立は全く認知されない。たとえば、幼児も転移状態にある患者も母親（あるいは分析者）が病気になることはゆるされないと思っている。そう思うのは相手が元気であってほしいという心配ではなく、相手の病気によって自分の幸せが危うくなりはしないかの心配をしているのである。実際そのとおりであることは、子どもにせよ患者にせよ、かねて恐れていた（母あるいは治療者の）病気がほんとうに起こった時には非常に薄情な反応をするのを見ればよく分かる。それなら、この行動は愛ではないと考えなければならないのだろうか。私は数カ月病気にかかったことがあって、その後は、この疑問を研究するよい機会となった。私の患者は例外なく、私が病気になったことによって損害をこうむったと感じ、私に腹を立てていた。この気持ちは全く現実に対するものではあったが、その怒り方と来たら、子どもじみた愛と依存性とをもっとも強烈に表現したものであった。この種の幼児的な愛を表す表現である「愛着」（attachment）や「しがみつき」（clinging）もドイツ語の Anhänglichkeit（依存（ぶら下がり！）性）やハンガリー語の ragaszkodás（べとべとくっつくこと）も皆、無意識の知恵のみごとな例であることにお目を止められたい。

以上述べた愛の形のいずれの中にも、特異的に母親に妥当する形の愛が認められることも私も疑わない（一般に知られていることを繰り返しただけなのだから）。けれども、それでもなお私は、大部分の人間が、他では全く正常で相手の利害を認めるいわゆる〝大人の〟利他的愛の能力がある場合でさえ、生涯を通じて母親に対してはこの素朴な利己的態度を維持することを強調したいのである。母と子との利害の一致とはいつの世にもわれわれすべてにとっていうまでもない自明のことなのである。そして、母親がどの程度この利害の一致を実際に感じているかが、母親の良し悪しを見分ける世間公認の尺度である。

ぼつぼつこの問題を離れて母の愛に移りたいのだが、その前にちょっと、父親に対する愛についての私なりの感想に戻りたいと思う[7]。なるほど家長 pater familias というものは、母性的特徴をたくさん帯びており、そのために子どもはいろいろな形で母親と同じような扱いをするけれども、母子を結んでいるあの古型の絆はないのである。子どもが父親を知るための学び方は現実原則に支配されたものである。たとえば、子どもがふつう母親よりも父親に従順であるといった一般にみられる観察所見は、父親のほうが母親より厳格であることが多いという事実では完全には説明しつくせない。子どもが父親に対して現実的に対応するのは自然的、根源的利害共同体という古型の基盤が父子関係には存在しないからである。母親は子どもの意に反することをしたがることは一切ゆるされない。これは父親にはあてはまらない（他人による教育のほうが効果が大きいという問題にも同じ説明があてはまる）。民話もこのことを裏書きしているようである。意地悪な母親は必ず継母だが、意地悪な父親は継父とは限らない。これは、息子であろうが娘であろうがあてはまることである（ちなみにこれは、先に述べた愛の形の古型性をさらに証明してくれる。この愛は（子どもが）男女のいずれであっても同様な形で現れる。したがって、おそらくエディプス期以前に発するものであろう）。だから、母親への愛は元来は現実感覚のない愛であるが、父親への愛も憎しみも、エディプス状況をも含めて、現実に即したものなのである。

2

さて、これから母の愛を考察することになるが、ここでもまた、例を挙げることから始めよう。ある若い母親が、前日に聞いた犯罪心理学の講演についての意見を私に語った。講演者は、ある人妻の事件について話したのだが、その人は、不幸な結婚をし、絶望のうちに自分の娘を二人とも殺して自分も自殺を図ったのである。しかし、彼女は自殺に成功せず、殺人罪で一五年の禁固刑を宣告された。講演者は、この刑の宣告は不公平であると考え、私の患者も彼に同意した。しかし、彼女が付け加えた説明はびっくりするようなものだった。私の患者が刑の宣告を不公平だと思う理由は、その女性が「公的な危険」とは考えられないという点にあった。——彼女はただ彼女自身の子どもを殺したにすぎないではないかというのである。引きつづいて彼女と話しているうちに、子どもにも自分の意見を表現する権利があるという発想が彼女の頭の中に入り込む余地のないことがますます明らかになった。彼女はこの事件全体を母親の〝国内問題〟と考えていたのである。自分自身の子どもは誰が何といおうと、外的世界ではないからである。

彼女にとって全く当たり前のこの考えを表明した後、彼女がいかに異様な人間に感じられたかを強調する必要はなかろう。彼女の述べたことは古型の現実の一片である。われわれの文化においてはそのようなことが口にされるとしても、それはいろいろな隠れ蓑の下でのことである。だが未開人は、幼児殺しを殺人とは全くの別ものとしている。それは家族の国内問題、内部問題であり、社会には全く関係がないことなのである。

ローハイムによれば、中央オーストラリア原住民の母親は「肉飢饉」に陥ったときには自分の手で流産を起こして胎児を食べるという。彼は、その際に良心の呵責というような感情にはいっさい言及していない。彼女たちにとって胎児はもっとも完全な意味において自分の持ちものであり、自分の好きなようにどう扱ってもよいものと考えているようである。生まれた子どもは二人目ごとに家族で食らうべしという掟もあるが、それは産児制限と考えることもできるだろう。それは定数の子どもの生命を守る保障になっているからである。しかし、われわれはこのオーストラリアの女たちを一般論的に「悪い」母親であるなどと考えてはよくない。それどころか、彼女たちは、生きている子どもたちの面倒は母親らしく実によく見る。子どものために大きな犠牲を払うこともいとわない。自分の身体で赤ん坊を寒さから守るために、赤ん坊の上におおいかぶさって膝と肘をついた状態で夜を過ごすのだ。

エスキモーに関するいくつかのレポートは、平気で自分の子どもを食べるオーストラリア原住民の母親と意識がある限りのわれわれの態度との間の過渡的段階を示すようである（私が「意識がある限りの態度」といったのは、子どもを食べたいという食人欲求は夢などの中では決して珍しくないからである）。飢饉の時に自分の子どもを食べたあるエスキモーの女は、現在は麻痺を起こし尿失禁になっているとの報告がある。村の住民たちの考えによれば、彼女のこのあり様は「彼女が自分の一部を食べた」ために起こったものである[8]。もっとよくあるのは、飢饉の時に、子どもを置き去りにして寒さのために死なせることである。このような時のエスキモーは断固とした情容赦のない態度を示す。この報告の筆者はエスキモー人の子どもへの愛とやさしさをよく知っているので、最高の驚きを示している。このような子捨てはひどい窮地でのことではある。それはちょうど、われわれが船の難破の時に自分たちの命を救うためにもっとも貴重な財貨をも投げすてるのと同じである。もう一つ大事なことを追加しなければならない。子どもは思いどおりに作り出すことのできる、家財と同じようなものだという事実である。これは、われわれより原始的な考え方をする人々には当たり前のことである。ただ、われわれは個々人を重視するためにおかしな考えだと思うだけのことである。

子どもを食べることは、オーストラリア原住民の女性にとっては、罪という重荷とはいっさい関係のない欲動の満足であり、エスキモーの女性にとっては絶体絶命の時にのみ行われる絶望的行為であって、時にはその結果悲惨な病気になる。しかし、それは断罪されることではなく気の毒がられることである。ところが、ハンガリーの民話では、堕胎した女性は地獄におちる罪である[9]。

妊娠中絶の制度は母子関係において特に重要な要素である。世界中の女性が人工中絶を知っている。だから、子どもの生殺与奪の最終決定権は女性にある（このことは、疑いなく、時として子どもの眼に母親がぞっとする異様なものに見える理由の一つである。子どもの生命は、まったく文字通りその生命が母親の気に入るかどうかにかかっているのだ）。心因性不妊症の存在も否定しようのない事実であり、このことはもう一つの事実、すなわち生まれる子どもは必ず母親に望まれていた子どもであるという事実を物語るものである。人工中絶に対する道徳的非難あるいは刑法による告発は、おそらく、女性の危険な絶対権力に対する防禦策ではあるまいか。もともと母親に属していた子どもの生殺与奪の権利が家長に移されたのも一つの防禦策と私はみている。子どもを生むかどうかが女性の私的・個人的事項であるという事実は、母権の根源性を示すものである。父権のほうは一種の社会的制度にすぎない。

太古型な母権に対して文明がいろいろな制限を課したにもかかわらず、今日もなお、大部分の子どもは母親の本能的願望が現実化したものとしてこの世に生まれてくるというのが真実であろう。妊娠・出産・授乳・愛撫は女性にとっては欲動の表現であり、これらの欲動を自分の赤ん坊の助けを借りて満たしているのである[10]。身体膚接状態をできるだけ長時間続けることは母子双方の喜びである。再び人類学に戻れば、子どもの誕生後、往々何カ月もの間男女を別居させるという掟があるが、それは女性が自分の子どもとの新しい関係をじゃまされることなく楽しみたいという欲求に起源があると私は思う。母の愛への子どもの限りない信頼はこの相互関係から生ずる。しかし、後になると、母親がその絆を意のままに解消することができるということを予感したり実際に体験したりすることによって、また、(寵愛を)ある子どもから他の子どもへ移す母親の権力によって、この信頼感はひどく揺らぐことになる。

母の愛は、その欲動的起源によって、非常に幼い子どもすなわち母親の身体にぶらさがっている幼児にのみ向けられるものである。だから幼児期をはるかに過ぎてずいぶん大きくなってからも、文化に強いられて、世話を焼き愛撫を続け、大人になり、どれほど大きく背が高くなろうともまだ「私のかわいい赤ちゃん」だと思い、その気持ちをしばしば公言し行動に移す母親は全く珍らしくない。母親からみれば、子どもはいつまでも大人にならない。大人になったときにはもう自分の子どもではないからである。これは母の愛が現実離れをしていることのもう一つの証拠ではないだろうか。ちょうど、子どもが自分の母親を自分とは異なる私的利害を持った存在であるとは思ってもみないために、子どもの愛も現実離れをしているのと同じである。母への愛と母への愛はほとんど完璧な好一対である。

　このように、子どもの母親に対する関係は、母親の子どもに対する関係に等しい。ともに満足の対象なのである。そして、子どもが母親の独自の主体性を認めないのと同じく、母親は自分の子どもは自分の一部であって、その利害は自分の利害と一致すると思っている。母子関係は相互交換的な欲動的目標の相互依存関係の上に成り立っている。*フェレンツィが性交における男と女との関係について述べたことは、母親と幼児との関係にも当てはまる。彼は、性交においては利己か利他かという問題はありえないのであって、あるのはただ相互関係だけであると言った。すなわち、一方にとって良いものは、他方にとっても申し分がないのである。相互交換的な本能的目的の自然な相互依存の結果として相手が幸せかどうかを心配する必要がなくなるわけである。

　私はこの行動を文明化された母性[11]と区別して本能的母性と呼ぶが、これは動物や全く原初的な人々が研究対象として最適である。本能的母性においては、素朴エゴイズムが、子どもの母への愛の場合と同じ役割を演じている。**しかし両パートナー（母と子と）を同時に考えるならば、フェレンツィに倣って相互関係という言葉を使えそうである。この相互関係は生物学的な面であり、素朴エゴイズムは心理的な側面である。生物学的相互依存は素朴エゴイズムを心理的に可能にする。相互依存の擾乱はそのつど素朴エゴイズムを超える発達が起こる契機である（*－**は英語版にのみある）。

　動物の場合のように人間でも母子の合一（mother-child unity）が全く中間の時期なく直ちに成熟した性関係すなわち男女の合一（man-woman unity）に取って代わられるものならば、おそらく全生涯を通じて愛し方は素朴エゴイズムで十分だろう。幼児期と成人期すなわち二人の人間の互恵的相互依存が自然に生じる人生の二期の間に中間期があることは、人間の特徴であるが、解消されなければならない不調和（discord）へと導くのである。この不調和は文明の発展と並行して増大するもので、それを大幅に解消するのは、情動生活に対する現実感覚の優位を増強していくことである。

洗練された、配慮、思いやり、共感、感謝、（抑止された官能性という意味での）やさしさ、これらは情動の世界における現実感覚の力が増大しつつある徴候でありまた結果である。社会的な意味における愛を可能にする現実的能力は、外的な擾乱によって生み出される二次的形成物である。それは性器性（の発達）と直接の関係はない。性器性交は、実は、幼児期に経験した互恵的相互依存が再創造される場である。両者の中間期に学習したものは何であっても求愛には重要な役割を演ずることだろうが、性行為の最中は忘れなければならない。現実感覚（礼儀作法の洗練）がありすぎたり、パートナー間の境界線をきっちり引きすぎるのは邪魔になり、温度が上がらず、はてはインポテンスになることもあるだろう。たとえば身体を清潔にするしつけがもとなって、一部の神経症患者は自分の体臭やふと立てた音や何気ない動きがパートナーの心を乱したり嫌悪感を抱かせたりするのではないかと不安になる。

素朴エゴイズムを最初に乱すものは、母親が成長していく子どもから遠ざかるということである。母親の遠ざかりとは、直接的にほんとうの突き放しとして表現されることもあり間接的に母親がなんらかの形で子どもの発達を遅らせようとする試みとして表現されることもあろう。例を挙げるに及ばないと思う。幼児期を過ぎた後も母親が性的パートナーでいてくれたとしても、子どもにとってはごく自然なことであろう。母親がそっけなくするのは子どもにとっては何かの外的勢力が邪魔をしているせいだとしか思えない。事実、動物にあってはそのとおりである。動物では、幼児期の次にただちに性的成熟が訪れるからである。母子の性的結合の唯一の障害は、父親動物の力である。だが、人間では事情が異なる。母親にとっての子どもの性的意義がなくなるのは子どもが性的成熟に達する時期すなわち成人の姿で母親の前に性的パートナーとして現れることもできるであろう時期よりもずっと前である。母親への本能的愛着に続いて母親による本能的拒絶の時期が来る。このことから母の愛と母への愛の間には、多くの共通点があるにもかかわらず、両者には本質的な差異があり、それが何であるかが明らかになる。母親はかけがえのない唯一人の人である。子どもは別の子どもで代用できる。すべての転移神経症においてこの葛藤の反復をわれわれは経験している。どの患者も分析のどこかの時点で分析者が（絶対ではないが）かけがえのない人であることを思って心配になる。ところが分析者のほうは患者が予約を断ったために空いた時間をくつろいで過ごすではないか。ほんとうにくつろいでいなくて、（患者が予約を断ったのはなぜだろうと気になって）その振りをしていることもあるが――。母親からの分離とは、相互性にもとづく原初的愛着を解消させるという意味ならば、母親が私的利害をもつ別個の存在であるという事実を受け入れることを意味している。そういう母親を憎悪してみても何の解決にもならない。憎悪とは愛着を温存しつつ、それにマイナスの符号をつけることだからである。人は母が昔の母でなくなったという理由で母親を憎むのだ（分析終了後の分析者に対する憎悪は転移が解消せずに残存している証拠であることは、われわれの分析の現場においては昔から知られている）。

まとめてみよう。幼児期を越えて成長した子どもは、母親にとってはあまり愉快な存在ではなくなる（こちらはまだ本能的母性面で考えている）。それにもかかわらず子どもは母親につきまとう。しかも素朴エゴイズム以外の愛の形を知らない。ところが素朴エゴイズムは、その基礎であった相互性がなくなった今、もはや維持できない。ここで子どもはその愛を必要とする人々の願いに自分のほうを合わせるという課題に直面する。(12)人間の情緒生活において現実感覚の支配が生まれるようになるのはこの時である。(13)

3

最後に私は自体愛の問題を手短かに論じておきたい。われわれは自体愛が古型であることを知っている。現実への適応という観点から見て、そのもっとも重要な特質は、外的世界とは大幅に独立していることである。子どもは自体愛の行為を学習する必要などない。自体愛を行うのに周囲の人間的環境からの援助はいらない。しかし、外界によって擾乱されたり抑止されたりということはあってもふしぎではない。さらに、内的過程から独立したものではない。よく知られているように、いくつかの自体愛は相互に補い合う。ある排出法ができなくなったときには別の排出法がその代役をする。しかし、母子の本能的な相互依存の解消も自体愛に影響する。自体愛の心理的役割のほんとうの始まりはこの時からだということもできようか。次に来る段階は他の段階に比べて愛の欲求不満が大きい時期であるから、自体愛が代理的満足という重要な意味を引き受けるようになる。このようにして自体愛は二次的ナルシシズムの生物学的基礎となる。二次的ナルシシズムの心理的前提は当てにできない対象との同一化である。幼児期の調和が消えるのが早ければ早いほど、人の精神生活において自体愛がこの役割を引き受けるのも早くなる。分析家の多数派の意見には反するが、私はこれを自体愛期への退化であると考えていない。さらに私は、自体愛と母への古型愛着とは同時に存在し一種の平衡を保つものであるがこの二つは初めから別の要因であり、ただ根源的な調和が乱された後にはじめて、違いがはっきり現れると考えている。私の考えでは、自体愛だけが支配する人生段階などない。対象より成る世界から十分な満足を得るのに失敗したとき、自体愛が慰めの手段として自らを提供するのである。欲求不満がさほどでなければ、そういうことが起きても格別の騒ぎにならない。しかし、自体愛の機能に負担がかかりすぎるとまもなくいろいろの病的現象になる。自体愛行為は変質して嗜癖となる。逆に、自体愛に対して教育的抑制が成功しすぎると、対象関係への荷重が大きくなりすぎ、それは一般に母親（あるいは母親役）への異常な依存と病的なしがみつきとなって現れるのであろう。一方、自体愛の抑止の程度があまりはげしくなければ、それは、子どもの教育上好ましい程度に対象への愛着を強化する。年齢ごとに自体愛と対象への愛着との間の最適な割合がありそうである。この均衡は弾力的である。すなわち一方の欲求不満は他方の満足によって埋め合わせがつけられる。もっとも、これには限界があるが――。この状況は情動生活における現実感覚の発達を保障する。人は、対象への愛を断念して深く傷つかないということはないからである。(14)

4

精神分析はさまざまな種類の愛を数個の原理にしたがって分類してきた。その原理の第一は目的抑止との関係にしたがう分類であり、第二はどの部分欲動に属するか、あるいは性器性に属するかによる分類である。第二の原理を用いて、口唇愛、肛門愛、性器愛の概念が展開され、第一の原理を用いて、やさしさの愛（tender love; zärtliche Liebe）と官能の愛（sensual love; grobsinnliche Liebe）の概念が展開された。第三の分類原理は、ナルシシズム的リビドーと対象リビドーとの対照性から出発し、ナルシシズム的な愛の形と対象リビドー的な愛の形が導かれた。これらはどこかで利己主義と利他主義の違いにつながっている。そして、最後にフェレンツィ式の区別を言っておかなければならない。それは能動愛と受身愛の区別である。彼は、この言葉をしばしば在来の用語であるナルシシズム的愛と対象リビドー（object-libido）的愛の代わりに用いているが、受身的対象愛がナルシシズム的愛と同じものかどうかを厳密に述べずじまいであった。私が愛の諸形態を分類する原理は、その現実感覚に対する関係である。本来の対象愛には、(a)対象によって欲求を満たしてもらうことと(b)現実感覚との二本の柱がある。

(a)はそもそもの初めから存在する。われわれがフェレンツィの性器性理論を受け入れて、「性」全体が自体愛的な働きをも含めてすべて対象を指向する傾向性にもとづくとする場合は特にそうでなければならない。(b)は、ゆるやかに発展するものである。現実感覚の発達の乏しさを最大の特徴とする愛（この時対象は認識されるが対象の私的利害の認識はされない）の観察にもとづいて、私は、現実感覚の発達に応じて対象愛が段階的に発達すると仮定する。この二つの発達は完全に並行しているわけではない。現実感覚による対象関係の支配は二つの強力な要因によって制限される。その一つは、周知のとおり、外界からの大幅な独立性であって、リビドーの領域においてこれを可能にするのは自体愛的（フェレンツィによれば自己形成的）な満足法である。第二の要因は母子の相互依存である（後に性交における男女の相互依存関係である）。二人の人間の欲動的相互依存は対象自身の私的利害の認識が不必要な状況を創りだす。これが、対象リビドーの領域における素朴エゴイズムの基盤である。

私は外挿法によって、一次的な、現実感覚なき古型対象関係という概念にたどりついた。それは、対象関係の領域において現実に対するさまざまな程度の適応より成る連鎖の最後の鎖の環である。したがって、古型な愛の形式が存在する本質的な決定要因は愛の対象への現実感覚の欠如であって、どの部分欲動の優位でもない（起こりうる誤解を避けるために私は満足の形態たとえば口唇的満足、肛門的満足などと、愛の形態たとえば素朴に利己的な愛、素朴に利他的な愛などとを厳格に区別しなければならないということを強調しておきたい）[15]。社会的に高次な愛の諸形態の発達は現実への適応の結果として派生したものである。この分類は、フロイトの行った官能の愛と目的抑止的愛との区別に密接に関係している。というのは、目的抑止は、外界の影響力に発し情緒生活の発達をうながすすべての要因のうちでもっとも重要なものだからである。他方、純粋な官能性は「エロス的現実感覚」しか知らないわけで、パートナーとの関係の中では素朴エゴイズムとかなり快適な一対として存在しうるものである。

この点について私の考え方がフロイトからいくらか外れる点は、リビドー的対象関係の役割に私が与えている意義にある。フロイトもまた、対象愛の成長の跡を遡って外界の代替不能性に辿りつくのだが、彼によれば、この代替不能性の基盤はエロス的な欲動ではなくて自己保存欲動である。自己保存欲動を満足させることに依存しつつ最初の対象関係が生まれるのであって、ただ、その関係がやがてリビドーの自体愛的投入に置き代えられるとするのである。リビドーが、その後の発達過程において対象世界に回帰する道を見いだすが、それはただ自体愛という回り道を通る他はないことになる。フロイトは「以後、性的欲動の構成要素の若干、たとえば征服欲動（サディズム）や窃視欲動・知識欲動（epistemophilic instinct）は最初から対象を持ちその対象を堅持する」と仮定する。[16][17] リビドー理論がナルシシズム理論によって完成した後になって「自体愛はこうしてリビドー配分のナルシシズム段階の性活動であろう」とされ、[18] ここで、周知のごとく、ナルシシズム段階が最初の段階であると仮定されるに至ったのである。

私は、観察可能な現象から出発して、この初期段階を現実感覚なき古型対象関係と表現しようとした。一般に愛と言い習わされているものは、現実の影響下に直接この初期相から発生してくるのである。

私の仮定は、自我とイド（エス）という用語を使えば簡単に述べることができる。現実感覚なき古型の愛はイド（エス）の愛の形であり、それはそういうものとして生涯存在しつづける。一方、社会的な、現実に基礎をおく愛の形は自我の愛の形である。[19]

追補

二者一元性（dual unity : Dualeinheit, Zweieinigkeit）と一次的（古型）な対象関係

この論文に寄せられたいくつかの意見の中で、一次的対象関係という術語を捨てて「二者一元性」と言うべきであるという提案があった。しかし、私は、理論のわずかなずれを強調するような用語を用いるのが有益であり、結果的に一般の理解を増すことになると思う。また、イムレ・ヘルマン、E・P・ホフマン、L・ロッテル＝ケルテースは、二者一元性なるものを対象関係の一形と考えたくないという点を強調している。ところが私は逆に、人が自我と対象とを識別する能力を身に着ける以前すなわち言わばイド（エス）の段階においてすでに存在するであろう非常に原初的な対象関係を真面目に考えているのである。これらの考えの出発点はフェレンツィの有名な「受身的対象愛」である。フェレンツィ追悼号に掲載されたこの問題についての私の論文ではもっぱらこの術語を用いた。後に、私はM・バリントの「新規蒔き直し」という発想に影響を受けた。彼は、幼児期初期の行動の能動的側面を強調している。また、私はいくぶん、しがみつき本能についてのイムレ・ヘルマンの論文にも影響された。その結果、私は、受身的という術語は、しがみつき本能のような顕著に能動的な傾向が主役を演じる関係を述べるのに適切な表現ではないと考えるにいたった。それ以来、この論文でもそうしたが、私は受身的対象愛の代わりに主として「古型」あるいは「一次的対象関係」（対象愛）という術語を用いるようになった。

私が対象という術語を「二者一元性」に変えるとしたら、それは二者一元性を用いる人々が考えを変えて、二者一元性を原初的対象関係として受け入れるか、あるいは、私のほうが、対象関係はその生物学的基盤と同じ時期から存在するものであるという考えを捨てられるようになった場合だけであろう。

（1）この論文の一部は、最初、'A szeretetfejlődés és a valóságérzék'（愛する能力の発展と現実感覚）という題で、S. Ferenczi 追悼号 *Lélekelemzési tanulmányok*（精神分析研究）Budapest, 1933 に掲載出版された。最終版は、ドイツ語では 'Liebe zur Mutter und Mutterliebe' として *Int. Z. f. Psa. u. Imago* (1939) 24, 33-48 に、英語では *Int. J. of Psyco-Anal.* (1949) 30, 251 に掲載された。

（2）「序文」v ページ参照。

（3）真の憎悪は純粋な攻撃性である。ニセ憎悪 pseudo-hate とは、起源を辿れば、必ず母親に対する無私献身の要求である。

（4）ここでは、リビドー的なもの（the libidinal）と対象の自我利益 ego-interests の両方を意味している。

（5）A. Balint：'Handhabung der Übertragung auf Grund der Ferenczi'schen Versuche'（フェレンツィの試みにもとづく転移処理）*Int. Z. f. Psa.* (1936) 22.

（6）同じように感情面で抑圧されていた別の患者は、面接の終わる頃に「われわれはもうすぐおしまいだ」といった。

（7）A. Balint：'Der Familienvater'（家族の父）*Imago* (1926) 12, 292-304.

（8）Rasmussen：*Thulefahrt*（さいはての地トゥーレへの航海）(1926), p. 358.

（9）*A magyarság néprajza*（ハンガリー人の民話）4, 156.

（10）*Thalassa*（タラッサ――海）New York, Psychoanalytic Quarterly, Inc.（ドイツ語原文：*Versuch einer Genitaltheorie*（性器論試論）Wien, Int. PsA. Verlag, 1924）にあるフェレンツィの「親のエロチシズム」（Parental Eroticism）論参照。

（11）「文明化された母性」に関しては、Alice Balint：'Die Grundlagen unseres Erziehungssystems'（われわれの教育体系の基礎にあるもの）*Z. f. psa. Päd.* (1937) 11, 98-101 を参照のこと。

（12）大人になっても治っていない幼稚症は、そのものは一種の適応でありうる。

(13) 現実感覚が情緒生活を支配するという法則は、フェレンツィのエロス的現実感覚という考えと同じではないという点を私は指摘しておきたい。エロス的現実感覚という概念は、もっぱらエロス的機能と関連したもので、その機能の発達は、エロス的緊張を解放するもっとも完全な方法を求めることと考えられる。

(14) 分析者であり、小児科医でもある E. Petö の所見を参照。'Säugling und Mutter'（乳児と母）*Z. f. psa. Päd.* (1937) 11, 244. 英文は、*Int. J. of Psycho-Anal.* (1949) 30, 260.

(15) M. Balint: 'Zur Kritik der Lehre von den prägenitalen Libidoorganisationen'（前性器的リビドー編成論批判）*Int. Z. f. Psa.* (1935) 21, 525-43 参照。英訳（'Critical Notes on the Theory of the Pregenital Organizations of the Libido'). 本書第三章に再録。

(16) Freud: *Introductory Lectures*（精神分析入門）*Stand. Ed.* XVI, pp. 328, 416.

(17) I. Hermann による最近の研究以来、最初から外的対象に向けられている性的欲動の構成要素の数は、しがみつき本能（instinct to cling）のために増大するはずだということになっている。

(18) Freud, 前掲書、p. 347.

(19) 同様の論旨をとる最近の論文は以下の通り。

M. Balint: 'Zur Kritik der Lehre von den prägenitalen Libidoorganisationen'（前性器的リビドー編成論批判）*Int. Z. f. Psa.* (1935) 21.

M. Balint: 'Frühe Entwicklungsstadien des Ichs. Primäre Objektliebe'（自我の初期発達段階、一次対象愛）*Imago* (1937) 23.

I. Hermann: 'Sich-Anklammern—Auf-Suche-Gehen'（しがみつくことと——手さぐりで出かけること）*Int. Z. f. Psa.* (1936) 22 (To Cling—to Go).

E. P. Hoffmann: 'Projektion und Ich-Entwicklung'（投影と自我発達）*Int. Z. f. Psa.* (1935) 21 (Projection and Ego Development).

L. Rotter-Kertész: 'Der tiefenpsychologische Hintergrund der inzestuösen Fixierung'（近親姦固着の深層心理学的背景）*Int. Z. f. Psa.* (1936) 22 (The Depth-Psychological Background of the Incestuous Fixation).

第七章　性器愛について[1]（一九四七年）

性器愛に関連する精神分析の参考文献を調べてみると、驚くべきことに、二つの印象的な事実が浮かび上がる。(a) 前性器愛（pregenital love）を扱ったものに比べると性器愛（genital love）を扱ったものははるかに少ない（たとえば、「性器愛」はフェニーヘルの教科書[2]やヌンベルクの『神経症学総論』[3]の索引にはない）。(b) 性器愛について書いたもののほとんどすべては、アブラハムの有名な用語「ポスト両価期」（postambivalent phase）の叙述に見られるとおり〝何々でない〟という否定形による書き方である。われわれは、両価的愛情関係が何であるかはかなりよく知っている。だが、ポスト両価期的愛については、それがもはや両価的でないとか両価的であるはずがないということ以上にはほとんど知らない。

このように〝でない〟という性質、すなわち、発達の過程においてすでに揚棄されたか揚棄されたはずの性質ばかりを強調すると、全体像はぼやけてしまう。強調されるのは何らかの〝何々である〟という性質の存在でなくて、別のある性質がないというだけだからである。

この落とし穴にはまらぬために、両価性も、また、前性器的な対象関係も痕跡さえみせないような、ポスト両価的性器愛の理想型を考えてみよう。

(a) いかなる貪欲さ、飽くなき強欲、対象をむさぼり食いたいとか対象の自立的存在を否定したいなどの願望があってはならない。すなわち、いかなる口唇期的特徴もあってはならない。

(b) 対象を傷つけたい、屈辱を与えたい、牛耳りたい、支配したいなどの、すなわち、サディスティックな特徴があってはならない。

(c) パートナーを凌辱する、つまり、彼(彼女)の性的欲求や快楽のために彼女(彼)をおとしめたいという願望があってはならない。パートナーに接してヘドを吐きたくなる思いをしそうになる危険、あるいは彼(彼女)のもつ不快な特徴のどれかによってのみ魅きつけられそうになるなどのことがあってはならない。すなわち、肛門期的特徴の残存があってはならない。

(d) ペニスをもっているぞと誇りたい強迫的衝動も、パートナーの性器に対する恐怖も、自分の性器に対する恐怖も、男性性器なり女性性器なりに対する羨望も、自分の性器が完璧でないとか欠陥があるとか、パートナーの性器に欠陥があるとかといった感情もあってはならない。すなわち、男根期や去勢コンプレックスの痕跡があってはならない。

われわれは、このような典型的な場合が実在しないことを知っている。しかし、きちんとした考察を始めるには、その前にこのような〝あってはならない〟ものは全部を除いておかなければならない。

それでは、上に列挙した諸々の「前性器的」特徴の欠如のほかに、「性器愛」とは何であろうか。まず、われわれが、パートナーを愛するのは、

一、彼(彼女)がわれわれを満足させることができるからであるか、

二、われわれが相手を満足させることができるからであるか、

三、われわれがいっしょに、そしてほとんどあるいは全く同時に全的なオーガズムを体験できるからである。

これは平穏な航海のように思えるが、残念ながら実際にはそうではない。第一の条件をとりあげてみよう。われわれのパートナーがわれわれを満足させることができるということである。この条件は、かなり利己的、いや、完全に自己愛的であろうし、現実にそうである。これは、パートナーがうれしいかどうかの配慮がほと

んどないということでもある。こういうタイプは男女ともによくあることである。そういう連中の目的は唯一つ自己の満足だけである。なるほどこの満足は、真に性器的であるけれども、愛と結びつくこともあれば、ないこともあるのは明白である。

第二の条件、すなわち、われわれはわれわれのパートナーを満足させることができるという条件についても同じことが当てはまる。この条件は別にマゾヒスティックでなければならないわけではないけれども、ちょっと利他的すぎはしないか。これでは対象だけに価値がある。したがって、この種の愛は、多かれ少なかれ、自分自身の要求や利益や幸福の完全な無視を特徴とする。ここでもまた、男女ともにこのタイプの例は多い。さらに、満足は真に性器的であるけれども、愛と結びついていることもあり、ないこともある。

以上二つのタイプは真実の愛情関係ではないと主張できないことはなかろうが、この主張は間違いである。この二つのタイプの性器的満足に基礎をおく関係が、非常に長期間——生涯という場合すらある——真に仲睦まじく続くことはありうる。特に、パートナー同士のこの種の愛が相互に補完的である場合には、そうなるだろう。

この二つのタイプはわれわれを袋小路に連れ込んでしまったようだ。第三のタイプを調べてみたほうがよいかもしれない。もしパートナー同士が同一の相互的体験の中でいっしょにハッピーになることができるから愛しあうのであれば、それはまことに真実の愛であるはずである。だが、はたしてそうか。歴史を読んでも、スキャンダル暴露本の中にも、精神分析療法の症例にも、パートナー同士が完璧な性体験をもち、お互いの腕の中でほんとうにハッピーであり、会うたびに互いにハッピーにしあっていると絶対に確信して疑わず、それでいて——深い仲（lovers）といわれていても——実際は愛しあっていないのだという例はたくさんある。シェイクスピアの有名なソネット一二九番が語るように、往々にして真実は正反対である。

世間周知のことながら、どうしてよいか皆わからない
この地獄直通の天国の、誘惑をふりはらうには——

こういう態度、つまり、行為の前にはパートナーに対して抑えがたい欲求を感じ、行為の後ではパートナーに我慢ならないという態度は、時にはお互いさまであるが、片方の側に現れることのほうが多い。パートナーがオーガズムのあとは全く背を向けるというほどではないが掌を返したように冷淡になるということならよくある。さらにこの中間形態もいろいろある。

性器期の関係（genital relation）のこの形態は、真の性器愛とは何かということについて示唆をしてくれそうに思えるけれども、結果はあてはずれであった。性器的満足（genital satisfaction）は確かに性器愛の必要条件ではあるけれども十分条件ではないのである。われわれにわかったことは、性器愛から来る愛とは、パートナーが性器的満足を与えてくれたことに満足しありがたく思うというだけのものではないということである。さらに、この満足や感謝が一方交通か相互的かによる差はないということである。

ではこの「それだけではない」は何だろうか。真の愛情関係には、性器的満足に加えて、次のものがあるのがわかる。

一、理想化と、
二、やさしさと、
三、ある同一視の特殊形態である。

フロイト(4)が理想化という問題をとりあげており、それも対象の理想化と欲動の理想化の双方をとりあげていてくれるので、私は彼が発見したものを挙げるだけでよかろう。彼は、まず、理想化が絶対に必要なものではないこと、理想化抜きでも良質の愛情関係が可能であるということを、次に、理想化が愛の満足な形をはぐく

む助けにならず、逆に妨げとなる場合が少なくないことを証明した。したがって、われわれは、理想化という条件も絶対に必要な条件ではないとして棄却しても差し支えなかろう。

第二の現象であるやさしさ（Zärtlichkeit）となると話はちがう。フロイトが最初にこの言葉を使って以来、精神分析学の全文献は、この術語を別個の二つの意味に用いてきた。第一の意味は、やさしさとは目的抑止（aim-inhibition, Zielhemmung）の結果である。[5] 目的抑止の例としてもっともよく引用されるものである。元来の衝動はある目的に向けて生じたのだが、なんらかの理由によって部分的満足、すなわち、意図した目的よりもはるかに低い満足に甘んじなければならなかった場合である。実際、やさしさとは二次的現象であって、元来の目的の貧弱な代用品にすぎない。この「仕方がない」（faute de mieux）という性質のために、やさしさは完全な満足に至らない。すなわち、必ず本来的に若干の欲求不満をともなっている。

第二の見方をとれば、[6] やさしさはアーカイックな性質のもので、古い自己保存本能と結びついて現れ、あの情熱的でない穏和な満足そのものが目的であってそれ以上の目的は持っていない。だとすれば、情熱的な愛は二次的現象であって、アーカイックなやさしい愛の上に乗っかったものであるはずだということになる。

この第二の考えを支持する人類学からのそれらしいデータがある。一般論として、文明にはいろいろな形態があるが、全部を二つのタイプに分類することができよう。第一のタイプには、情熱的な愛があり、対象や欲動の理想化があり、潜伏期の厳格な社会的強要（青少年期の性的禁欲）があり、求愛の作法があり、豊富な恋歌と恋愛詩があり、性的偽善があり、やさしさを高く評価するということがあり、よく発達した複雑な性愛芸術（ars amandi）がある。第二のタイプにおいては、社会は潜伏期の強要を重視しないようである。実際、何歳であろうと性的禁欲の社会的要求はないに等しい。求愛の作法も愛の歌もほとんどない。恋愛詩もお粗末である。理想化もほとんどない。やさしさもさほどのものでない。あるのは、そのものずばりの単純明快な性器性行動（genital sexuality）である。おそらく、情熱も、ありあまるやさしさも「人工的なもの」であって、文明の産物であり、教育期間に欲求不満による組織的訓練を受けた結果なのである。「やさしさ」という術語のフロイトの二用法の一見の矛盾は次のように考えれば解消するであろう。やさしさとは、二次的な目的抑止ではなく、発達の抑止なのだと。

語源もこの考えを支持するようである。ドイツ語の zart は Zärtlichkeit（やさしさ）の語根であるが、「弱く傷つきやすく若い」という意味である。フランス語の tendre も同じである。アリックス・ストレイチ[7]は、Zärtlichkeit を affection（愛情）、fondness（いつくしみ）、tenderness（やさしさ）と訳し分けしている。これらのうち、affection には二重の意味がある。「(思いやりのある) やさしさ」の他に、「病気」「虚弱」を意味する。たとえば、affected heart（病んでいる心臓）、affections of the kidney（腎臓疾患）という具合である。fond は三通りもの意味を持つ。これは中期英語（Middle English〔一二―一五世紀の英語――訳者〕）の「もうろくする（to dote）」「(人を) 馬鹿にする（to befool）」を意味する動詞 fonnen の過去分詞であって、ここから現代英語の fun（おかしさ）や funny（おかしい）が派生している。fond の三つの意味とは、㈠「無分別な」（vain〔ただしこの意味は古語――訳者〕）、「能力に欠ける（inept）」（だから、リヤ王は「非常に馬鹿で愚かな老いぼれ」（a very foolish fond old man）と描写されている）、㈡ fond hope（独りよがりな希望）というときのように「盲信的な」（credulous）、㈢「愛情のある」（affectionate）である。tender は、tender meat（柔らかい肉）と言うときのように、「柔らかい」「固くない」という意味、また、tender heart（繊細な心）と言うときのように、「動じやすい」（easily touched）という意味、tender spot（痛いところ）と言うときのように「痛みを感じる」（susceptible to pain）という意味、tender colour（柔らかな色）と言うときのように、「繊細な」「もろい」（delicate, fragile）という意味、それから、tender buds（柔らかい蕾）と言うときのように、「未熟な」「若い」（immature, young）という意味があり、そしてやっと最後に「やさしい」「愛情のある」（kind, loving）の意味が来る。

ここまで来ると、確かに何かおかしい。どうして愛の成熟した形である性器愛が、病気・虚弱・未熟などのいかがわしい一団と混ざりあっているのか。それだけではない。もっと驚くことがある。精神分析学の文献によれば、前性器的愛の形態は必ずしもやさしさと結びついておらず、逆に性器愛が、ほんものであるためには、その前にやさしさとの融合とをかなりの程度なしとげていなければならないのに。

あらゆる教育の、もちろんわれわれの文明形態の教育の、使命の一つは、疑いもなく、人に愛することを教えることである。ということは、この融合を起こすように強制することである。われわれが性器愛と呼ぶものは、ほんとうは性器性（genitality）とほとんど関係がない。事実、性器愛は、（性器性とは）本質的に異なる何かを接ぎ木するための台木として性器性行動（genital sexuality）を用いるにすぎない。要するに、われわれはやさしさと配慮と思いやりなどを与えるものと期待され、また、われわれ自身もそういうものを受け取ることを期待する。性器的欲求をも性器的満足をも感じないときもことは変わらない。このことは、たいていの動物の習性の反対である。動物は発情期にのみ異性に興味を示す。しかし、人間は、自分のパートナーに対して永遠に尽きることのない興味と配慮とを示すはずだとされている。

配慮への要求がいつまでも続くのはヒトの幼年期が長いことと表裏一体である。動物は性的に成熟するとふつうはもう親に子としての愛着、感情的愛着を示さず、もっぱら強さと力とに敬意を払うだけである。ところがわれわれは永遠の感謝を要求する。事実、人間は一生とはいわなくとも、両親が生きている限り、小児のままである。人間はいつもいつまでも両親に対して愛情・配慮・敬意・恐怖・感謝の気持ちを持ちつづけるものと期待され、だいたいはそうしている。愛においてもほぼ同じことが要求される。すなわち永続的な感情の絆の延長が求められる。それを求め性器的な満足欲求が存在する期間だけでなく、その期間をはるかに超えてパートナーが生きている限り、いやその死後でさえも続くべしとされる。

この見方をとれば、われわれが「性器愛」と呼ぶものは文明が生んだ人工産物であって、芸術や宗教と変わらない。人類は、その生物学的本性と欲求が何であろうと、社会的に組織された集団の中で生きなければならないという条件があって、それがわれわれに性器愛を強いているのである。さらに性器愛は二重の意味で人工的である。第一に、ほしいままな性的満足は（それが性器的であっても前性器的であっても）絶えざる妨害に遭い、それが快楽に対する外面的抵抗となり、成長すると内面的な抵抗ともなる。その結果、これらの抵抗を時には打破すべく情熱というものが発達するのである。第二に、永続的な変わらぬ配慮と感謝への要求が、われわれに、幼児期のアーカイックなやさしい愛情形態への退行を強いる。いや、時にはそこから脱け出ずじまいにさせられる。したがって、人間は、いわゆる〝成年〟に達しても幼児期の愛情形態のところに取り残されている動物という見方もできるであろう。

このことにわれわれが気づくずっと前に解剖学者が似た事実を発見していたのは面白い。人間は解剖学的に大人の類人猿よりも類人猿の胎児のほうに似ているという発見である。解剖学者の判決はこうである。人間は、生物学的に発育遅滞であり、構造的に胎児であり、事実、胎児化していながらしかも全面的な生殖機能が備っている。[8][9] 動物界においては同様の例がいくつかある。胎児が真に発達した両性生殖機能を持っている。これらは幼形成熟胎児と呼ばれる。性器愛はこの形態と全く同じである。そこには幼児的な行動と完全な性器機能との連結がある。すなわち人間は解剖学的だけでなく精神的にも幼形成熟胎児である。

このように考えると人間の性器性（genitality）のいくつかの特殊性が説明できる。性器愛がいかに不安定かはよく知られているとおりである。特に、〝前性器的〟形態が永遠であるのと比べればその感を深くする。それは、系統発生的に〝新しい〟機能なので、まだ確立していないのである。いわば、人間がこの愛の形態に適応するにはまだ時間が足りない。実際、人間は世代ごとに改めて一から勉強しなければならない。口唇愛（oral love）にはそのような勉強が必要でないのは明らかである。これは一つの例である。言い換えれば口唇愛には崩壊の危険がないが性器愛ははるかに不安定である。

特殊性には性器愛に対する社会の矛盾した態度もある。社会は一方において、うさんくさいと思いつつ一種の畏敬の目で、したい放題の伊達男とグラマー・ガールとを賛嘆し崇めもする。他方、長く続く性器愛にそれなりの敬意を払い、金婚式やダイヤモンド婚式を祝うが、しかししばしばそのような誠実な関係をあざけって、慎重居士とか感傷的とか臆病者とかいう。

性器愛と関連した第三の現象は特殊な同一化の形態であり、かなりよく研究されている口唇的同一化（oral identification）とは断然別個のものであって、強いていえば性器的同一化（genital identification）となるであろうか。口唇的同一化ならば、主として取り込み（introjection）にもとづくものである。すなわち、自我は対象の一定の特質を取り込むのであるが、対象そのもののことをさして気づかうわけではない。この種の同一化のよい例は、カトリックの聖体拝領の儀式である。信者は自分自身の利益のために（司祭の助けをかりて）行う。信者は神の肖姿でありたい。神の側も体内化され、一体化されることを望んでおられるかどうかは信者にとっては問題にならない。自明の前提なのである。性器的同一化、すなわち性器的満足ばかりでなく「性器愛」にもとづく関係においては事態は全く違っている。この場合は、パートナーの利益・願望・感情・感受性・欠点は、自分自身のそういうものとほぼ同等の重要さを持っている。少なくともそうであるはずだとされる。調和的な関係を保つには、この二つの競合する傾向性のすべてを慎重に釣り合わせなければならない。それは決して容易なことではない。愛するに値し、自分に愛を向けてくれる性器愛の対象を獲得し永久に所有するためにはこのようにすればよいということは一つもない。口唇愛の場合とは全然違うのである。現実吟味を倦まずたゆまず片時も休まずにしていなければならない。これに征服（支配）作業（Eroberungsarbeit, work of conquest）という名をつけておこう（逆に相手の立場に立ってみれば対象への適応という気の張る作業となる）。この作業は、関係の初期段階では手を休む暇もなく多大の入力を必要とするものであり、また関係が続いている限りは、初期ほど激しい形ではないがいつまでも作業を続けなくてはならない。言い換えれば、パートナーはどちらも、しっくりとした間柄を保つためにはたえざる努力が必要である。

動物ならば全く違う。雄も雌もさかりがつけばどちらの側も性行為をしたがるので、征服作業のようなものは必要でない。人間に似た前戯というものはまずない。動物にさかりがついていなければ、どれほど手練手管にたけた前戯をしても無駄である。パートナー間の持続的調和関係は、普通は必要とされない。打って変わって、人間は可能態としてはいつもさかりがついており、いつでも相手の眼を惹きつける。しかし、可能態としてはいつでも迫ってくる相手を拒否することができる。長く続く調和状態が最高度に重要である。

征服作業において前駆快感、すなわち、前性器的満足の重要さを述べたのはフロイトであった。[10] これは、性行為のたびに、いつもその前に個々人の性発達過程を短時間で反復することだと言ってもよかろうか。[11] もちろんこの発達は、どのカップルにとっても当然お互いに違ったものである。調和のとれた愛を確立できるのは、この個人差が大き過ぎない場合、すなわちパートナー同士に相互の同一化が可能であって、その際過度の緊張を引き起こさない場合に限られる。

したがって調和のとれた性器愛はたえざる現実吟味を必要とする。これはパートナーが前駆快感において相互の欲求と願望とをできるだけ多く発見し、これを満たすことができるためである。さらに、われわれはパートナーに与えられるものを与えるべきだけではなく、与えることそのことを快と感じるべきであり、しかも同時に、われわれのほうの願望はどうしても百パーセントは満たされないものであるけれども、そのことをひどく苦にしてはいけない。こういうこと全部が、性器的満足を得る前と後とのどちらにおいてもなければならないのである。もっとも、それは愛の関係が続いている間のことである。この征服作業は（それに適応作業もまた）、だから、パートナー同士が願望や欲求を満たしあおうとする共同作業である。ところが、願望や欲求は、本来の原初的な本能が教育の過程によって歪められて、一人一人異なるものとなっている。征服作業は、かなりの負担であるから、健康な自我だけがなしとげることができる。しかも、この作業はオーガズムの瞬間まで手を抜いてはならない。そうすれば次にたしかな幸せ感がやってきてくれる。それは、世の中はすべて良しとなり、個人的欲求はすべて満たされ、あらゆる個人的差異は消え、ふたりの間にはただ一つの――全く同一の――願いだけが残り、その中に全宇宙は沈んでふたりは「神秘的合一」unio mystica のうちに一体となるというものである。

しかし、この至高の幸福は、かなりの程度に幻想であり、また現実吟味が幼児的な段階に退行した状態にある。このことから眼を外らしてはいけない。この未発達な現実吟味のおかげで、短期間ではあるが、個々人は、すべての自分の欲求が満たされ、全世界、とりわけ世界の中の善なるもののすべてが、この幸せな私のものであると思い込むことができるわけである。これが対象関係のもっとも原初的な段階であり、フェレンツィ[12]が受身的対象愛（passive object-love）と呼んだものである。健康人には十分な弾力性があるから、恐れることなくこの大幅な退行を味わいつつ、いつでもそこからまた浮かび上がれる力があると確信しておれるわけである。

この理論がもたらす病的な帰結にはいろいろ興味深いものがあるが、ここでは記述をすっ飛ばして最後の一つだけを挙げておきたい。この状況と密接に関連している不安のもっとも重要な面は何であろうかということである。それは、世界に対する成熟した態度を失いはしないか、そして一度失ってしまうと二度も見つからないのではないかという恐れである。このような事例においては、成熟というものがいつまでも幼児でありたいという願望に対する防衛となっている。というか、逆にみれば、こういう人々には成熟するということは非常にうれしくないことであって、たいへん無理な努力の末にやっと成熟に達したのであり、だから片時も気をゆるめて自然に任せることができないわけで、この恐怖はその標《しる》しなのである。この人々にとって前性器的快楽はどれも子ども染みたもので、寄せつけたくないこと、それどころか低級なことにみえてならない。彼らには自分の「成熟者の威厳」（大人の偉さ）をしばらくでも棚上げにすることができない。彼らは、オーガズム中にも、その前にも、醒めた頭を手放せる勇気が持てない。

周知のように、弱い自我には次の三つの危険が少なくない。第一は精神病である。それは急性不安状態のように一過性のものもあり、妄想症や分裂病性幻覚のように慢性的なものもある。第二は酩酊である。急性アルコール中毒もあり、嗜癖のような慢性状態もある。第三は「惚れ込み」である。あらゆる時代の詩人たちはこの三つが密接な近縁関係にあることを知っていて、しばしば愛のことを狂気とか酩酊と言っているではないか。この三つの類似性には心理学的根拠があって、それは自我構造の崩壊の危機である。強靭な自我だけが、この危機に泰然として直面し、そういうものによって傷つかず、かえって生命を与えられ、生き生きと蘇ってこの危機を通り抜けられると昂然と確信しておれるのである。

以上を要約するならば、「性器愛」は、人間に関する限りは実際は間違った名前である。言葉のほんとうの意味での性器愛は動物にしか存在しない。動物は迂回することなくまっすぐに幼児的行動様式から成熟した性器性行動に発展し、そして死ぬのである。幼形成熟胎児である人間は全面的な成熟には決して達することがない。人間は、その解剖学的構造からも、年長者と格が上の者に対する情緒感情のあり方からも一個の胎児のままである。愛情生活とて異なるところはない。われわれが「性器愛」とか言っているものは、非常にかけ離れた要素をある形で融合させたもの、すなわち性器的満足に前性器的やさしさを融合させたものである。この融合の表現が性器的同一化である。この融合による緊張に耐えることへのごほうびがある。それは周期的に幸せなひとときを、真の幼児段階に退行してすごせることである。現実吟味がまだないところである。それは、小宇宙と大宇宙の完全な一体化を短期間ながら取り戻すことである。

追補

1　同性愛の起源

もしわれわれが人類の起源についてのフロイトの説[13]を外挿法的に延長してゆくならば、「性器愛」、この性器的満足と前性器的やさしさとの驚くべき混合物は、まず同性愛の形で花開いたという結論に到達しなければならなくなる。むろん、これは意外な逆説である。成人の成熟した性行動の精髄である「性器愛」ともあろうものが、その起源が同性愛、すなわち全面的に成熟したものでなく倒錯的とされているものであるとは――。けれども「原初集団」Urhorde において原父とその妻たちの間には性器愛などはなく、存在したのは性器的満足だけだというのは当然のことである。このことはその父の息子たちと父の妻たちとの間に時として行われた、そそくさとした性行為にもあてはまるにちがいない。「性器愛」が発達する余地のあった唯一の関係といえば、父なる暴君に反抗して同性の愛によって結びついた息子たちの神聖友情同盟である。この同性愛が脆弱であって、父殺しの後にはばかるところなく異性愛を満足させられるようになると消滅するようなものである場合には、息子たちはそれぞれその権力と狡知と腕力とに応じた数の妻たちを占有し、新たに父親中心の大家族集団（Vaterhorde）を創設する。しかしながら、真の愛情が生まれて息子たちを永久に結びつけたとき、お互いの間の尊敬と感謝とが優位を占めて、ここに「兄弟中心の大家族集団」Bruderhorde が成立する。この新式の組織の特徴は、㈠すべての男性メンバーの権利と願望と利益に対する重視と顧慮があること、㈡周期的に複雑な聖なる儀式を行うこと。それにはほとんど〝目的抑止性〟のない（あからさまな）性器水準の同性愛の特徴がいちじるしく、これがすべての男性を団結させて一体とさせるようにたえず働いている。㈢異性間の性器愛は実に単純でそのものずばりであり、感傷やロマンの入り込む余地はまずないことである。

この仮説が入手できる事実に裏付けられるかどうかはいずれ人類学者が最終的判決を下すであろうが、それまでの間われわれは、これを一種の作業仮説に用いて「性器愛」なるものがその起源の同性愛的世界から異性愛的性器愛へと、また社会生活へと発展した足跡を辿ることは許されるであろう。

2　異性愛関係

いかなる文明形態においても、粗野で直接的な性器的満足を制限し飼い馴らして、〝洗練された〟愛の諸様式を発達させ、ますます複雑化する方向に向かうという一般的傾向がまぎれもなくある。その意味は、逆に言えば、前性器的な、ということは幼児的な、「倒錯的」刺激と満足様式とが成人の性器愛に次第に侵入の度を強め、その結果として性器愛はさまざまないわゆる性愛芸術 artes amandi に転化することである。

前に示唆しておいたように、愛の対象が人間である場合、そのとる態度は原則として両価的であり、〝いいよ〟と〝いや〟との間を揺れ動く。気が進まぬところを「性器愛のパートナー」に変身させるのは労苦の多い課題である。これを私は「征服作業」と名づけたことがある。この作業の始まりは、おのれの対象が、その持ち前のルールに従って生きる一個の人間であることを肯定することにある。われわれと同じく、教育という拷問を受けて、あるものを好みあるものを嫌うように学習せざるを得なかったからであり、その好き嫌いがわれわれの好き嫌いと同じであるはずがないからである。さらに、われわれはわれわれの対象が性器愛のパートナーという役割になるのに賛成してくれるのは、対等の立場に立った折れ合いの中で彼なり彼女なりの個性の大部分に適切な配慮が生かされる場合しかありえないということをわきまえていかなければならない。

したがって、持続的な性器愛関係は必ず調和と緊張という二つの要素が混ざり合ってはじめて可能である。特に個々人の発達がこれからも生涯にわたって続くものだということを考えてみるならば、これは全く不安定な基礎である。絶対的一夫一婦制であるべしという要請はしばしば偽善的であるが、この要請は、双方の個々の発達がひとたび両者の間に調和的な性器愛の関係が成立したならば、以後は平行した発達になるはずだという仮定にもとづいている。遺憾ながら一般の経験が示すとおり、この仮定はきわめて例外的な場合にしか正しくない。

個人的発達が互いに離れていくことによって起こる緊張の解消法として、かなり頻繁に見られるものは、初めの心底《しんそこ》からの情熱にもとづく性器愛が徐々に姿を変えて、それほど情熱的でない、程度の差はあっても目的抑止的な、異性間のやさしい友情となることである。これはほんもののあたたかい友情である。たくさんのコメディーやまじめな心理小説には、この種の解決が描かれていて、またその複雑な場合の諸相を示してくれる。性器性愛の能力が燃え尽きた後の火照りから系統発生的にはそもそもの初めの形である愛にみちた友情が個体発生的に現れるのは面白いことだ。

3　社会的帰結

性器的性行動は、高度に排他的である。事実、利己的で、社会性のないものといってもいい。二人のパートナーを別にすれば何ものも存在せず、何人も存在しない。外部の出来事や刺激はわずらわしいだけであり、苦痛ですらある。

前性器性行動はこれよりもずっと範囲が広い。一人きりのナルシシズムから全集団を包み込む満足形態にいたるまでの幅の広さである。食卓の喜びや喫煙やフットボールやボクシングやお祭りの行列や観劇などを考えていただきたい。こういうものはすべて独りで楽しむこともできるし、組織的な集団の場合も自然発生的な集団の場合もあろう。大きな集団で楽しむこともできる。集団で楽しむための条件は唯一つ、平均的メンバーの興味と個人的特異性にみなが相応の配慮をするべきことであって、したがって集団の各メンバーはほぼ〝平均的〟な分け前で満足しなければならない。この〝平均的〟な分け前が、個々のメンバーの願望と個人的特異性にぴったり一致するわけではなくて当然凹凸ができるが、それでもなお、各メンバーは自分に与えられた分け前をよしとしてそれを楽しむことを期待されている。

これは（原）父集団の中ではありえなかったことは確かである。万人に〝平均的分け前〟をという発想が生じる最初の関係は、兄弟中心の大家族集団の絆である同性愛である。その時点からの社会の発展というものは、これを〝平均的〟メンバーの関心と利害とをさらに大きく尊重しなければならないという要請を受け入れてゆく過程だとみなすことができる。それが自由意志にもとづく場合も外部から強制された場合もあるが——。私がいいたい命題は、この新たな要請は、初めは男と男の（同性愛的）関係の中で認められ、二番手としてようやく女性にも及ぼされたのであり、このような形での人間の進化の初期段階が（今も個人の発達において）反復されているということである。

この過程の中で一つの興味ある側面は、両性は絶対的に平等であるべしという現代の要求である（参政権や法の前での平等性や高等教育を受ける権利や学歴にふさわしい職に就く権利や賃金の平等など）。これらの要求が両性は同じでないという生物学的事実に矛盾することは疑えない。しかし、このことは、男が女よりあらゆる点で優れているという意味ではない。どこでもここでも強いほうの性（男性）がそんな主張をして社会生活全体にこれを暴力的に貫徹させているけれども――。とはいえ、心理学的には普遍的同等への要請は二次的発展の結果である。上述した兄弟の群れの同性愛の相では「すべての男性は同等であるべし」といっていたのである。「女は男と同等の権利をもつべし」という要請は同性愛を異性愛の領域へと拡張したものである。

以上のことが正しければ、文明とは、人間の間のあらゆる関係が昇華され目的抑止された同性愛によって次第に征服され、次に二番手としてこの新しい愛の形態を男女関係に移し変えたものであるということになる。女同士の関係は、まだこの文明化の過程に接触していない領域であるという印象を持っているが、もっとも、これは女性に対する男のたわごとをまた一つふやしているだけのことかもしれない。

（1）一九四七年五月二六日にアムステルダムのヨーロッパ精神分析学会で口頭発表。*Int. J. of Psycho-Anal.* (1948) 29, 34-40ではじめて公刊。
（2）O. Fenichel: *The Psycho-Analytic Theory of Neurosis*, New York, Norton, 1945.
（3）H. Nunberg: *Allgemeine Neurosenlehre*, Bern, H. Huber, 1932.
（4）S. Freud: 'On the Universal Tendency to Debasement in the Sphere of Love', *Stand. Ed.* XI. Über die allgemeinste Erniedrigung des Liebeslebens, *Ges.* W. Bd. VIII.
（5）S. Freud: *Three Essays on Sexuality, Stand. Ed.* III. *Drei Abhandlungen zur Sexualtheorie, Ges.* W. Bd. V.

（6）S. Freud : 'On the Universal Tendency to Debasement in the Sphere of Love', *Stand. Ed.* XI, 1925. Über die allgemeinste Erniedrigung des Liebeslebens, *Ges.* W. Bd. Ⅷ.

（7）A. Strachey : *A New German-English Psycho-analytical Vocabulary*, London, Baillière, Tindall and Cox, 1943.

（8）L. Bolk : *Das Problem der Menschwerdung*, Jena, 1926.

（9）Sir A. Keith : 'The Evolution of the Human Races', *J. Roy. Anthrop. Soc.* (1928) 58, 312.

（10）S. Freud : *Three Essays on Sexuality. Stand. Ed.* Ⅶ. *Drei Abhandlungen zur Sexualtheorie, Ges.* W. Bd. Ⅴ.

（11）M. Balint : 'Eros und Aphrodite', *Int. J. of Psycho-Anal.* (1938) 19, 199. 本書第四章に再録。

（12）S. Ferenczi : *Thalassa. A Theory of Genitality*, New York, Psychoanalytical Quarterly, Inc., 1938.

（13）S. Freud : *Totem and Taboo, Stand. Ed.* XIII. *Totem und Tabu, Ges.* W. Bd. IX.

第八章　愛と憎しみについて(1)（一九五一年）

1

古くからある非常によく知られた概念の再検討を読者にお願いする場合、実例としてごく単純な例を引くのが賢明であろう。そこで、精神分析実践に見られるごくありふれた出来事から始めようと思う。私の患者で四〇代半ばにある女性が最近家を買った。初めて得た落ち着けるホームである。あちこちを転々としてきたこれまでの人生だった。言うまでもなくこれは一大事業で、模様替えをし、家具を入れ、すべて彼女のしたかったとおりにしなければ気が済まなかった。明らかに、彼女自身のシンボル、また、その背後にある彼女の母親のシンボルという意味をここに見てとることができるが、それについてはこれ以上述べることはやめておこう。とにかく、胸ときめくスリルであった。彼女は、ある夫婦から、彼女を訪ねて二週間ほどこの新居に滞在したいという意向を聞かされた。夫婦は気心の知れた長年の友人で、来てくれることを彼女はとても喜んだ。ついに彼らが来た。家の片づけはなんとか間に合った。彼女は非常に嬉しかった。新居の最初の客にしんから心の許せる人を迎えることができてほんとうに嬉しいと繰り返し語ってやまなかった。

ところが驚いたことに、二、三日のうちに、ほとんど気づかれないくらいわずかずつであったが、だんだんと苛立ちと緊張と落ち着かない気持ちとが彼女の中に湧いてきた。苛立ちはさらに募り、ついにはかなり激しい不安状態となった。それでも何とか抑えてはいたが、それには努力が要った。しかし次第に我慢ができなくなり、お願いだから帰ってくれないだろうかと思うようになった。この時点で多少の精神分析を行えるようになり、彼女と私とは我慢のできなさと不安との背後に自分の〝友〟というこの人たちに対する強い憎しみを発見した。これだけの分析の結果、不安は和らいだ。友人夫婦はやがて帰ったが、この夫婦に対する憎しみはそっくりそのまま残った。

さて、これは彼女と私とにはすでにお馴染みのパターンだった。好意を持って彼女に近づく人は誰でも否応なしに〝天使の翼〟を持たされてしまう。つまり、（彼女の主観では）これから自分は真の愛を受けることになり、安心して相手を愛することができるのだという至福の期待が生まれるのである。先の一件からまたしても確認できたのは、誰であろうと彼女の期待の水準にまで自分を高めて生きることは不可能であり、彼女の期待からするとみな落第だということである。なぜなら、人が自分自身の生活と欲求と関心とをも持っていて、これは当然、彼女の生活などとは別個のものであり、まずまちがいなく内容が違うものだからである。

彼女の人生全体はこの同じパターンの果てしない繰り返しであった。彼女はいつも愛情に飢えていた。ほんのわずかばかり目を向けてくれているという徴候に気づくとすぐに全身を投げ出して体当りをしてしまうということが何度かあった。その人にはそのとき〝天使の翼〟が着いているのである。束の間は彼女も至福の期待に包まれて生きるのであった。だがその束の間が過ぎると相手が自分と完全に同一ではないのだから、必ず自動的にいくつかの不足な点に気づき、それを彼女のほうは無情な残酷な無視だと解釈する。結果はいつも刺すように痛い失望感であった。これがまもなく憎しみに変わる。パートナーは悪人だ、情け知らずだ、屑だ、残忍だなどと言われて捨てられるのであった。今報告した事件に見るとおり、憎しみを抑圧しなければならなくなると代わりに激しい不安が現れるという事態もたびたび起こった。

ほんとうはどういうことが起こっていたのかを考えてみよう。事態は間違いなく、愛‐憎しみ‐不安の順で推移している。不安から憎しみへと後戻りする変化なら、私の精神分析技法でたやすく起こすことができる。それに対して、次の段階である憎しみから愛への変化はずっとむつかしい。ここで問題がいくつか見えてくる。第一の問題は、ここでいわれている形の愛はほんとうに愛なのか、それとも全然別の何かなのか、ということである。私の患者は致命的であった友人の訪問の前にはその友人夫婦を〝愛して〟いたと言えるのだろうか。一見、これはとるにたらない、素朴な机上の空論的な疑問のように見える。しかし、この疑問に何らかの答えを与えようとすると、非常に重大な論争に巻きこまれないわけにはゆかないことを示したいと私は思う。私がいいたいのは、私の患者は自分の友人を確かに愛していたのだが、奇妙な、非常に原始的な仕方での愛であるということである。私以外の精神分析家たちには、この原初的関係について私と違った考えを持っている。私の見解を論じる前に、他の人たちの考え方をごく簡単に要約したい。

いや、その前にまず、これは非常に重要な点だということを一つ言っておきたい。それは、この種の愛は成熟した愛というものといちじるしく異なるものだということである。ところが、私の患者が示した憎しみと不安のほうは、成熟しているともいえないが幼児的いや原初的だともいうことができない。この違いはどうも本質的なものだと私は考えたい。すなわち、愛の形には成熟したものと原初的なものの両方があるのに対して、不安は（そしてある程度は憎しみも）原初的な形でしか存在しない。

原初的愛と成人の愛との違いの本性が何であるかを説明しようとする仮説はいろいろあるが、互いに敵対的であり相互排除的であると一般には見なされている。私はむしろ、このいくつかの文言は、この複雑な構造のそれぞれ一面に光を当てているもので、互いに補いあうもの、言葉を換えれば多重決定因子（overdetermining factors）であると考えたい。

ある仮説は、愛の幼児的形態における自我の弱さを強調している。この弱さのために、その人はある程度以上の欲求不満に耐えることができず、欲求不満に対してあらゆる種類の防衛機制を動員しなければならない。

特に不安に対してである。しかし、この考えを受け入れるとした場合には、憎しみもまた防衛の機制の一つと考えなければならないのだろうか。自我の弱さという考えに近い第二の考え方があり、これは現実吟味の未発達あるいは欠陥に力点を置くもので、そのために現実にありうるものをはるかに超えた幼児的な希望と期待とが成人になっても残ってしまうというのである。

第三の仮説は強い生得的サディズム傾向を強調するものである（これは太古的な死の欲動から出発する一説に従ったものである）。その結果としてリビドー的傾向との安全な融合が生じず、たとえ生じたとしても不安定で、わずかでも不足感があると容易にくつがえってしまう。そのような人々はその対象に対してアンビヴァレントな関係しか持てなくて、彼らの愛は、自分の破壊的傾向やサディズムによって簡単に息の根が止ってしまう。また別の仮説は、これも強いサディズム傾向という発想にもとづくものだが、この問題への答えは心（mind）の内部のスプリッティング過程と、もう一つ（特に）対象との関連において起こるスプリッティング過程を重要視するものである。そのような人々の愛の対象は容易にスプリットされ、そしてあるいは（または）極端な善人から極端な悪人へと変化する。悪人にされると、冷淡だ、薄情だ、憎しみで一杯だ、残酷だなどといわれ、一言でいうなら迫害者とされ、当人の中には愛があったところに代わって、憎しみと不安という感情が生まれる。

成熟した愛と原初的な愛の違いを説明しようとする仮説はまだある。それは、愛情関係をすこしの間も維持できないことは強いナルシシズム傾向のせいだとするものである。そのナルシシズム傾向が生得的なものであろうと、後天的なもの、すなわち初期の欲求不満の傷跡であろうと、それはどちらでもよい。この発想に密接に関係するのが、愛する能力の欠如を抑鬱的恐怖（depressive fears ; depressiver Angst）、すなわちどうしても起こってしまう〝正常な〟抑鬱（落ち込み）に耐える能力の障害によるものだと説明する。そのような人は、現実が引き起こすどんなに些細な欲求不満も（生きてゆく以上）避けられないとして受け入れることができず、憎しみや不安という手段に訴える他はない。それに対して正常な人は、それ相応の範囲内での苦しみはあっても、耐えることができるのである。

次は私が述べたい最後の一つ前の仮説である。それは強い口唇傾向、特に口唇性貪欲（oral greed）という概念を持ち出してくるものである。これは、今おそらくいちばん流行の説だろう。どのような欲望、欲求でも、満足させるのがむつかしいものは皆、この口唇性貪欲なるものから生じたものであるとされる。このような欲求が求める対象はすべて母乳が代表象である。その欲望を向ける相手の人はすべて〝良い〟お母さん（または乳房）あるいは〝悪い〟お母さん（乳房）の代表象である。

〝口唇〟という表現はこの種の非常に原初的な対象関係の、なるほど重要ではあるが、一面を述べているに過ぎないとは繰り返し言われてきたことである。同じくらい重要な面も他にいくつかある。暖かさ、身体の触れ合い、馴染みの匂いと味などがある。一言でいえば適切な世話《ケア》と養育《ナーシング》である。生理学的にはもっとも適切な食事を与えても、十分にケアせず、特に十分な身体的接触がないならば、ふつう困った結果になり、逆に、食事はそれほど適切でなくても理解と献身的な世話で育てると子どもは元気になり発育も良い。したがって〝口唇〟という言葉を文字どおりに用いるのではなく、ただ比喩的な意味で、全体を部分で表す（pars pro toto）方式で用いるならば私も格別異議をさしはさめないだろう。[2] だが、不幸にして実状はそうではない。

私は同じく、〝貪欲〟という言葉を用いることにも反対しないわけにはゆかない。〝貪欲〟は状況をありのままに描写する言葉ではなく、主観的な印象を述べているにすぎず、それも成人型言語によってである。子ども（なり私の患者なり）がわれわれ大人から貪欲に見えるのは、㈠欲求不満に陥ったり、強制的に待たされたりしたとき、非常に騒がしく、極めて大げさで激しい症状が現れ、そして㈡満足させるならば、第三者にはほとんど何も観察できなくなるが、これは満足というものが静かで穏やかなこれでよいという状態をもたらすからである。そしてわれわれの理論は、騒々しいものを重視し、静かなものは重視しないからものすごく貪欲な幼児という歪んだ像が生じるのである（音を立てない徴候はこの理論のためにそもそも気づかれないということもありうるがとりあげられることがまずないのは確かである）。

私の見るところ、この特殊な愛の形態においては、すべての要求を適切にそしてタイミングよく満足させることが決定的に重要である。幼児（なり患者なり）は対象にほとんど絶対的に依存しているからである。視点を変えれば、幼児が貪欲なのではなくて対象と欲求充足とに絶対的な重要性があるのである。対象と欲求充足との圧倒的重要性のゆえに、幼児の立場では譲歩はまず無理である。そのときの対象（object）は文字どおり一個の物（object）に過ぎず、またそのようなものとして扱われなければならない。すなわち、対象自身の利害や感受性や幸福を考慮したり尊重することはできないのである。対象は、あってあたりまえのものでなければならず、また実際そうなのである。

この種の対象関係の恰好の例は、空気の供給に対する成人の態度である。空気への欲求を満足させたからといって満足のサインはまず見られないけれども、だからといって呼吸を口唇性貪欲の表現だと考える人はいないと思う。ところが、空気が不足で窒息しそうになれば、非常に騒々しく派手で激しい症状が生じる。そのうえ、われわれは皆、空気の供給はあってあたりまえのことと考え、われわれ自身の目的のためにわれわれによって使われることを空気が好んでいるかどうかなどあらためて考えてみたりはしない。われわれの態度は単純である。われわれは空気を必要とする、だから、いつもわれわれのためになければならないのだ。

この特殊な愛の関係あるいは二人関係（two-person-relation）のもう一つの面は全能感（omnipotence）である。全能感という発想は、自我心理学が注目を集めるようになる時期（一九二五年ごろ）までは大流行したのだが、その後はなぜか精神分析理論の考察から締め出されてしまった。最近になってこれが返り咲いたのは、われわれが今論じている原初的な二人関係のいくつかの面を述べるためである。しかし、ひょっとするとこれもわれわれが成人型言語によって考えている例の一つかもしれない。実際、〝全能感〟がほんとうの力量感を意味していることは決してない。それどころか、孤立無援感と無能力感とに打ち勝とうとする必死のきわどい試みなのである。われわれがこの試みを〝全能感〟と呼ぶのは次の条件があるときである。㈠その対象と欲求充足があってあたりまえ、起こってあたりまえのことと思われている場合であり、また㈡対象に対してなんの尊重も配慮も払う必要がなく、対象を単なる物として扱ってよい場合であって、㈢極端な依存感情があり、対象とその対象による満足が絶対的に重要であること。

これは驚くべき事実ではなかろうか。こんなところで〝口唇性貪欲〟という場合と全く同じ力動構造が見つかったのである。私の見るところ、ここでもう一つ重要なのは、「口唇性貪欲」と「全能感」とがほとんど必ず結びついていることである。つまり、どの二人関係にもこの二つの一方があれば他方もたいていはある。この密接な連合関係とほぼ同一の力動構造とは両者の起源が共通であることを示していないか。

2

〝前性器的〟あるいは〝原初的〟対象関係はすべて、次の三つの成分を含んでいる（その混合比はさまざまであるが）。絶望的な依存と〝全能感〟によるこの依存の否定、そして対象を単なる対象すなわち物として扱い、あってあたりまえのものとすることの三つである。あるいは、二人心理学からいえば、〝原初的対象関係〟とは片方のパートナーだけが要求する権利を有し、もう一方は欲動の対象であってもよく愛の対象であってもよいが、とにかく一個の対象《もの》として扱われる。この考え方を支持する有力な論拠は、そのような〝前性器〟関係はすべて事実上非性的《ノンセクシュアル》な（すなわち、性的に二形的（dimorphous——両性に分化していること）でない）性質を持つことである。たとえば母子関係はあらゆる精神分析理論の基礎となる関係だが、子どもが男の子であろうが女の子であろうが問題にならない。父も母も兄弟も姉妹も家政婦なども、誰でも男の子からも女の子からも同じように当たり散らされるではないか。同じことは、覗き見の満足についても大体当てはまる。

　このような前性器的ないし原初的な対象関係のすべての底には現実吟味の欠陥がある。欠陥にはまだ未発達の場合（幼児）もあり、発達が挫折した場合（私の患者のような大人）もある。この〝全能の〟あるいは〝貪欲な〟愛が、不安定で、欲求不満に陥り、憎しみにまで至る運命にある理由はここにある。成熟した関係に変わるためには、信頼性のはるかに高い現実吟味が必要である。われわれの欲求が多種多様となり、複雑化し、特殊化しすぎているからもはや対象から自動的に満足をうることなど期待できないことをわれわれはわかっていなければならない。またこの認識が引き起こす抑鬱に耐えなければならない。そして、対象を協力的なパートナーに変えるためには、対象がわれわれに期待しているものを対象に与えなければならないという事実を受け入れなければならない。対象はあってあたりまえのものではもはやありえず、対象をわれわれに満足を与えることを楽しむように誘導しなければならない。すなわち、対象自身も一つの相互的な行為の中で同時に満足するようにならなければならない。この相互性を確立すること、すなわち気乗りのしない、興味を持ってくれなかった対象を協力的なパートナーへと変えることは、かなりの緊張を我慢しつつ安定した信頼できる現実吟味を維持しなければならないということである。私はこれを征服作業[3]（work of conquest）と呼んできた。

　このような関係が性器的関係すなわち成人の関係なのだが、これは前性器関係と違って必ず性的である（ふつうは異性愛的であるが同性愛的のこともある）。ところが前性器的な対象関係のほうはふつう非性的である（すなわち性的に二形的でない）。この非性愛性（non-sexuality）から性愛性（sexuality）への移行に密接に関連しているのが、すでに指摘したとおり、対象を単なる対象《もの》とすることから対等のパートナーとして扱うこと、性的人間として扱うことへの発達である。それは（通常の発達と並ぶ対象関係の発達という）もう一つの発達である。

　もし征服作業がうまくいき、それに続く維持作業（work of preserving）が適切十分であれば、相互性の基盤の上に愛と調和とが発達するだろう。

この愛と調和との発達の中に憎しみが割り込む場はどこにあるのだろうか。憎しみは愛と同じように正常で自然なものなのか。それとも違ったものなのだろうか。

3

われわれの理論は生の欲動と、それに死の欲動とが原初からの二大欲動であるという仮定にもとづいているが、それからすれば愛と憎しみは同等の地位にあることになるのではあるまいか。それだけでなく、われわれの臨床経験もある意味でこの見解を裏書きするように思われる。ほんとうに健康な人間は愛することも憎むことも両方ともできなければならない。もしどちらかの機能が弱ければ、その人の健康はどこか不安定である。愛と憎しみとには類似性がまだある。非常に原始的な憎しみは現実吟味との関係が全くなく、この点で前性器愛と非常によく似ている。ところが、成熟した憎しみは、何が憎しみの対象をもっとも強く痛めつけるだろうかと考え抜くものである。よくあるように子どもが自分を痛い目に遭わせたテーブルの脚に仕返しをするが、そうするとテーブルの脚が痛いと思うかどうかを考えてみることもせずテストするわけでもない。成人の憎しみ方を説明するのにナチ政権時代のある小話ほど適当なものはないだろう。ドイツから亡命してきたあるユダヤ人グループがカフェに集まって、勝利の暁にはヒットラーに何をお見舞いすべきか議論していた。考えられるかぎりの残酷な報復手段が提案されたが、最後に一人が皆を黙らせた。「僕らはこのカフェに座って、シュヴァルツ君、君が僕にこう言うんだ。『おい見ろ。アドルフ・ヒットラーが隣のテーブルにいるぞ。』そこで僕がこう言う、『それがどうした』とね」（無視することがいちばん残酷な報復ということである）。

ここまでの検討では、愛と憎しみとが一種対等の地位にあることがわかったが、この並行関係がどこまで妥当かも考えてみなければならない。私の見るところでは、もっと目を近づけてみると重要な差異が浮かび上がってくるのである。健康な人の愛とは、大体において一定で、安定しており、移り気がなく、大きく揺らぐことはまずないはずのものである。ちょっとやそっとの欲求不満では愛はほとんど変わらないはずである。いやびくともしないこともあろう。真の愛は、理解し、許し、耐える。ところが、健康な人の憎しみはふだんは憎む潜在能力があるというにすぎない。あるいは偶然をきっかけにして突発するといおうか。真に重大な憎むべき理由があれば、強い感情、さらには激烈きわまる感情が発生して持続することもあるけれども、どうも突発的な怒りのようになることのほうが多い。愛とは逆に、状況が好転すれば、憎しみは簡単にまたたく間に蒸発するだろう。なぜか、憎しみと健康とは短期間しか共存できないのに対して愛と健康とは長期にわたって切っても切れない盟友の姿をとるようだ。

この重要な差異をどう説明したらよいだろうか。議論していただきたいが私は一つの解釈を提示したい。これが最終的なものでないことも、もっとも深いものでないことも承知しているが、ここで問題にしている憎しみの特徴の多くを説明することができるものではなかろうか。私の考えでは、憎しみは原初的対象愛（つまり古型の依存的愛）の最後の残り滓であり、その否認であり、それに対する防衛である。

これはこういうことである。つまりわれわれは自分にとって非常に大切な人なのに自分を愛してくれず、その人の愛情を得ようと最善の努力をしたにもかかわらずどうしても協力的パートナーとなってくれなかった人を憎むのである。こういう経験をすると誰しもが過去のあらゆる苦痛や苦悩や不安を掻き立てられるので、われわれはこの仕打ちに対して憎しみという防壁を張って、その人を求める気持ちとその人への依存を否定して身を守る。これはある意味では、その人たちは重要な人なのだが悪人であり、自分はもはや重要人物全員の愛に依存していないのであって、もちろんそのうち悪い人の愛などなくてもやっていけるのだという自信が持てるよと自分をはげましているのである。

愛は容易に憎しみに変わりうるが、憎しみから愛に戻るのはたいへん困難である。このことはこの理論で説明がつくだろう。愛から憎しみへの変化は主観的な、精神内界の過程である。対象そのものは何の役割を演じる必要もなく、対象はその過程に全く気づかないままでいることもしばしばである。ところが、憎しみから愛への変化は、精神内界の過程だけでは足りず、それに加えて、対象を愛してくれるパートナーに変えることが可能なときにだけ起こるものである。すなわち外的現実にも大きな変化を必要とするのである。

この理論によれば、憎しみ、特に執拗な憎しみを見るとその人の自我がどこか未熟なのではないかと疑わしくなる理由が理解できる。実際、これまで執拗な憎しみが、精神分析治療によって変わらないで、そのままで終わったことは一度もなかった。分析しているうちに必ず、憎しみが欲求不満に陥った愛からの派生物であることが明らかになったのであった。

一方、執拗でない偶発的な憎しみのほうは、私の考えに照らせば全体としてはなかなかよい装置のように思う。それは高くつかない私たちの成熟性の監視人であって、私たちの古型の対象世界への退行、周囲の人間環境の愛情に幼児的依存に逆戻りすることを、防いでくれ、しかも、要求される代価はあまり高くない。

個人が成熟すればするほど、原初的形態の対象愛への退行を防ぐ防壁を築く必要が少なくなり、それだけ憎しみへの欲求も少なくなる。しかし、われわれ全員がこの高い水準に達することができるわけではない。だから、たいていの人には多少は憎しみの必要性が残っているのである。完全な成熟というこの理想的水準が、「それからずっと幸せに暮らしましたとさ」というおとぎ話のいつもながらの結末のほんとうの意味なのであろう（〝いうことなし〟の状態に達したから——訳者）。そういう成熟段階に到達した人なら、どんな形での憎しみの助けをも借りることなく、あらゆる愛の問題を解決できると考えられそうである。

私の発想を受け入れていただけるならば愛と憎しみとは同等の地位にないことになる。愛は憎しみよりも包括的な概念で、憎まれる人や物より愛される人や物のほうが多い。それは、憎むためには、依存の否認という余分の条件が加わらなければならないからである。たとえば、ロンドンっ子がロンドン動物園の象やキリンを「かわいい」と思うのはやさしいが憎むのは非常にむつかしい。愛には限界がない。私たちの要求を満足させてくれた人や物をこれから満足させてくれそうな人や物をもすべて愛しうる。憎しみには、われわれが依存している人や物だけしか憎めないという付帯条件がある。憎しみは、対象と主体との間の不平等性の大きさを計る物差しである。不平等性が小さいほど主体の成熟度は大きく、憎しみの必要は小さい。

4

ここで立ちどまって、これまでの考えによってわれわれがどういうところに辿りついたかを見直すのが大切な時である。われわれは、憎しみに愛と同等の地位を与えることはできないのではないかという重大な疑問を持つようになった。この考え方に照らせば、愛——というか少なくとも非常に原初的な形の愛——のほうが普遍的な対象関係であり、なによりもまず、原初的な形の対象関係ということになる。逆に憎しみは普遍性の低い二次的なものとなり、憎しみの対象となりうるものの範囲は愛より格段に狭く、憎しみの力動構造のほうが複雑であり、そして何よりもまず、健康な自我は愛を受け入れるほどには憎しみを簡単に許容できないものということがある。

ここは、生と死とが二つの古型欲動であるという厄介な問題の見直しにわれわれを巻き込む、まことに危険いっぱいの土地である。もし、憎しみが愛に比して二次的な性質のものということになれば、死の欲動の地位にも慎重な見直しが必要となるのは自然の勢いである。それとともに、理論が仮定している一次攻撃性や一次サディズムや一次ナルシシズムの見直しも必要となろう。まだまだ他にも出てくるだろう。この場合、マゾヒズムをめぐる従来の議論も考え直す必要があるのはまちがいない。これは全く手に負えそうにない課題であるから、それを迂回する方法がないかどうか考えてみよう。

一つのやり方は、初期の古型の対象関係は極めて原始的なので愛とも憎しみともナルシシズムとも、あるいは他のどんな名でも呼ぶことができないと仮定することであろう。こうしたものはみな萌芽的な形態で原初的対象関係の中に入っており、まだ互いに識別不能であって、その後の発達を通してはじめて（それぞれが）姿を現し、識別可能となるというわけである。これはたしかに魅力的な考えである。少なくとも、私たちに幼児の心の本性とは何かという終わりのない議論をいつまでも続けさせてくれるだろう。

しかし、こう考えれば他にも何か得《とく》することがあるかと自問してみるべきである。さらに、そのためにどのような代価を払わなければならないのだろうか――とも。理論家はみな、「何々でない」という特徴づけばかりの概念を用いるととても安心で気楽だということに賛成なさるだろう。そうした概念には誤りを指摘されることはまずありえないので、あまり努力を払わずにいくらでも論じつづけられる。もし反対する人が「こうだ」という発見から議論を吹っかけてくれれば、始源の概念が「何々である」という属性に関係していることはありえないと言ってやって簡単に相手を凹ますことができる。かりに原初的な対象関係が愛でも憎しみでもナルシシズムでもなくて、しかも、それらがすべて〈胚の形で〉その中に入っているのであれば、世界中のすべてのものが、いやそればかりでなく世界中のすべてのものと正反対のものまで一切合財がこの原初的な対象関係につながっているという公式を立てることができるというものだ。

第二の難点は、我々の基本的な治療経験の二つである退行と固着とに関連したものであろう。神経症でも精神病でもいいが、どの心の病いにも存在している一つの力動因子は、成熟した満足対象関係の代わりに、そのなんらかの原始的形態が成立することである。これは発育の挫折すなわち固着あるいは進んだ水準からの逆戻りすなわち退行のいずれかの原因によって起こるものである。私が本論文をはじめとするいくつかの論文で述べた原初的な愛の形は、どの分析家も日常の治療実践の中に容易に例を見つけられるものと私は信じている。しかし、「何々でない」という性質しか持たない理論的原初的対象関係すなわち愛でも憎しみでもナルシシズムでもないという関係の例をあげられるような人は誰もいないと私は思う。私に言わせればそういう状態は存在しないからである。もっとも、これまでに観察された状態あるいは現在観察できる状態はこの理論上の状態に到達するところまではまだ十分に退行していないのではないかという論法が入ることは認めないわけにはゆかない。しかし、「まだ何々でない」という言葉を使う論法に必ずつきものの誤謬のことは「自我の初期発達段階」[4]という私の論文の中ですでに証明しおおせたと私は思っている。

　第三の難点はこうである。この原初的形態の関係を成熟したものに変化させる過程を開始し維持する力動的メカニズムについての私たちの考えはどのようなものであるべきだろうか。このメカニズムは人間の生物学的基盤に内在するものなのか、つまり少なくとも潜在能力は生まれつき持っているのか、それとも主として外的なものすなわち環境に発祥するのか。後者の角度から考えるならばわれわれ分析者の仕事は何よりもまず、この発展過程を開始させ維持するための外的影響を提供することにあることを認めなければならない。むろんそれは狙いも正しく十分コントロールされたものでなければならない。ある程度以上退行した個人が独力で退行から抜け出す見込みはあまり大きくなさそうである。これには分析家の間で異論はなさそうだと私は思う。

　〝適切な〟分析的援助が与えられれば、退行からの脱出の見込みはぐっと向上する。この角度から見れば〝適切な〟分析的援助とは原初的な対象関係を成熟した対象関係へと変えるうえで非常に好ましい外的条件のことである。では分析家側からみた〝適切な〟分析的援助とは、どういうものであろうか。それは可能なかぎりアンビヴァレンスが少なく、すなわち憎しみがほとんど存在せず、分析状況においては分析家自身の満足を倦まずたゆまずきめ細かにコントロールしつづけ、患者のどのような欲求や要求にも〝正しく〟反応できるような目ざとさをいつも維持し、分析過程によって患者が刺激されすぎたり刺激され足りなかったりして抑止や不安を生むようなことがないようにとたえず目くばりをしていて、そのような抑止や不安があれば理解の行きとどいた解釈によってそれを手ぎわよく解消させることである。これらが〝適切な〟分析的援助だということにも私たちは賛成するだろうと思う。これらは、分析者が演じなければならない複雑な役割のうちの特に重要な特徴の、それもほんの一部に過ぎないが、これくらい言っておけば、分析者の役割とは、この論文で述べた原初的愛の対象という役割を（さまざまな形で）演じることである証明には十分であろうかと思う。それは、あってあたりまえのものと見なすことができる対象、その関心や感情や感受性などは一顧だにする必要もなく、自分が必要とするときには常に必ずそこにいてくれる対象である。面接時間中は文字どおりただの対象すなわち物として用い扱うことのできる対象である。

まとめてみよう。対象との関係だけはあるが、愛とも憎しみともナルシシズムとも言えない原初的状態を仮定することが有用なのは、それがわれわれにどんな形でのかかわりもせずにおらせてくれるという点だけである。他に有用なことがあるとは私には思えない。患者が遭遇する状態は、どれほど固着や退行が深くても、そのような机上の仮定にあてはまるものはなく、逆に、原初的対象愛の像にはぴったりと当てはまるのである。次に、同じくらい重要な論点として、この原初的二者関係の相手役は分析者で、分析者は原初的対象愛の〝対象〟にあらゆる点で合致することである。分析場面での実際の行動においても、患者の空想の中で分析者が演じなければならない役割の中でも——。

5

ここで最後の問題に辿りついた。私の考え方が分析技法にとってどのような意義を持つかということである。これは非常に重要な問題なので別に一つの論文を書いて検討したいと考えている。ここでは次のことを指摘するにとどめておきたい。それは、治療のもっともヤマ場をつうじて分析状況と呼ばれているものは私が「原初的対象愛」と呼ぶものとほぼ正確に同じものであるということである。分析家はいてあたりまえとみなされ、対象として、物として扱われる。他方、患者は本論文の導入部で述べた特徴のすべてを示す。それらは、かなりの自我の弱さであり、現実吟味の欠陥であり、強いサディズム傾向であり、患者の心の内と対象との関係との双方におけるスプリッティングの過程であってこれは放っておけばパラノイア的世界像になってしまうものであり、さらに強いナルシシズム的特徴であり、抑鬱に対する極端な恐怖であり、そして何よりもまず〝口唇的貪欲〟と絶望的〝全能感〟とである。つけ加えて言っておきたいのは、これら情緒‐感情‐心情といわれるものすべては分析状況の圧力のもとでのみ展開するものであるが、分析者の年齢‐性別‐パーソナリティに事実上無関係であり、さらに分析技法の個人差の如何にも、驚くほどの開きがあっても、事実上無関係である。

治療過程とは、えんえんとこの複雑でやっかいな対象関係のあれこれの側面や構成要素を調べ分析してゆくことである。この対象関係は、他に適当な言葉がないため、一般に転移と呼ばれている。遅かれ早かれ患者の感情と連想と行動とに変化が現れるが、この変化をわれわれはそれに先立つ前性器的転移に対して性器的転移と呼んでいる（この二つの術語は正確には「性器の――あるいは前性器の――対象関係に特徴的な情緒、感情、態度などの転移」というべきものの短縮形である）。よくよくみると、これらの変化はすべて一つの方向に向かっているように思われる。それは、分析家を〝現実〟の人間として受容する方向である。それはまず患者が分析家の願望や欲望、興味、要求、感じ方などを知ろうとし、次いで努力して自分の行動や連想さらには言葉づかいや話し方までも自分なりに分析者の作ったイメージにあわせようと努力することであり、それも分析家の目が喜びに輝くのをみたいがためである。この「性器的転移」と私が「征服作業」（work of conquest）と呼んだものとの間にほとんど完全な対応一致関係があることに注意を喚起したい。いずれも、頑固な対象（この場合は分析家）に働きかけて協力的なパートナーにすることを目的としている。

健康に至る道程の第三で最後の段階は、〝現実的対象への転移〟（transference to real objects）と呼ばれるものである。患者はしだいに、分析者の欠点、特に患者自身との関係における欠点を認識し、理解し、そして受容するようになる。この過程と並行して患者は、分析者を協力的なパートナーに変化させたいという願望を少しずつ放棄してゆく。つまり、患者と分析者という二人のパートナーが同一の相互行為において同一の満足を得ようと望むという調和関係を打ち立てようという願いを放棄してゆく。そして、目を現実世界に向け、この目的には治療者よりも適している別の人間を見つけようとするようになる。

この治療過程の複雑さの私の描写が不十分で無味乾燥で、非常に濃縮し簡略化したものであることは十分承知している。私の目的は、ただ一つ憎しみの起源についての私の考え方から生じる結論を正しいパースペクティヴに置くための枠組みを提供しようとすることだけである。

第一段階は前性器的転移と呼んでもよいが、より正確には、一次対象愛のパターンにしたがった対象関係を分析状況の中に確立することであり、簡潔に一次転移（primary transference）と呼んでもよいだろう。この段階は憎しみの形成に際して働いているのがみられた因子のすべてを含むものである。繰り返しになるが、絶望的依存と〝全能感〟によるこの依存の否認、そして「口唇的貪欲」である。言い換えれば主体と対象の間に圧倒的な不平等を樹立することである。すべての分析治療において強烈な憎しみが掻き立てられることは避けられず、これに適切に対処しなければ、治療の結果が台無しになるか、よい結果が得られたとしても、長い間、時にはいつまでも、かつての分析者に対する患者の感情は憎しみの色を帯びたものになるだろう。(5) これはわざわざ言うまでもないことであろう。このような場合、われわれは転移が適切に解消されなかったと言う。この言い方は間違ってはいないがその特異性を十分に捉えていない。ほんとうに何が起こっていたかといえば、それは患者が以前の分析者に依存したままで、患者の対象と患者自身の間の不平等が残りつづけ、だから患者ができる一つの解決法が対象すなわち分析家に対して憎しみの防壁を築くことであったというわけである。

私たちはもう一つ別の解決法も味わっている。それは依存の永続であり、終わりのない分析という形をとる。そのような関係にあっては、分析が終結するかもしれないとかすかにでもほのめかされると必ず不安と憎しみとが動員され、分析を続けてこの憎しみと不安とを治療しなければならなくなる。これは際限なく続く。この悪循環を断ち切るのに〝英雄的〟な放れ業的処置を取るしかなかった事例を私はいくつか知っている。分析を〝適切に〟行いさえすれば、このような結果は招かないはずだというのは簡単である。しかし臨床の経験は、最高の評判の分析者でさえそのような事例が時にはあったことを示している。少し違った事例もあって、依存の度合を格段に下げることができ、治療はそのうち終了するのだが患者は「忠実な子ども」として分析家を中心とする軌道の中にいつまでもとどまることになる。

ここで第三の解決法が浮上してくる。これは病理性がさらに少ない。この解決法を理想化的同一視、より正確には依存同一視と呼んでもよいだろう。この場合も、依存は永続化する。ただ昇華された形をとるところが違う。攻撃者との同一視はこの転帰の別の面を表しているものだろう。もし、対象すなわち対立する者への憎悪を避けようとすれば対象を征服しなければならないが、それがかなわなければ、――分析者はめったに征服などされないから――対立する者をそっくりそのまま受け入れねばならない。そうなると憎しみは表面から消えるが、憎しみを道連れにして患者自体の姿も大部分消えてしまう。また愛をも道連れにして――。そして、征服不可能の分析家が頂点に立って微動だにせず、彼特有の用語、調子のいい言葉づかいや理論、情緒の経験の仕方、その経験の表現法などを以て、患者を支配するのである、ときには彼のくだらない癖までもが――

ある場合には、おそらくこの依存的同一視もさほど悪くない解決なのだろう。結局、筋肉が弱く関節の傷んだ人にはどうしても添え木が必要なのだ。添え木がなければ身体障害者のままだが、添え木があればかなり満足できる有意義な生活が送れることもあろう。止むに止まれぬ理由がなければ目指すべきゴールではないけれども、これを二番手、三番手の解決としては斥けるべき理由がなかろう。いや、もっともうまく終結した分析においてさえ、〝依存的で理想化された同一視〟の痕跡を容易に見つけることができる。あるいは痕跡どころではない程度のものもある。人間がいったん一次対象関係に身をさらせば、その痕跡の刻印は永久に心に残るようである。幼児期のもともとの形にせよ、分析場面におけるような転移形態にせよ、そのことは変わらない。とはいえ、すでに確立された心的構造を変えることは、当人をいったんこの一次対象関係の圧力下に置いてはじめてできることなのであろう。

まとめてみよう。治療の結果、憎しみという障壁に守られてその背後で健康となる場合がある。これは高い代償を払うわけだが、退行願望に対する防衛としてそれほど悪くない。永久的な依存的同一視という結果になる場合もある。これは、対象の理想化によって対象を自らの憎しみから守る。最後に、予後のよい場合でも、一次対象関係、一次転移は運命的なものだから、その永続的な刻印が残り、行きつく果ては甘くもつらくもある、忘れられない思い出だけとなるだろう。そのような運のよい人を表すには、昔話につきものの結末をもう一回引用してもいいだろう。「そして彼らはそれからいつまでも幸せに暮らしましたとさ」。

一五六ページへの追記

ここで私たちの精神分析理論の何とも嘆かわしい偏りに注意を喚起しておきたい。この心的生活の初期段階を叙述する精神分析用語はすべて、いわゆる〝口唇的〟領域の主観的体験および（あるいは）客観的現象から採った術語である。たとえば「貪り」(greed)、「体内化」(incorporation)、「取り入れ」(introjection)、「内化」(internalization)、「部分対象」(part-objects) であり、また「吸いのみ」(sucking) や「嚙みしゃぶり」(chewing) や「嚙み切り」(biting) による「破壊」(destruction、〝構造 structure をなくする〟意味) であり、さらには「唾の吐きかけ」(spitting) や「嘔吐」(vomiting) の行動形式をなぞった「投射」(projection、〝前に投げつける〟意味) である。まだまだある。かりに口唇領域以外の体験やイメージや、あるいはその含蓄をもった言葉を活用して造語し、理論的概念を生み出せば、この人生のごく初期の非常に原始的な現象の理解がゆたかになったであろうと思うのに、われわれが全くといってよいほど、これをなおざりにしてきたのはまことに遺憾である。非口唇領域の例をあげてみよう。「温かさの感覚」(feeling of warmth)、「律動的な音」(rhythmic noises)、「律動的動き」(rhythmic movements)、「低くとりとめないハミング」(subdued nondescript humming) はどうであろうか。また、味覚、嗅覚、密接な身体接触、触覚、筋肉感覚、特に手のそれの効果には逆えない、圧倒的なものがある。

そして以上のどれをとっても、不安と疑惑を、あるいは至福な満足感を、あるいは恐ろしく救いのない孤独感を、かきたてたり鎮めたりする力が判然とある。こういうもの全部を排除したために、いずれ現在の精神分析理論はひどい欠陥理論であり救いがたい偏向理論であるとされる日が必ず来そうである。

（1）一九五一年アムステルダム開催の第一七回国際精神分析学会で発表したもの。
（2）一七〇ページの「追記」参照。
（3）「性器愛について」一九四七年。本書第七章。
（4）本書第五章。
（5）分析のなかではいつも、憎しみの他に幸福な期待と深刻な不安発作とが周期的に起こる。私の見るところでは、この三つ組は、成人における一次対象愛の存在を示す特徴的な診断徴候である。

第九章　倒錯と性器性(1)（一九五六年）

倒錯に関するたいていの論文は、この問題を扱うとどれだけの困難に遭遇するかとことごとしく並べたてて読者をおどかしておいてから、何が倒錯で何が倒錯でないものかという定義から始める。その定義には三つのタイプがあり、いずれも文献に幾度となく繰り返し出てきたものである。この三つはみなまじめなものであるけれども、残念なことに、どこか不正確で、だから人を誤解に導きかねない。

第一のタイプを生物学的定義と呼ぶことにしよう。これは、正常な性交と倒錯とを区別するために種の保存（に有用かどうかという物差し）を用いる。この種の定義のどれによっても、自慰も避妊用具を使用する性交も倒錯であるということになってしまう。これは明らかに誤りである。自慰も中絶性交（coitus reservatus）も倒錯ではない。なるほど、ごくまれに、複雑な構造の倒錯のそれほど重要ではない一症状となることがあるけれども。

定義の第二のタイプは、フロイトと彼の『性学説三篇』にまで遡るものだが、成人の性的満足に幼児的形態が残存していることを強調する。これは豊かな実りをもたらしてくれた考えであって、欲動はさまざまな構成要素より成るという説とリビドーがさまざまな形に組織されているという説とに立脚している。残念なことに、この定義では同性愛の多くの形態が倒錯から除外されるし、サド‐マゾヒズムのグループも倒錯から除かれることになる。この二つ、特に前者は幼児形の性愛の残存物では断じてなく、後に発達するものである。

定義の第三は対象関係理論にもとづく。これは、性器性と倒錯との違いの説明を、倒錯には人間的対象への適切な愛が欠けていること、あるいは未熟な形の愛が存在していることに求めようとする。（しかし）同性愛者に何らかの形でかかわった経験のある人なら誰でも、同性愛者にも、異性愛に現れる愛と憎しみの全スペクトルが見いだされることを知っている。

これから扱わねばならない問題を大把みにするため、まず『性学説三篇』のフロイトの例にならって倒錯を分類してみよう。第一のグループはいろいろな種類の同性愛である。今述べたとおり、これは非常に豊かで変化に富んだ領域である。このことは男性同士であろうと女性同士であろうと愛し合う二人の間の関係のさまざまのあり方には特にいちじるしい。異性愛の持つ美しい点、醜い点、利他的な愛と利己的に搾取する愛などの特徴のすべてが同性愛においても見いだされることをいっておくのが公平である。至福感も同じ、憎しみも同じ、嫉妬も同じ、片思いも同じである。まだまだある。

倒錯の第二グループは、サディズムとマゾヒズムの諸形態であって、こちらのほうが研究も少なく文献も少ない。この言い方は乱暴に聞こえるかもしれない。ここ三〇年くらいの文献目録をみれば、おびただしい論文がこの問題をとりあげ、単行本まで言及しているのだから。しかし残念なことに、サディズム‐マゾヒズムが一次的なものか一次的でないのかという永遠の論争を除外すると、刊行物はないに等しい。顕在性のサディスト的あるいはマゾヒスト的倒錯者にかんする生《なま》の臨床観察報告の乏しさは呆れるほどである。

倒錯の第三グループにも、先に引いた第二タイプの定義に述べてあることがよくあてはまる。それらは成人に残存する部分欲動を中心としてまとめられているように思われる。このグループには露出症、窃視症、性器帯以外の身体部分を用いることなどが属している。

第四のグループには、フェティシズムや服装倒錯からおそらく病的盗癖も含まれるであろうが、これは非常に厄介なもつれた毛糸の塊のようなものである。これらの共通の特徴は、生きている人間的対象に背を向け、何かの無生物で置き換えていることである。

あと二つグループが残っているが、それらを倒錯と呼ぶべきかどうか私には確信がない。そのうちの一群は、獣姦といわれている行為である。私の経験はなるほど限られたものであるが、これがほんとうの倒錯まで達した例を知らない。獣姦は必ず「それよりよいものがないため」に行われるように思われる。獣姦にふける不幸な人々は、知能の低い人か——中度の知恵おくれのこともある——あるいは思春期の激しい情熱の真っ只中にありながら、ふさわしいパートナーを見いだす見込みのない人である。私の見るところ、この人々は、動物の面倒をみているという事実を利用して一時的な捌け口を動物に求めているのである。

残りの形態——死姦であるとか幼小児をパートナーとして使用すること——は倒錯の中に入れて分類するべきではないと私は考える。私の考えでは、これらは精神の病いに属すると考えたほうが当たっている。

さて、第二から第四のグループに属する倒錯様式から見ていくことにしよう。ここでは、厄介な問題にぶつかることが比較的少ないだろう。この部分を片づけてからわれわれの考え方が残りのグループを理解するのに多少なりとも役立つかどうかを見ることにしよう。

これら三つのグループにあっては、冒頭にあげた第二のタイプの定義によって観察事実を説明できるかのようである。こういう人々の性生活はまちがった構造化を受けたように見える。性器性が中心を占める代わりに、性の別の部分欲動が主役の座を奪うのに成功したようである。だがこの印象はほんとうに正しいのだろうか。

この種の人を臨床で観察していると、当の部分欲動の満足は、ただ一種の非常に強い興奮状態を生み出すだけに過ぎないことがわかる。(2) これもたしかにそれ自体で快であるけれども、最終的な満足に至ることはまずない。倒錯行為——たとえば露出症——は、一時に数回繰り返すことができ、一回ごとに興奮は高まるけれども、満ち足りた最終快感を得てほっとするのは、まず例外なく性器的満足によるのである。自慰か、まれにはある種の性交の形をとるかである。

だから、これらの倒錯行為の一般的傾向は、正常な性器性のそれに等しい。倒錯行為においても、緊張を生み出し興奮を高めるために前駆快感機制が広く用いられる。世界中のあらゆる性愛芸術（artes amandi）には、前駆快感のメカニズムによって興奮を高める処方が記してある。そればかりである。このメカニズムに――変化を加えたり新たな型や組み合わせを発明したりして――熟達すればするほど、性愛術の達人ということになる。

さて、さまざまの性の営みにおける前戯はみな、いろんな時代に〝倒錯〟と言われてきた。数多くの厳格な倫理あるいは宗教体系においてはそのような行為はしてはいけないといわれ、処罰でおどかされることさえあった。全くの倒錯扱いであった。あるものを倒錯と扱い、あるものを性愛術の巧緻な手練手管と扱うかが、いくつかの文明において非常に似ており、時には全く同じなのには全く驚かされる。

文明だけでなく、心理学もまた、境界線上にあるものはむつかしい。何がまだ正常な性の一部か、何が倒錯か、何が神経症あるいは精神病なのかを自信をもって区別するのは大変である。獣姦も死姦も幼い子どもを性の対象にすることも倒錯に入れるべきではないという私の考えはすでに述べたとおりである。誰かをパートナーにしてもいいと考える前に多くの人はどのような条件にかなっていなければならないと思っているのだろうか。たまたまバーナード・ショーを引用すれば「恋をするということはある女性と別の女性とのささいな差異を過大評価することである」。愛の対象――と満足――の選択の自由に加えるこの制約条件はどこまでゆくのだろうか。健康な制約か、倒錯的か、神経症的か。たとえば、愛の対象は背が高くないと困る、小柄でないと困る、金髪でないと、いや黒髪でないと、才能のある人だ、いや地味な人がいい、勝気な人がいい、いや従順な人でないといけない、などと条件をつけることは、正常だろうか正常でないのだろうか。おそらく今挙げた条件ならどれも正常とすることができよう。しかし、（私自身の治療経験から引くのだが）片足を引きずる女性いや義足をつけた女性でなくてはとか、眼鏡をかけている男性でなくてはとか、性交中黒い下着をつけていてくれる女性でなくてはとなると、正常と異常の境界線を引くのはぐっとむつかしくなる。

ここで、アブラハムがよく引く例の一つを引用したい。それはさる女性の例で、性交中に二人が寝ているそのベッドに競売のように値をつけさせるというのである。興奮が増すにつれて付け値を高くしなければならない。最終の付け値が高ければ高いほど、最終的満足は大きくなる。しかし、付け値は絶対に現実的な価値でなければならなかった。彼女は途方もない額をつけることは許さなかった。そんなことをされれば快楽は全くすっ飛んでしまうだろう……。私の症例では、妻の性交中のサービスに対して夫がいくら払うかというバーゲンをするのであった。夫の満足が大きければ大きいほど、妻の興奮が強ければ強いほど、手を打つ金額が高くなった。ここでも先の例と同じ条件に従わなければならなかった。途方もない代金は許されないのであった。このバーゲニングのどこかが狂ったら、性交はその男性にとって全然満足のないものとなってしまう。ここに理論上は重要な問題が生じる。このような臨床像ははたして倒錯であろうか、あるいは神経症の症状であろうか、それともまだ正常範囲内だろうか。

これは閑人の問答のように見えるかもしれないが、これが重要な疑問であることは明らかになる。しかしすでに指摘したように、すべての倒錯行為において、それがいかに不可解に見えようとも、まず最終的満足はなんらかの形の性器的行為によってもたらされることを思い出していただきさえすればよい。言い換えれば、前駆快感のメカニズムは、正常者の場合も倒錯者の場合も——強い興奮を生み出すために用いられ、そしてその興奮もたしかに楽しめるが最終的満足をもたらすのは性器である。これは、今まで誰もほとんど言わなかったことだが著しく重要な臨床事実である。その意味するところ、あらゆる倒錯行為、なかでも先の分類の第二・三・四類に属するもっとも強烈なもの、すなわちサディズムとマゾヒズム、いずれかの部分欲動に集中した倒錯、それにフェティシズムを特徴とする類はすべて欺瞞的手段にすぎない。その工夫は世間一般と倒錯者自身とに、倒錯者の関心は主にどれか一つの部分欲動の満足にあるのであって、たまたま性器による最終快感があってもこれを重大視する必要はないと思い込ませることにある。これらの臨床的発見を精神分析用語で表現すると、去勢コンプレックスとその否認ということになる。もちろん、この二つは倒錯についての精神分析学の文献に数えきれないほど触れられている。

そういうこと全部は皆が知っているのだが、しかしどういうわけか、理論的考察では私たちは倒錯者の欺瞞のテクニックに引っかかり、倒錯者の露出症やクンニリングスやサディズムはそれ自体が目的であって、性器的満足に達するための回り道ではないと思い込むようになった。このことは倒錯者は去勢恐怖の激しさから逃れるために性器的快楽には興味がないふりをしなければならないことを意味している。このことに気がつけば、顕在的な去勢恐怖は男性のほうが多いから、倒錯のこの三つのグループには男性がずっと多い(3)理由が説明できるだろう。

このように強調点を移動させ否認を行うことによって、また新たな面白い結果が生じている。それは真に倒錯的な行為のほうが正常な性交より快楽が強く刺激的であるという印象であり、さらにはそう主張もされている。去勢恐怖はある程度は誰にでもあるので、この欺瞞の仮面を剝ぐのは容易ではない。だが、初老の道楽者と若い男とが賭けをしたという昔からのジョークはこの仮面を容赦なく剝いでみせる。二人とも性的満足の形は自分のほうがたくさん知っていると大口をたたき合うのであるが、若者がまず口を開いて正常な性交から始めると、そこで相手は負けを認めてしまう。彼には正常な性交は思いもよらなかったのである。なるほど――、では他のものはどうか。性器による性的満足がほかのものを全部束にしてもはるかに及ばないほど大きいのはなぜだろうか。

おおむね種の繁殖に結びついているからというのは答えにならない。不妊の男女や避妊用具を使う人もけっこう満足な性生活を営んでいると述べれば十分であろう。したがって理由は他に求めなければならない。たしかに、身体全体も身体の各部分のいずれもがなんらかの形で快感を味わう力がある。すなわちエロス的興奮とエロス的快楽とは、生命と同じほど広く、生命と同じほど古い。しかし、私が一九三〇年という早い時期に示そうとしたとおり、この一般的エロチズムは非特異的で、組織化されておらず、両性に分化すらしていない。だから、性器的性活動だけの唯一無二の重要性の説明にならない。性器的性活動は必ず高度に組織化されており、何よりもまず両性に分化している[4]。

両性に分かれた性器性だけが持つ重要な意味を理解させてくれる考え方は唯一つ、フェレンツィ[5]に始まるものである。フェレンツィによれば、われわれの先祖が止むなく気楽な海中生活を捨てて乾燥した大地というはるかに厳しい条件での生活を強いられた系統発生上の大転換と、私たちのいずれもが安楽な子宮内の生活様式を捨てて自力で自らを養わなければならない生活様式と取り替えさせた個体発生上の大転換とは、いずれも、あのはるかに快適な初期の環境に立ち戻りたいという強烈な退行願望を生むというのである。

他体愛的（alloerotic）であれ自体愛的（autoerotic）であれ、性活動のあらゆる形態はこの退行目標を達成する試みと見ることができる。もっとも、成功の度合はさまざまである。全体として、性活動がオーガズムを生み出し真の満足を生み出せるかどうか、すなわちその後に満足な性交後に特有の満ち足りて静かなこれでよしという感覚が続くような満足が生まれるかどうかは、退行にどれだけ近づくか次第である。この退行というものが何よりも重要である。

男性は、性交中にこの退行にもっとも近づく。実際には精液が、象徴的にはペニスが、幻想においては自己全体が――（精子を含む精液は原初の海に近いというわけである）。性交における女性の役割はこれより複雑である。一方では男性と同一化する。それは少なくとも一時的には自分の男性性を挙げてパートナーにあけわたすからである。しかし他方では、すべてを包み入れる海の役割を引き受ける。これは個体発生的に見れば息子を子宮の中に再び迎え入れる母親の役割を引き受けることである。

非常に激しい退行傾向に進んで身をゆだねようとすることは、その前提としてかなりよく統合された自我、すなわち去勢不安を中心とするさまざまな形の不安を十分に支配し、それを維持できる自我があることを推測させる。逆にこの理論によって説明できるのは、なぜ、事実上すべての倒錯者、すなわちシステム的にこの周期的退行を避ける人々のすべてに、神経症の人々のうちに見いだされるのと同じ自我の弱さ、統合の欠如、現実感覚の欠損などが見いだされるかということである。

このように考えてゆけば、どうして同性愛が倒錯に分類されなければならないかの説明もつく。なるほど、同性愛者の中にも、異性愛者と同様の豊かで変化に富んだ対象愛がしばしば見いだされることは周知のとおりである。しかしながら（その場合でさえ）他のグループの倒錯者に非常に特徴的な過剰な見せかけと否認との雰囲気も見いだされるのである。同性愛者もまた、自分たちの生き方と性的快楽の方法が、正常な人のものよりも美しく、満足度が高く、とあらゆる点で優れていることを主張しないわけにはゆかない。その理由は目の前にある。正常な性交なしには真の満足感はないという、同性愛者のだれもが知っている事実を否認するために、過度に強調しなければならないのである。

まだ倒錯のグループが一つ残っている。非常に関心をそそられるグループだ。フェティシズムと服装倒錯と、それに病的盗癖もこれに加えてまず間違いない。私が先に述べた、最終快感は性器的満足によってのみ生じるということのよい証明がこのグループである。これらの倒錯行為は非常に強烈な興奮を引き起こすだけであって結局はマスターベーションに、稀にはある形の性交によって興奮を静められることになる。フェティシズムや服装倒錯においては言うまでもないが病的盗癖においても実にしばしばそうなのである。

ここで面白い問題は、人間のパートナーを置き換えて無生物を相手にしていることである。精神分析がいくらかなりとも方向を転じて興味の中心を生物学と部分欲動の研究から対象と私たちとの関係とに移して以来、倒錯を扱った文献においてフェティシズムがもてはやされるようになった。この流行は、フロイト自身が一九二七年に始めたものである。フェティシュとは、おそらく一種の隠蔽記憶とみなすべきであり、女性の性器が去勢されたものであることを決定的に気づく直前に知覚した最後の対象であろうと指摘したのである。他の人々が彼の後を追ってフェティシュの肛門性を示した。フェティシュは使い古したもの（それとも正反対に全くの新品）でなければならない、ある匂いがしなければならない、誰にも邪魔されずにそれを所有していることで強い安心感がえられるなどである。また、スプリッティングの過程であることを証明した人もいた。それは対象にかんするスプリッティングでもあり（この場合フェティシュはスプリットされた部分の一つである）、またその人の心にかんするスプリッティングでもある。私はこれに加えて、フェティシュはたいてい凹んだものの、虚ろなものであると述べたことがある。(6) その場合、倒錯行為はフェティシュを着用するか、脚や指やペニスや鼻など身体の一部をそれに突っ込むというわけである。

今述べた解釈のどれも正しく、またフェティシュの果たす役割の解釈にはまだまだ多くあって、それらも正しいだろう。ということは重複決定されているということである。フェティシュはスプリットの結果であり、ペニスの象徴的代替物であり、肛門の意味を含み、膣の代わりになることができるもので、正当な所有者から引き離したり盗んだりできるものであり、人に邪魔されずに所有を楽しむことができるものである。実際フェティシュを使ってしたいことは何でもできる。これが人間的対象との非常に大きな相違である。

私の「性器愛について」(7)（一九四七年）においてはじめて述べられたことだが、どのような満足を欲求するにしても、満足が人間的対象からやってこなければならないならば、まず対象を協力的なパートナーに変えなければならない。欲動が原始的で幼児的であるほど、必要な協力の度合いは小さくなる。だから、窃視症や露出症にはパートナーの協力をほとんど必要としない。肛門を無理やり犯すにはもう少しは必要であるかも。性器愛は最高度の協力を要求する。そこでは〝性器的〟同一化にまで至らなければならない。これはふつう言うところの〝口唇的〟同一化よりもはるかにきびしいものであって、絶えざる現実吟味がなければ維持できない。パートナーがわれわれに何を期待し、われわれのほうがその期待に実際にどう応えるかに絶えず注意を向けていなければならないということである。調和的な関係が保たれるのは、お互いの距離がはなはだしく遠くない場合だけである。もし二人が大幅に異なると、平衡をとりもどすための努力が必要である。しばしば大変な努力である。この不断の注意と努力とを私は「征服作業」（work of conquest）と呼んだことがある。関係を続けようとする限り、たゆまず続けねばならない作業である。

性器愛と倒錯との間にはもう一つ重要な違いがある。倒錯は高度の〝性器的〟同一化を前提として予想していない。しばしば、それほど性器的同一化が少なくても、いや格段に乏しくてもやれるものである。フェティシストはこのコースの最先端まで行ってしまった人たちであろう。フェティシュは手に入れてしまいさえすればもう自分のものである。もう変わることはない。先がわからず裏切られるおそれのある人間と違って、それは永遠に同じである。フェティシストは、絶えざる征服作業によって相互的な性器的同一化を維持する必要などない。フェティシュは願望も要求もそれ自身の利害も持たない。あってあたりまえのものでありうるのである。

一方のパートナーだけが欲求と願望と利害とを持ち、他方は相手の欲求や関心にぴったりと合わせるようにいつも期待されていて当然という、このような関係は一次愛の関係である。現実吟味の必要もなく、絶えざる緊張もいらず、〝征服作業〟の必要もない。パートナーは、われわれが望むときに望むままの形でいてくれる。フェティシスト以外の倒錯者たちは、この幼児的状態に近づくために、自分たちが耐えられる〝征服作業〟の範囲内の要求しかしない部分欲動のどれか一つを用いる人たちである。フェティシストが無生物の対象を用いるのは（接近でなくて）逃走である。もちろん、フェティシストが選ぶ対象は、当人が何からどのようにして逃走し、退行しているかを見え見えにしているはずである。ペニスの代替物であったり、肛門的性質を示していたり、子宮の代用品を表していたりする。

まとめよう。倒錯とは成熟した性器愛の二つの大きな要請から逃れるための企てである。第一は、異性間の性交という形で周期的に退行したくなる私たち自身のうちなる強烈な要求を現実的なものとして受容することからの逃走である。第二は、無関心な対象を協力的な性器的パートナーに変える征服作業の必然性を受容することからの逃走である。

倒錯者はこの二つの課題を避けざるをえない。倒錯者の自我は、これらにともなう緊張に耐える強さを持たないからである。すなわち、その自我は十分統合されておらず、さまざまな形の不安、特に去勢不安への対処を完全に身につけていない。どこかに排け口はないかと探しているうちに、しばしば、より原始的でより単純な部分欲動のどれか一つに訴えて、この欲動の満足が何よりも重要であり、性器的満足は自分たちには副産物にすぎないというふりをする。すなわち、この歩みを隠蔽するために一方で理想化を、他方で否認を用いて、世間と自分との両方を欺くのである。

もう一つの手段はなるべくパートナーの協力なしですませることである。彼らが要求の数を減らせば、パートナーも多くを要求することができず、〝征服作業〟が必要とする努力と緊張はずっと減る。この方向の最高の成功者はほんものフェティシストである。人間をいっさい必要としないからだ。

（1）　*Perversions, Psychodynamics and Therapy*, ed. S. Lorand and M. Balint, New York, Random House, 1956 に初出。
（2）　本書第四章に再録した拙論「エロスとアフロディテ」を参照。
（3）　全般的に言って、倒錯は主に男性世界のものである。性器露出症のような、男性にしかないものもある。同様に男性が多数を占めている領域に、犯罪と嗜癖の二つがある。嗜癖の中では特にアルコール中毒が目立つ。したがって、この三分野は、女性特有の心理を組織的に研究するための出発点として有望である。
（4）　この問題およびこの論文で述べた考えの詳細については、本書の第一、四、五、七、八の各章を参照されたい。
（5）　S. Ferenczi: *Thalassa. A Theory of Genitality.* ドイツ語原典一九二四年。英訳は、New York, Psychoanalytic Quarterly, Inc. から一九三八年に出ている。
（6）　'A Contribution on Fetishism,' *Int. J. of Psycho-Anal.* (1935) 16, 481. 拙著 *Problems of Human Pleasure and Behaviour*, London, Hogarth Press and New York, Liveright, 1957 に再録。
（7）　本書第七章に再録。

第十章　親と幼児の関係論――シンポジウムでの発表(1)（一九六一年）

信頼できる精神分析理論であるための絶対的な必要条件は、転移が存在している場の中で得られた事実にもとづいたものであることにはどなたもご異議がないものと思います。転移とはあらゆる精神分析的観察の基礎であって、完全に正確ではないでしょうが、大まかには、転移なきところに分析理論ありえずと言ってもいいでしょう。ところがまさにこのことがそもそも幼児期の理論を樹てる上での大きな障害となっております。つまり、母と子の関係が大変強く強靱であるため、第三の対象の影響は取るにたらず、したがって転移の可能性がほとんどないのです。精神分析理論に内在するこの困難に対処するためにいくつかの試みがなされています。それをまず、発表された順序どおりではありませんが、要約してゆきましょう。

その一つは、幼児期初期のメタサイコロジーというクラインの試みです。これは、幼児期以後に得られたデータを延長した外挿法にもとづいています。もう一つの試みはグリネカーがおそらくもっともよい代表者でしょうが、生物学から得られたデータにもとづいています。全体としてはこれを成熟過程の理論と呼んで差し支えないと思います。さらに別の試みがありますが、これは社会学的データにもとづいたもので、ボウルビィが主な代表者で、動物行動学的《エソロジカル》研究法と呼べるでしょうか。最後にまたもう一つの試みがあります。これは歴史的にはいちばん先になされたものですが、私の転移がまだ解消されていないので最後にしました。シャーンドル・フェレンツィの名前を挙げる人が今日どなたもおられなかったことは大変残念です。転移形式のいろいろな単位と分析状況全体とがともに非常に初期の幼児と親との関係に由来するという事実に私たちの目をはじめて向けさせたのは彼だったのですから。この考えとアプローチとの今日の代表者はウィニコット氏でした。氏は、発表の中で今から述べることは分析状況における患者の観察から得られたものであることを延々と述べられていました。

おそらくこのことから得られるもっとも重要な教訓は、幼児と親との関係の基盤は両者の相互依存だということでしょう。この見解は私の直前にブラウ氏が非常に明快に述べられました。一方、すなわち幼児にとってリビドー的満足となるものは、他方、すなわち母親にとってもリビドーの満足をもたらすものでなければならないし、その逆もまた真であるということです。この見解を、最初発表したのはアリス・バリントで、後にいくらか変えて、マーラーがその共生理論の中に取り入れました。この見解から得られた論理的帰結の一つは、分析者と患者の関係においてもこれに類似した関係が認められるに違いないということです。ウィニコット氏は暗にこのことに触れて、分析治療の期間の長さは子どもの教育期間の長さとほぼ同じであると述べられました。もう一つの論理的帰結は、患者も幼児も、理解してもらうためには母親の言語を話すことを覚えるしかないということです。それ以外の言語、すなわち分析者や親に理解できない言語を彼らが話す道は全く開かれていません。私たち分析者はそれぞれ異なった分析用語を言語としていますから、患者も別々の言語で私たちに話しています。だから私たちが今ここで話す言語が別々であるのです。マーチン・ジェームズ氏は用語辞典のようなものが必要だと言われましたが、たしかに私たちが理解しあいたいならばそれがいちばん大事でしょう。もう二分時間があるようですから、非常に簡単ではありますが、用語辞典のようなものを試みてみたいと思います。

もちろん、私もこの言語の混乱をのがれているわけではありません。私も自分の分析用語を持っており、いちばん上手に話すのは私の分析用語ですから、他の言語を私の言語に翻訳してみましょう。私の考えでは、最初の関係は、私はこれを一次関係あるいは一次愛と呼んでおりますが、未分化な環境との調和的な関係です。この未分化な環境はおそらく、アンナ・フロイトが〝要求充足対象〟と呼び、ウィニコットが〝母親の抱え機能〟と呼ぶものと同じでしょう。この未分化な環境の中に対象が出現するときに幼児は二つの可能性のうちのいずれかを発達させるようになります。[2] 一つは、私が〝オクノフィリックな〟世界と呼ぶもので、そのもっとも重要な目的は対象にぴったりと膚接することです。これは、ボウルビィが「しがみつき」(clinging) と「後追い」(following) と述べているもの、あるいは一般的分析理論が対象への依存と述べているものとだいたい同じではないでしょうか。もう一つの世界は〝フィロバティック〟な世界です。これはその個人のスキル獲得を特徴とします。これは、グリネカーの成熟過程の観念やハルトマン‐クリス‐レーヴェンシュタインのいう自律的自我機能の出現と重なり合うものかもしれません。そしておそらく、マイナスの意味ですが、ウィニコットが「ニセ自我の発達」という表現でいおうとしているものでしょう。

今述べたのはほんの試みにしか過ぎません。ここに引き合いに出した方々が、この言い換えに賛成されるかどうかは全く自信がありません。しかし、国際分析学会がこの種の用語辞典を作ることは、何よりも重要な研究計画ではないでしょうか。

さて、母子関係のもっとも重要な機能、もっとも重要な条件にもう一度触れてこの発表を終えたいと思います。それはあの、一方のパートナーにとってリビドーの満足であるものは、他方にとってもリビドーの満足でなければならないということです。母子はこの条件の中で平等に満足します。もしどちらかが満足しなかったならば、二人の関係は緊張が生じ、子どもにはいろいろな自我の歪みが、母親には神経症的な現象が現れてもふしぎではありません。ここでごくごく古い論文を再び引用させていただきたいと思います。一九〇八年の第一回精神分析学会で発表されたもので、またしてもフェレンツィのものです。あ、またまた私の未解消の転移現象ですね。その発表で、彼は、一般に母子関係においてどのような種類の満足が生じ、その量はどれぐらいか、そしてその満足がその人のその後の発達にどのような結果をもたらすか、ひとつこれを調べるために実験的研究をやってもらえないかと言っています。

（1）　エジンバラにおける第二二回国際精神分析学会で発表。*Int. J. of Psycho-Anal.* (1962) 43, 251 ではじめて公刊。
（2）　拙著 *Thrills and Regressions*, London, Hogarth Press, and New York, International Universities Press, 1959 参照。

第二部　技法の問題

読者カード

みすず書房の本をご愛読いただき，まことにありがとうございます．

お求めいただいた書籍タイトル

ご購入書店は

・新刊をご案内する「パブリッシャーズ・レビュー　みすず書房の本棚」（年
3月・6月・9月・12月刊，無料）をご希望の方にお送りいたします．

（希望する／希望しな

★ご希望の方は下の「ご住所」欄も必ず記入してくだ

・「みすず書房図書目録」最新版をご希望の方にお送りいたします．

（希望する／希望しな

★ご希望の方は下の「ご住所」欄も必ず記入してくだ

・新刊・イベントなどをご案内する「みすず書房ニュースレター」（Eメール
月2回）をご希望の方にお送りいたします．

（配信を希望する／希望しな

★ご希望の方は下の「Eメール」欄も必ず記入してくだ

・よろしければご関心のジャンルをお知らせください．
（哲学・思想／宗教／心理／社会科学／社会ノンフィクション／
教育／歴史／文学／芸術／自然科学／医学）

（ふりがな） お名前　　様	〒
ご住所　都・道・府・県　市・区	
電話　（　　）	
Eメール	

ご記入いただいた個人情報は正当な目的のためにのみ使用いたし

ありがとうございました．みすず書房ウェブサイト http://www.msz.co.jp で
刊行書の詳細な書誌とともに，新刊，近刊，復刊，イベントなどさまざま
ご案内を掲載しています．ご注文・問い合わせにもぜひご利用ください．

郵便はがき

113-8790

·金受取人払郵便

本郷局承認

2074

差出有効期間
2019年10月
9日まで

東京都文京区
本郷2丁目20番7号

みすず書房営業部 行

通信欄

（ご意見・ご感想などお寄せください．小社ウェブサイトでご紹介させていただく場合がございます．あらかじめご了承ください．）

第十一章　性格分析と新規薪き直し[1]（一九三二年）

1

〝分析の終結〟が今日満たさねばならない要件は、一〇年あるいはそれ以前に考えられていたそれとまるで違うことが一般に認められている。たとえば今日であれば、ブロイアーのアンナ嬢を治癒したと判断して分析を終結することは決してないだろう。彼女はすべての症状が消失し、職業生活を営むことができると語っていた。しかし今日では、彼女のように症状が消えて久しい患者にも治療を継続している。そのような患者にわれわれは何を期待しているのだろうか。またそれにもまして、患者たちはわれわれに何を期待しているのだろうか。幼児時代の健忘の除去だろうか、原光景への遡及だろうか……。患者はこんなことのために何カ月も費やそうとはしないにちがいない。患者を分析に引きとめるのは、ライヒも唱えていたが、不安なしに愛する能力を得たい、完全に相手の意のままになるのではないかという不安を捨てたいという願望である。この願望はしばしば無意識的である。これは神経症の治癒とは根本的に別個の、時間的にはその後に続く課題である。

はなばなしい症状が治療によって比較的短期間に消えたにもかかわらず、愛する能力がまだ全くない、あるいはごく限られているという症例を、分析家であれば必ず幾例かあげることができるだろう。このような事態が特に明白なのは、いわゆる〝器質的疾患〟の患者の治療の際である。

私たちのところを訪れる人たちの中には短期どころかただ一回の面接だけでこの状態に至る人もかなり多い。この種の患者に何病という診断のレッテルを貼ればよいかはむつかしい相談である。彼らの主訴は人生に自分の場が見つからないということである。彼らにはそもそも欠けているものが何一つない。せいぜいとるに足らない神経症的症状がわずかあるにすぎない。にもかかわらず喜びというものを感じることができない。当然、性生活についても状況は同じである。男性の場合、勃起には何の支障もなく、行為に及ぶことができるし、女性の場合、冷感症の兆候は全くない。最終満足もないわけではない。それにもかかわらず、緊張から解放される喜びは最終満足からも全然得られないのである。

このような症例を分析していくと、例外なくある特有の不安が存在していることが明らかになってくる。この不安は他のあらゆる症状を圧倒するほど強く、これまで正しく評価されなかったのには理論的先入見に責任があったと言うほかない。

この種の人は、興奮に不安を感じる。さらには満足をもたらしてくれる快感にも不安を感じる。それも限度を超えた強烈な不安である。彼らは楽しむことができない。なぜなら思い切って楽しもうとすることが全くできないからである。彼らは、あらゆる手を尽くして快楽への没入から抜けようとし、自己忘却から一刻も早く出て正気を取り戻そうとする。ある哲学的問題を考えつづけたり、九九を唱えたり、詩をはてもなく朗詠したりする。またパートナーのふるまい方や性行動の経過にいちいち細かい制限を数限りなく加えて、そのうち一つでもきちんと守ってくれないと楽しめない理由がまた一つ増えたということになる。私の患者を相手にこのよく知られた現象を分析的に徹底操作するたびごとに、私が達したのはいつも同じ結論であった。彼らは性的興奮がある程度以上高まると耐えられないのである。耐えられたとしても辛うじてである。どんないきさつによってにせよ、それだけの興奮に身をさらされる目に遭うこともあるが、そうなると年齢不相応の強い不安が燦発する。

精神分析の作業がこの不安を過去に遡ってたどると必ず幼児期のよく似た状況に到達する。圧倒的大多数の場合に大人たちが、無防備な子どもに、年齢不相応の強烈な性的興奮や快感の大量を呼びさまさせたのである。直接に性的であって、性器そのものの感覚を起こさせる行為もたぶん人が思うほどまれではないし、そればかりではない。いわゆる〝無邪気な愛情行為〟、キスや抱擁や撫でたりぶらんぶらんと揺さぶったり、それにありとあらゆる形の、身体を触れる遊びもそのような不幸な作用を及ぼしうるのである。言うまでもないが、子どもを慈しむのはことごとくひかえるべきだと言っているのではない。全く逆である。ただわれわれ分析家としては、悪質な愛撫はまれだとしても、全く無垢の愛撫もそれと同じくらいまれだということを知っておかねばならない。両者とも本質的に性的行為であり、性的興奮をかき立てることは避けられないのである。また、親が抑圧された自分の性活動のいかに多くを子育ての中に生かすかも周知のとおりである。どのくらいそちらに生かすのか、どの部分欲動がそのときに主役を演じるのかといったことは、もっぱら両親の無意識が決定し、幼児の要求はごくわずかしか決定に関わらない。欠点はここにある。子どもはすでにほとんど性そのものであるという主張にはたしかに多くの真実があるが、それは子ども固有の形態と固有の法則と固有の要求からなる「性」である（フェレンツィ）。幼児の「性」が成人のそれと異なるのは、まだ組織化されていない（正確に言えば、まだ組織化の程度が低い）ことだけではなく、フロイトがずっと以前にすでに指摘しているように、最終快感をまだ知らないことにある。最終快感をもたらすに必要なほどの強い性的興奮に耐える力は子どもにはまだ備わっていないはずである。これが生物学的に規定されているのか心理学的に規定されているのかはまだわからない。ただ、このように最終的な快感を放出できないことが、子どもがきわめて不安に襲われやすいことの最大の原因の一つである可能性が大きい。

幼児のリビドー収支にはリビドー経済的な意味の障害がもう一つあって、それは種類としては別だが、もたらす結果は同じである。子どもをわざと冷たく扱う親、さらにはスパルタ的に厳しく扱う親が少なくない。このような育てられ方をした成人の多くが、どのような性的興奮でもある程度以上強ければこれに対して不安で反応することに注目したい。この場合、——絶対値をとれば——幼児期の外傷的な性的過剰興奮であると考えるわけにはいかない。しかし、この種の子どもは、慈しみや暖かさに対する要求は正常であるが、現実に放出可能なリビドー量をはるかに上回った要求であり、したがって不安を引き起こすことがありうる。その結果、これも相対的には過剰な性的興奮であって、それは先の場合と原理的に等しい教育の失敗であり、子ども特有の欲求を無視していることに帰着する。

以上は生物学的に説明するべき危険性であるが、これに加えて心理学的な危険性がある。幼児が、自らの行為あるいは大人の行為によって性的に興奮し、この興奮を幼児特有の性表現の仕方でありのままに表現したとたん、まず例外なく、きつく拒否され、それだけならまだしも、烈しい道徳的な怒りに発するおぞましい堕落についての苛酷な説教を受ける羽目になる。実は説教する側の大人が（一部は意識的だが一部は無意識的に）性的に興奮している兆候があらわであるときほど説教がきびしくなる。フェレンツィ[2]がこのことに開眼させてくれて以来、ほとんどすべての分析事例でこの図式にあてはまる状況が記述されている。こうしてそもそもまだ未発達な幼児の快感放出能力がさらにずっと縮小される。性的興奮を隠すか、さらには否定する他はなくなる。この状況からのごく自然な結果だが、強い性的興奮全般に対する不安が生まれ、絶対に安全で邪魔が入らないときしか興奮を自分に許さなくなる。すなわち小児はまっすぐに隠れた自慰に駆り立てられる。他の人間の前で興奮することは危険の同義語であり不安を備給されているものとなる。

先の患者に話を戻そう。われわれの治療目標は明確である。この種の〝疑り深い〟人々は、治療をとおして幼児期の最初期にできたのと同じように愛の享受に不安なく〝無邪気に〟没頭できるようにならなければならない。言い換えれば、その人たちを導いて、ある種の欲動で、これまでは全然働けなかったか、不安を伴ってしか働けなかったか、不安を起こさない場合には快楽の意識があると働けなかったものを改めて訓練して、再び快楽を感じながら活動できるようなところまで持ってゆかなければならない。

この際われわれ分析家はどのようにすれば患者の助けになることができるのだろうか。フロイトがこの状況に触れているのは、私の知る限り、よく引用される著作『想起、反復、徹底操作』のなかの一個所だけである。彼によれば、分析家の仕事の目標は患者に想起させることにあるが、これをやりとおせない部分がある。その場合には、多少の行動化を許容せざるを得ない。ただしできる限り狭い範囲内に止めるべきである。では患者が反復したり行動化したりするのはいったい何だろうか。「彼は抑圧されているものという源泉の中から発して、すでに明らかに彼の本質の中に浸透しているもののすべて、彼が抑圧していたもの、実現しえないでいたさまざまの精神的態度、病的な性格特性などを反復するのである」[3]。今この表現はいくぶん拡張する必要がある。当然ながら患者は病的なものだけではなく、すべての性格特性を行動化する。つまるところ彼は自分のありのままに行動するのであって、他にどうしようがあろうか。それを妨げることなど不可能である。われわれ分析家がしなければならないのは、自らの逆転移を完全にコントロールすることである。つまり、分析関係をその細部の細部にいたるまでできるだけ患者の側から一方的につくりだせるようにさせなければならない。われわれが転移を乱さないようにできてはじめて、ようやく患者がいつどこでどのような方法で、愛あるいは憎しみへの没入（全面的なゆだね）をしないようにしているのかを患者に示すことができる。だから治療のこの時期には必ず先に反復があって、それから想起が生じるのである。

患者が自分以外の人に対して必ずこのように振る舞ってきたこともこのようにして明らかになる。ただし、自分以外の人を相手とする場合には相手の逆転移によって形が乱れるところだけが違う。ところがパートナーは分析家なのでこの場合受身の人であり、両者の関係は患者が——無意識的に——望むとおりの関係が生じる。このことを患者に伝えようものなら、まず間違いなく、怒り、苦悩、傷つく、恥じ入るなどの激しい感情が返ってくる。分析家はここで思いちがいをしてはならない。これらの激しい感情は、不安の発生を遅らせるための〝ずらし〟に他ならない。この不安に没入すること（ゆだねること）というこの耐えられない興奮に対する不安の発生をである。その不安が意識化されるのにともなって、幼児期の状況が必ず浮かび上がってくる。それは必ず子どもの信頼が悪用された状況である。ここまでで何らかの変化が始まると期待したいところだが、何の変化もまず起こらない。患者は関連性を知識として知ったというだけである。分析家は、かつてはおそらく合理的であったろう行動が今は不合理となっていること、患者はその後成長したのであり、今では当時よりずっと大きい重荷にも耐えられるようになっていることを指摘する必要がある。そして現実の状況も全く変わっており、当時は強大な大人が患者に臨み大人の側がその無意識を患者に向けてきたにちがいないが、今の患者は分析家とともに治療という仕事をしているのであり、分析家は彼に対して何もさしむけようなどとしないようにつとめている。要するに、患者は今は自分が耐えられる興奮の量を自己決定できるということである。

ここが最大のポイントである。どれだけの興奮と緊張の量に耐えられるかを患者が実際に自己決定するということが、である。フェレンツィの提唱した積極的介入が他ではきわめて有効であったのになぜ多くの症例で効果がないのかがこれでわかる。この介入方式は当初、命令と禁止と呼ばれ、かなり強い調子で与えられることもあった。さらには、期限を設けたりして、取り消し不可能という印象を与える場合もあった。フェレンツィ自身が最初にこの方法が使えないことを見抜き、新たにもっと穏やかな形の〝助言〟のほうを奨めた。そのようにして、耐えられる興奮量の決定を患者自身にゆだねようとしたのである。これによって多くの症例において、フェレンツィが〝積極的〟介入によって目指していた目標を達成することができる。それは痙攣的な緊張の極の我慢、不安によって強制することをやめて、代わりに自発的な洞察と実践的な適応にもとづく新たな治療体制を導入するからである。しかし助言によってしてもこれが達成できないこともある。こういうことからわかるが、たとえ助言という穏やかな形であってもしばしば一方的に分析家の無意識的願望に合致しているだけで、患者にとっては依然として不適切な緊張増大だということもありうる。

助言が役に立たないとわかった場合には、残された道は、助言を手直しし、一時にどれだけの緊張までなら患者に求めてよいか、患者に恐慌を起こさせるほどの過大な不安を呼びさまさないように心がけながらそのつどそのつど考えてゆくしかない。この見直しは場合によっては精神分析状況全体に拡大しなければならない（そういう場合は決してまれではない）。受動的に時期を待って解釈を与えることはもっとも確実で、たいていの場合にもっとも目的にかなった態度であることはまちがいない。しかしすべての症例においてそうだというわけではない。そのため、分析家にはもっとも居心地のよい――と告白してもよかろう――この態度を見直さねばならない場合があるのである。

紙面の関係で、この見直しが何を意味しているかを検討する余地がない。臨床例を詳細に示さない限り技法について議論してもはじまらない。ただ、もちろん患者の了解のうえではあるが、どうしても患者に一定の緊張を与えてしまうことであるのはやはり言っておきたい。そもそもこれは原理としては目新しいことではない。主にフェレンツィが提起した発想のいくつかを延長したにすぎない。特に彼が「成人相手の児童分析[4]」や「言語の混乱」などの論文に打ち出した発想である。

このようにして、緊張を形態と量と時期とを適切に選んで意識的に引き起こすと、ふつう強い情動の爆発が起こり、それまで接近不可能であった記憶の断片が必ず浮かび上がる。激しい幻覚まで招いてしまい、後になってやっとそれが過去に由来するとわかったこともある。しかし記憶の想起は成果の一面にすぎない。これに勝るとも劣らず重要なのは、一連の反応が一定の方向に向かって起こることであり、このことを私は新規蒔き直しと呼びたい。私がこの言葉で指しているのは、患者の行動の変化、より正確に言えばリビドー経済の変化である。フロイトは技法論の中で、抑圧されてきたものを患者のために発見して後に、何の改善も起こらなかったことは自分には大変な失望であったと記している。こういう場合、発見が抵抗を強めるだけだということがわかったのはずいぶん前である。その後われわれはさらにもう一つの失望をフロイトとともに体験することになった。多くの治療作業を重ねた末に、患者自らが自分はこれまでこれこれのものを抑圧していたと想起できるところまで導いたとしよう。そこで患者の症状が消失することもあり——消失しないこともあるが——、いずれにせよ、しかしこれでは患者は頑として治ったとは感じようとはしないであろう。何が足りないのであろうか。不安なく愛するためにはそれはまだまだたくさんの条件を挙げずにはいられないからであり、最終的にはそれらの条件が脱落しなければならないからである。だからこれらの条件の本来の目的は愛への没入と過度の興奮から自分を守るだけのものであったと患者が知っても、それだけでは十分ではない。またその条件の発生源である外傷体験を知ってもまだ十分ではない。患者はもう一度無心に、無条件に、ちょうど幼児だけができるような愛し方で愛することができるようにならねばならない。このような条件の脱落を私は新規蒔き直しと名づけている。当然ながら、新規蒔き直しは必ず幼児的である。外傷体験によって発達過程が元来の方向からそれてしまったその地点から発達をやり直さなければならない。たとえばある女性患者は、一本の指で私に触れてもらい、まるで乳飲み子のようにその指を掌全体で包み込みたいといった。別の女性患者は、この時期に入ると自分が子どもとして登場する夢を毎日話しにきた。子どもは夢ごとに少しずつ大きくなり、さらにすることと言えば愛することだけであった。愛し方のさまざまは彼女の発達過程を反復するものであった。

想起によっても反復によってもどちらでもよいが、リビドーの発達過程を逆にたどり直すことがどうしても欠かせないのはなぜなのか、ここから理解できる。何かを新たに始めようとすれば、邪魔が入った地点まで戻らねばならない。たどり直すこと自体は、——つまり想起、抑圧されたものを暴くこと自体は——まだ変化ではない。しかし変化への道程、新規蒔き直しへの道程として必須の条件である。

続いて何が起こるのであろうか。まず何度か改めてためらいがちに試してからの場合が多いけれども、それ抜きでいきなり噴火することもあるが、いずれにせよ、全く飽きることを知らない求めが出現する。すなわちあの新規蒔き直しの幼児的な愛の行為を幾度も幾度も繰り返したいというのである。この欲求はおおむね短期間で消え、長く残ることは稀であるけれども、その後になって、不安が消え、患者は不安に結びついていた願望が何であるかを認識し、その願望を現実の中で実現するか、それとも最終的に断念するかのいずれかを行う力を持てるようになる。（もっとも）新規蒔き直しが一度訪れるだけで分析の仕事が終了することはまれである。自分の没入（ゆだね）、愛する準備性と結びつけていた多くの条件、制約などが一つ一つ脱落していくほうがふつうである。

これはまちがいなく分析の仕事の中でもっとも面白い期間である。フロイトが〝徹底操作〟と呼んだのはこれと同じものだと私は考えている。しかし、フロイトは「分析治療のこの部分こそ患者にもっとも大きな変化をもたらす働きを持つ[5]」ことを確認しているにもかかわらず、さきに引用した論文の中では非常に短い扱いである。この問題に当てられているのは最後の二段落だけである。しかも彼が治療のこの時期のために分析家に与えた助言はごく常識的なものしかない。忍耐と、精神分析の基本原則を遵守しつづけなさいというだけである。私がもっぱら古典的技法にしたがって分析をしていた間にも、たしかに新規蒔き直しのような反応を見ていたことがあったが、この現象の規則性と意味とを認識するに至らなかった。同じ事情がフロイトにもあり、それがこの問題の重要性には不釣合いな短い扱いになった理由の一つかもしれない。

抵抗の徹底操作という分析治療の最終期、私が呼びたい名称では不安なき新規蒔き直しの追求であるが、それはその結果必ず、愛する能力、愛を享受する能力の拡大をもたらす。それまで不安が障壁になって不可能だったいろいろな機能も、以後は、活動を始め、それも快楽をもたらしてくれる働きとなる。

2

ところでこのような能力の拡大は性格の変化をも意味するにちがいない。ここでわれわれは、性格分析という議論が白熱している問題に到達したのであるまいか。精神分析は性格を変えられるか。どこまで可能か。性格は変えるべきか。また性格を変えることなど許されるのか。教育分析は本来このテーマを持ち込んだはずだが、教育分析の導入によってかえってこれらの問いは宙に浮きつづけていることになってしまった。われわれ分析家にはこの問いの最終的な答えがまだ得られていないことがわかっている。[6] それどころか、練達の分析家のなかにもこの問題に懐疑的な人がいる。逆に、同じくらい練達の分析家のなかに自信をもって肯定的に答える人もいる。愛する能力を変えることによって性格も変わるという先の主張は一つの解答であるが、ではなぜ優れた分析家が否定的な主張をしてきたのか。この問題はわれわれを不安にさせるがまだ答えがないままでなかろうか。ところで科学の世界で真摯な研究者の間にこれほど矛盾する意見を聞くときには、必ず問いの立て方自体に正確さが足りないのが古来の経験則である。

まず日常の語法から考えよう。Charakter（性格）は、charásso（ギリシャ語）に由来し、掻き傷をつけるとか鑿で彫り込むというような意味である。charaktér は古代ギリシャ語では、鑿のような道具と、それで彫られた印章を意味し、その後に比喩的用法として性格という意味が出てきた。私のようなハンガリー人にはこれにあたる jellem という言葉があるが、それには jel＝印章という語幹が含まれている。ドイツ語でも 'charakteristisch' (Charakter（性格）の派生語）と 'bezeichnend' (bezeichnen（印をつける）の派生語）は同じ意味である。このような意味で、性格はその所有者をそれと知らせる印章のことである。

特徴的（charakteristisch）な身体つきという言い方も確かにある。しかし一般的にこの言葉は人間の行動について用いる。日常語で charakterfest（性格が強い）というのは、どんなに違った環境に置かれても、きわめて強い誘惑のもとでも、その人の持ち前のルールや原則にしたがって行動し、考え、さらには感じることさえできる人のことである。ローマの詩人ホラティウスは有名な頌歌にそのような人のことを「正しくかつ不屈なる男子」と歌っている。これに対し charakterlos（性格がない）とは行為や考え方にそのようなルールや原則がない人のことを言う。どんな目を背けたくなることでもできる人をも性格がないと言う。何よりもまず、われわれは、この表現に内在する社会的価値判断に縛られず、ただ心理学的診断として考察しなければならない。そうすると、Charakter（性格）とは、ルールを持ち原則に従う硬直的な反応・行動形態ということになるのではあるまいか。

硬直性の程度はもちろん人によって異なる。自動機械のような反応形態から、全く出たとこ勝負的な反応形態に至るまでのあらゆる中間段階がある。さらに、人間の自分の性格に対する関係も実にさまざまである。好ましい場合には当人が性格を自己の重要部分、さらには自己の核心と認識できる。逆に異質な馴染めない強制力で自分よりもずっと強力なものと感じる人もいる。この場合もやはり大多数の人は両極端の中間にある。

これらの相違にもかかわらず、問題は変わらず一つである。すなわち何かを行い、考え、感じることができる備えがあるかどうかということである。これを私は性格学の形式問題と呼びたい。ただし性格学がこの形式問題に尽きるものでないこともやはり強調したい。これ以外の問題のうちもっとも重要なものだけをあげると、人間は行為の形式が異なるだけでなく、行為の強度もそれぞれ異なっている。強度という問題については名を挙げるにとどめる。その解答は、私には言うほどのことの持ち合わせがない。

そこで形式問題がまず第一の関心である。規則的な性格反応を研究するには単純な心理的刺激では用をなさない。たとえば視力、可聴閾、反応時間などの測定は、当人の個体差、体質、今現在の体調などの価値ある資料であるが、当人の性格の研究には何にもならない。性格はなるほど個人によって異なるが個体全体を決定づけるわけではない。したがって性格研究のためには複雑な刺激を用いなければならない。

そのような刺激の例は簡単にあげられる。たとえばある人が愛する人を許すことができるかどうか、またどの限度まで許すことができるかを調べるべきである。また、大切な機会を逃さずどれだけの期間ねばるか、それともあっさり逃してしまうか、友人が困っているときどのように助け、敵とどのように闘うのか、物事が望み通りにいかないときに我慢ができなくなるかどうか、ことが自分の望みにかなったときに何をし、望みに反したときに何をするのか、などもよい。以上すべての他に多数の類似の観察所見を加えれば、その人の性格を再構成するための重要な素材が与えられはする。しかし、一見これほども異質なこれらの刺激全部に共通する何かがあるだろうか。私はすでにこの共通要素を発見したと思っている。今数え上げた特徴も、私が調べた他のすべての特徴も、二つの動詞で言い表すことのできる思考と感情と行為の枠内からはみ出るものではない。それは愛することと憎むことである。したがって、性格とは愛と憎しみの対象に対する人間の挙動を規定しているものである。

性格はある特定の愛し方（憎み方）を促す。そう、別の愛し方（憎み方）をやりにくくし、さらには多くの場合全く不可能にしてしまう。したがって一言にしていえば、性格とは、愛と憎しみとの可能性のさまざまな程度の限界づけである。それだけではない。外的事情によって自分の性格に合わない愛の機会が与えられ、さらには強制されまでする状況では愛することはできないし、ましてそれを楽しむことなどとてもできない。性格とはまた愛と享受の能力の限界づけでもある。一般に、性格の強い人はいわゆる無性格の人よりも不利である。実際、〝無性格〟な人が楽しみを感じる状況で彼らはひどく苦しまねばならない。そこから生まれる嫉妬は、性格の強い人が無性格な人を軽蔑し断罪する大きな原因だろう。

私は先に性格は規則となり硬直化された反応形式であると表現した。ということは、かつては他の反応も可能であり、形式も変わることがまだ可能だったということである。形式が規則的で硬直的なものになったのは後になってのことである。では硬直化の時点はいつかということだが、子宮外に出て生活してからにきまっているが、それが始まった時ではない。きわめて複雑な刺激を消化することが、非常に早期の課題ではないのはまちがいない。ただ、これは性格の形態だけに当てはまることを強調したい。性格の強さのほうが先に決定されるような気がする。

精神分析学の文献では、性格形成の原因として処罰への不安が必ず挙げられている。この罰はもともとは両親（教育者）から子どもに加えられるものであるが、後に超自我が成立してからは自分自身の良心からも加えられる。処罰の意図は処罰する暴力との同一化の達成であり、したがって一種の自我変化である。新たな罰を避けられるように変化することである。後にはこの命題が拡張されて、罰という言葉は肉体的苦痛だけでなく、愛情を引き揚げるという脅しも同じ作用を与えることができることがわかった。つけ加えておきたいのは、罰のほかに、不相応な大量すぎる快感放出も性格形成に重要な役割を演じることである[7]。

今や私たちは、なぜ性格とはまさに憎しみと愛の対象への関係を規定するのかを理解するようになった。性的興奮であれ処罰であれ、危険とは、なによりまず、もっとも近くにいるもの、愛の対象から来る。だからどうでもいい物や人はどうでもよい、ということを翻訳すれば危険でないということである。それは快感も不安もかき立てないからである。愛や引力が強くなるほど性的興奮も強くなり、不安が生じる危険も高まる。愛するがゆえに苦しみ、いかに愛するかに応じて苦しむというではないか。

こうして円環が閉じて元に戻った。性格の一つの機能は、人を――不相応に大きな――性的興奮すなわち愛から守ることにある。この目的を達するために人間は自分の愛への準備性と相互的な性的興奮と享受への参加とを程度の差はさまざまだがとにかく硬直的な制約に縛りつける。この制約こそがその人の性格特徴である。精神分析治療は患者に性格特性の起源を知らせるだけでなく、さらにはそれを防衛手段とみなすべきことをも教える。それによって、こうした防衛手段のあるものはすでに不必要になっており、個人の歴史からすれば当然ではあるが今は無邪気な喜びの妨げになっていることを知って、これを解体することができるようになる。これが分析治療は性格を変えることができるのか、できるとすればどこまでできるのかという問いに対する答えである。

まだ問題が二つ残っていた。性格は変えねばならないのか、そもそも変えることがゆるされるのかである。これに答えることはそうそうやさしくない。すでに見たように性格とは妥協形成である。個人の利害と人間社会の利害という二因子間の妥協である。〝性格の強い〟人はその社会のもうけものであり、〝無性格〟の人は永遠に心配の種であり永遠の危険である。個人にとっても性格を持っているほうが楽である。いろいろな状況におかれたとき深く考えたり迷ったりする必要がなく、後に責任をとる必要がぐっと減るからである。

しかしこれはことの一面にすぎない。裏面には失われた多くの喜びが、損なわれた多くの快楽があり、完全な快楽へのゆだねを恋い焦れる多くの憧れの思いがあって、それらは決して満たされないだろう。だが幸いなことというべきか、われわれ分析家にこの問いがぶつけられることはそれほどない。分析家を訪れる人が望んでいるのは解放であり、教育分析を受ける者も開始後しばらくすれば同じようになる。それは自らの性格が強いるおびただしい圧迫的な要求からの解放であり、原則的な問題は目にとまっていないのである。

しかし、だからといって私は、性格分析がどの事例にも正当であるかどうかという問いを避けて通りたくない。すでに見たとおり、性格分析の課題は、外から押しつけられて硬直化した、愛と憎しみのさまざまな拘束条件から人間を解放することにある。私の意見では、多くの事例において、性格分析は正当であるだけでなく欠かせないものである。それらの制約は、たとえはるか以前から自我に組み込まれていたとしても、そもそもが教育の失敗の延長上にある。過去に犯されたこの失敗を今働かないようにしなければならない。これなら必ず達成することができる。成人後に分析家の手でやれないことは、欲動の基本構造を変えることと、ある特定の社会によって教育されたという事実を取り消すこととである。われわれ分析家の目標とは、したがって、柔軟に実用的に外的現実に適応しつつ、できるだけ完全な内面の自由を保持するようになってもらうことである。われわれの何百年か前の先達が含蓄のある表現を残している。ヨハン・シェフラー、あるいは彼自身名乗るところのアンゲルス・シレジウスである。彼の『瓊天使的なさすらい人』にこうある。

人よ、本質的であれ、なぜならこの世が過ぎゆけば、偶然は消え、本質だけが残るから。

性格分析の課題はまさに人間が自らのうちの本質的なものを偶然的なものから区別できるすべを学ぶことである。

補遺

本論に述べた見解に従えば、退行とは一回限りの現象ではなく、またあるリビドー態勢から別のリビドー態勢への決定的な跳躍ではなく、完全な性器性を阻む不安の脅威と最終快感を経験する能力の欠如に強いられて生涯前後に揺れつづけるダイナミックな過程ということになるのではあるまいか。たとえばある若い男性は、治療の一時期、愛する少女が身近に来て性的に興奮するたびに必ず下痢に襲われて我慢できなくなった。別の男性では、同じような時に嘔吐が起こって性的興奮から自分を守ってくれた。すでに分別ざかりに入っていたある男性は、自分の女性パートナーに魅かれるのを自覚するたびにたちまち、乱暴で無愛想で喧嘩ごしになった。患者たちが性器の興奮の高まりに対して不安を以て反応することがどこの分析家のところでも確かめられている。興奮が高まるとともに不安が高じ、ついには不安が非常に強くなってそれ以上の高まりに耐えられそうにないところに達し、その結果、不安のない別の放出方法を見つけなければならなくなるのであった。その過程とは退行である。性器性以外のあらゆる性活動は前性器的だからである。

しかし、個人生活において反復が起これば、意味が少し変わってくる。反復は退行の対極にある。性的興奮が前性器的放出（上にあげた例で言えば、下痢、嘔吐、喧嘩、非友好的態度をとることなど）によって解消すれば、ただちに不安の恐れが軽くなり、リビドーは再び性器性の方向に動く。これはすでに通った個人的発達の道を何度も繰り返すことである。その途上でまた興奮に耐えられなくなると、振り子は反対方向に揺れはじめ、退行が始まる。

すべての人の性活動には二つの極が認められる。完全な性器性に向かって不安なしにどこまで近づくことを自分に許すかが一つの極である。これを性器極といってはどうか。次に不安がその人をどこまで引き戻すかという反対の極がある。これは固着極ということにならないか。これに加えて解発される不安の量をとりあげれば、現在知られている心理＝性的状況の大部分を容易に図式表示することができる。

わずかの性的興奮だけで不安が広い範囲に呼び覚まされる時には性器極は固着極の近くに押し戻され、ほとんど不動の退行状態が成立する。これが精神神経症の像である。性的興奮がもっと強くなってはじめて不安が起こるということは不安はある狭い領域だけをカバーするということだが、その量がかなり大きい場合には、先に記述した性障害となる。かなりの量の性的興奮に耐えることができ、その興奮によって呼び覚まされる不安の量がゼロか微量であるとき、その人はいわゆる健康人と呼ぶことができる。その性格特性の硬直性の程度はいろいろであるが——。この図式は、これまでの各種の図式を包含しているだけでなく、多くの移行型や混合型を一つの体系に整理できるようになっている。

この考え方によれば、性格には強すぎる快楽から人間を守る機能もあると思われる。発生論的に述べれば、完全にうまく行って当人のためになった抑圧は存在しないということである。すなわち抑圧は必ず自我に永続的な変化をもたらす。最悪の場合には神経症的症状を招来するが、抑圧がうまく行っているのではないかと思われていた場合でも、深い精神分析によれば程度の差はあれ硬直的な性格特徴が発見される。それらの性格特性は、成功した抑圧のケロイド様瘢痕なのである。

（1）　第一二回国際精神分析学会において発表。（ヴィースバーデン、一九三二年九月五日）
（2）　'Confusion of Tongues between the Adults and the Child,' *Int. J. of PsA.* (1949) 30, 225. ドイツ語ではじめて活字になったのは一九

三三年（英語版の注）。

（3） *Stand. Ed.* XII, p. 151. 初出ドイツ語、一九一四年（英語版の注）。

（4） *Int. J. of PsA.* (1931) 12, 468.

（5） Freud: op. cit., p. 376.

（6） これを書いたのは一九三二年である。この問いはその後、本論文で私が述べた方向で解決された（一九五一年に付記）（英語版の注）。

（7） これら二種の不安は、実に別々のように見えるのだが、実は多くの共通点がある。たしかに、罰は、愛情を少しひかえると称する場合でも、サディズム的な両親と子どものマゾヒズムにはしばしばかなりの性的満足を与えることがある。そのような罰（愛情の撤回）も、不適切な性的興奮の範囲に入れることができるだろう。こう言ったからといって、愛情の撤回が、行きつくところまで分析すれば（in ultima analysi）よるべない子どもにとっては必ず現実の死の危険を意味するようになっていることを否定するつもりはない。同様に、誘惑によって起こるあまりに強い性的興奮も、子どもにとっては「もうとてもたまらない」という感覚を起こさせるが、その本性は破滅の近づく感覚、瀕死の感覚に似ている。愛情の撤回と強すぎる性的興奮とのいずれかによる現実の死の脅威と、快感あるいは処罰をもたらす両親の行為による不相応な性的興奮、という二つの不安の源泉に本質的な関係があることはとうてい否定できない。しかし、硬い人格を生むもっとも重要な原因がこれら二つであることは確定されたと私は思う。その生物学的基盤は、ここでも子どもの無防備性、すなわち子どもの全存在が成人の気まぐれな意志にゆだねられていることにある。

第十二章　感情転移について(1)（一九三三年）

精神分析は臨床経験において実証済みの二つの事実にもとづいて構築されている。その第一は抵抗である。患者はしばしば、自由連想の流れのただ中で、この次のある思いつきないしは一連の思いつきを話したくないという衝動を感じる。その理由には、失礼だ、ばかばかしい、重要じゃない、つらい、などさまざまある。分析家は、連想の流れが突然横道にそれたり、速まったり、ためらいが生じたり、さらには完全に途切れたりなどの乱れから抵抗に気づく。この経験が心に無意識過程があるという仮定、抑圧その他の心的現象の力動機制の仮説がつくられるきっかけとなった。これらの仮定の基礎となった諸事実は、きわめて明確で、誰にでも観察でき、否定しがたいため、今述べたような発想法は、名称は異なることがあるとしても以来ずっと学界に受け入れられてきたのである。これを根本的に否定するような批判は今日もはや全く聞かれない。

転移という同じく重要な二つ目の観察事実に目を転じると、全く様相が一変する。欲動の精神分析理論をもたらし、最近にいたって精神分析学的性格学の道をも開いたこの重要な経験的事実は、攻撃され、非難が浴びせられ、全く否定されることすらある。このような態度を決定する原因は二つある。その一つは、転移が抵抗と同じくらい一般的な現象であることは事実だとしても、訓練を経た、偏見のない観察者でなければわからないことである。そしてもう一つは、それが感情という領域と密接につながっていることである。そこで危険性のない例をいくつかあげよう。議論が高じてくると、そのうちの誰かが自分の主張をいわばさらに重くするためにテーブルを拳固でどんと叩くことがある。あるいは人をいらだたせる物音を聞かせることもある。あるいは議論の最後まで興奮が収まらなくてドアをバタンと閉めて出ていく人がある。また別の例をあげれば、青年が、最愛の人がさよならを言って立ち去ったのち、彼女が手袋を忘れたことに気づくことがある。その若者はこの貴重な忘れものを手にしていっそう幸せな気分になり、とうとうそれにキスをすることになる。

こういったあまり興趣をそそらない例をもう少しくわしく検討してみることにしよう。どの例でも非常に激しい感情が人をとらえていることが見て取れる。なるほど、その感情はある特定の人物によってかき立てられ、その人物に向けられたものである。しかしその感情は何か他の物のうえに働きかけている。怒っている人はテーブルやドアに腹を立てているわけではないし、恋をしている人は手袋に恋をしているわけでもない。それなのにこういう物が感情を表現するために利用されてしまうのである。学問的な言葉で表すなら、興奮している当人の感情は元来の対象から他の対象に〝転移〟されたのである。

転移というこの過程は、きわめて重要な、ごく一般的な現象であり、われわれの社会生活全般に浸透している。社会生活、宗教生活、政治生活のいずれをとっても、転移が重要な要素となっていない領域はまずないと言っても過言ではない。象徴という領域ひとつをとってみても、国旗、イギリスを表すライオンとユニコーン、家族の紋章などの底知れない重みは感情転移に負うものである。女王の衣裳や将校の制服と肩章にも同じことが当てはまる。国家を表す「ブリティッシュ」とか「ドイッチュ」という言葉にも感情がいっぱいのっけられている。「ブリティッシュ」という表現自体、連合王国の他の民族の感情を傷つけないように注意深く選ばれている。イギリスの切手の四隅には花が描かれているではないか。バラ（イングランド）、アザミ（スコットランド）、ラッパズイセン（ウェールズ）、シャムロック（アイルランド）である。これらはイギリスの王冠の下に一つとなった国々を図像化したシンボルである。犯罪行為はすべて君主に向かっての犯行とみなされ、かならず女王の名によって起訴される。官用の封筒には「女王陛下御用」の文字が印刷されている。また広大な英連邦は制度や条約や法律ではなくて、主として女王個人という象徴によって統合されている。

それほど重要な象徴ではないが、大学やクラブの色（オックスフォードのダーク・ブルー、ケンブリッジのライト・ブルーなど）もある。はるかに重みがあるのはやはり宗教的象徴である。十字架、礼拝のために膝をつくこと、教会の鐘の音などである。象徴そのものに固有の価値がないことはどの場合も明らかであり、そのはかり知れない価値は転移された感情によって貸し与えられたものである。

社会的および政治的活動においてはしばしば転移が巧みに利用されている。あらかじめ効果を意図して転移をかき立てるのである。新しいスローガンとか敬礼の仕方を作り出したりするのはその一例である。

転移が縦横に活躍する領域として伝統がある。慣習はもちろん制度も、しばしば古くなりすぎて意味がなくなり、退屈で辟易することもよくある。にもかかわらずわれわれがそれにこだわるのは、よく言われるように父祖への愛と敬意とのためである。それは慣習や制度が、いわば権利として、父祖がそのやり方に持っていた感情を相続しているからである。例は数え切れないほどあるが、イギリスの下院議長、裁判官、高級弁護士などがかぶるかつらや裁判官の着用する法服はその一例である。

これにきわめてよく似た現象に記念品を丁重に保存するということがあり、その根底には必ず転移がある。手紙や無価値な手袋、杖、押し花、不細工な古い家具などといったさまざまのものが、その持ち主あるいは贈り主その人であるかのような心づかいと愛とをもって遇されている。いわゆる記念館というものを訪れてみればきわめて説得的な証拠を得られるはずである。たとえばヴァイマール市にはゲーテの洗面器から果ては溲瓶までが崇拝の的となって保存されている。またマンチェスター文学哲学協会には、化学者ドールトンのシルクハットや寝室のスリッパが同じようにうやうやしくガラスケースに陳列してある。

転移研究という領域の尽きせぬ泉は愛である。ここでは想像力、空想力のおよぶ限りのものが転移の材料となる可能性があり、また実際に転移の材料になってきた。愛にとらえられた人が使わなかったものはなかった。

二人で使った使用済みの切符にはじまって彼なり彼女なりが着た服の切れ端などに至る世界中のあらゆるものが恋人を表すものとされ、その代わりに愛され、とうとばれ、祈りの対象とされてきたし、現在もされており、また将来もされるだろう。ごく最近、ある歯科医がある少女から抜いた歯を二年間保存し胸のポケットに入れてどこに行くにも身につけていたが、その後彼女と結婚したという話を聞いた。

ところで笑い話は転移をよく利用する。有名な話を一つ引用するにとどめておこう。妻が仕事の相棒を引き込んでいるところにでくわした夫のジレンマである。もし妻を追い出したら妻の持参金を返さねばならない。相棒を追い出したら事業が破綻してしまう。だから彼は二人の寝ていた寝椅子を放り出すというわけである。

言語学においても転移は重要な役割を果たしている。それを証明するには次のような言い回しを思い出していただくだけでよい。家の前面（the front of a house）、テーブルの足（the leg of a table）、崖っぷち（the brow of a hill＝山の額）、それに、青ざめた月（the pale moon）、赤みのさした空（the blushing sky＝赤面する空）、幸せな日（a happy day）、苦難の年月（distressful years）などである。

このように列挙していけばきりがないだろう。転移がまぎれもなく一般的な現象であることを示すにはこれで十分ではなかろうか。転移の原因と目的を見つけることはさほどむつかしくない。原因は、感情の興奮を元来の人物なり対象に今は向けることができないかそもそも向けてはいけない事情があることである。これは寝椅子の物語に明瞭に見られる。対象となる人が死んでいたり遠く離れているときの崇敬の念についてもこれがあてはまる。また対象となる人が手の届くところにいても、恐怖、同情、愛などの別の感情が、われわれが今ほんとうはしたいことをその人に向けて実行することを妨げることもある。おわかりと思うが、転移は精神生活にとって大きな経済的価値を持っている。それがなければ細心の注意を払って抑えておかなければならないはずの感情を放出することを可能にしてくれ、そのおかげでわれわれを重苦しい緊張から解放してくれる。ドアをバタンと閉めたり、テーブルをたたいたりした後は気持ちが軽くなる。同様に、もし愛する女性の思い出を鮮やかに残している何かを持っていると、その人を失ったことが耐えやすくなるのである。この経済論的機能が転移の目的の一つである。

こういったものは精神分析にほとんど関係がないではないかと言われそうである。その責任は私にあって、私はあるものをわざと避けてきたのである。今まではもっぱら転移する主体の側から転移を検討してきたのであって、感情を――そうされるに値するかどうかは別として――転移される側の対象がそれに対してどう言うかについては問題にしなかった。冗談めかして言えば、意気揚々とうち振るわれるダークブルーの布きれ、慈しんで保存される手袋、腹立たしく閉められるドアなどは何が言いたいのかは問題にしてこなかった。この問いは奇妙だし笑う人もあるだろうことは承知している。しかしそれが私のねらいであり、対象が無生物で答えを言えない例ばかりをわざと選んだのである。単純明快な状況を示そうとすればこの手によるほかない。感情が人間に転移されたとたん様相は全く異なったものになる。対象とされた人間にとっては、自分が愛撫されたのか叩かれたのか、敬意を払われているのか辱められているのかが大問題だからである。きっと無関心ではいられず、自分の中に引き起こされた感情に従ってそれに応えるだろう。このことによって心理学的状況は格段に複雑なものになってしまう。それだけではない。転移はすべての人に生じる性向なので、転移されたほうも自分の中に生じたその緊張を厄介払いしようとするだろう。感情の除反応できなかった部分は手の届く範囲の誰かに転移しようとするだろう。こうしてほどけない毛糸のもつれが生じる。

転移は珍しくもない日常経験だが、抵抗のように容易に観察できないと言ったことを覚えておられるだろう。今やその理由が明らかになった。あと一つ説明をつけ加えておきたい。単純明快な状況に戻るためには何が必要かは誰もわかっていることである。関係者二人のうちの一人が、初めて接近されたときに、旗や手袋やドアと同じくらい受動的に行動するとよいのであるが、これはそう簡単にできる課題ではない。分析家こそそうする人物であり、その結果生じる状況が〝精神分析状況〟と呼ばれるものである。もし分析家が受動的役割から離れたら何が起こるだろうか。ごくありふれた、人々の間にふつう起こっていることしか起こらない。分析家は丁寧に扱われ、心地よい言葉をかけられて喜び、他方、叩かれたり、きびしく責められたり、叱りつけられたり、ののしられたりすれば怒る。つまり分析家もまた反応し、自らの感情を患者に転移する。こうして、精神分析状況は根本的に変わって、好意と敵意、共感や愛ないし憎しみ、あるいは無関心といったものからなるありふれた人間関係になってしまう。

しかし、分析家が、柔軟な受動性を保って二人の間に生まれつつある人間関係に自分の側から何も持ち込まないだけの力量があれば、患者だけが二人の関係をつくっていかなければならなくなる。そのような条件のもとにおいてのみ、患者の転移の効果を明るみに出し、それを一つ一つ細部にわたってたどることができるのである。この課題のむつかしさはもちろんのことである。一般の考えでは分析家にとって特にむつかしいのは、患者それぞれが報告する数えきれないデータ、出来事、話の細部を記憶して、それを別のデータと混同しないようにして解釈することとされている。しかしこれは柔軟な受動性を保ち、転移を意識的に操作し、分析家自身の逆転移を完璧に制御するという課題に比べればやさしいのである。こちらこそ分析家の試金石とも言うべきものである。分析治療には外科医や細菌学者に必要な無菌状態に似たものが要求される。そして無菌操作が書物から学べなくて実践を通じてのみ学ぶことができるのと同じように、分析の無菌性を学んで自分のものにするにも一つの方法しかない。それは教育分析である。これは周知のように、将来患者に用いたいと考えているのと同じ過程に分析家志願者自身が自ら身を投じることに他ならない。この要請を一般医、特に外科のカリキュラムに導入することができたら、多くのポリプラグマシーが予防できると思う（ポリプラグマシーとは治療が新たな愁訴を生み、それに治療が重ねられてきりがなくなることで、外科に多いから〝ポリサージェリー〟という名のほうが知られている――訳者）。

分析家を待ちかまえている多くの困難のうちいくつかを説明してみよう。そうするなかで、無意識というものがどれだけ悪賢くて、ただただ分析家の受動性を放棄させるためにだけいつも新たな奸計を繰り出してくるかがわかるであろう。

たとえばある日一人の男性が神経的な悩みを相談するために私のところに現れた。彼は名前を言い、家族関係を話し、自分の生活史を洗いざらい語った。それは非常に複雑な話だった。いつものように、私は質問を始める前に、正しいことを答えたくない場合には答えるのを断わるようにと言った。これに彼は深い感銘を受けられたようで、私の質問にすべて快く答えてくれた。にもかかわらず私は彼の問題を十分明快につかめず、一時間たって面接を終えねばならないとき彼にそう伝えた。数日のうちに彼から電話するという申し合せをした。彼は電話をして、次の面接を予約し、再来して彼の物語を続けた。しばらくして私は困惑しながら彼の話を遮り、まだ状況の全貌が見えないと言った。彼が語ってくれるほど私はますます解らなくなるのだった。患者はほっとしてこう言った。「とうとう誠実な人に会えました」。そして名前は偽名で、話したことは全部、家族関係、神経症状、その何から何までが作り話だと言った。まず私をテストしたかったのである。完全に信頼できる人だけに秘密を打ち明けることができるようにしたかったからである。彼はすでに何人かの医者を同じようにして試したが、みんな彼の罠にはまり、でたらめな症状に対してアドバイスと処方を与えたのである。私は、たしかなテストなしに誰をも信頼すべきではないという点ではもちろん彼に同意したが、しかしこれはかなりお金もかかり、くたびれもするテスト法だとつけ加えた。同じ結果にたどりつくことのできる、それほど不誠実を働かず、お金もそうかからない方法があるはずである。おわかりのように、この人は私の人柄にはまるで関心がなく、予め準備された構えを持ってやってきた。この彼の構えはすなわち転移で、この事例においては、それほど人をだます医者と自分との間に有効な関係を確立する前に克服しなければならない強大障害物となっていた。

この事例では、この構えは意識的なものであり、それなりに十分な根拠もあった。ただ、それに要したエネルギーはめざす目標に釣り合わなかったのであろう。このような不釣合がある場合には、転移像が意識的な根の他に強力な無意識的な根っこを持っていることはまちがいない。しかしこの根を発見するのにはふつう長く面倒な分析作業が必要となる。この事例においてはその時間がなかった。このような状況下では、患者に同意するにとどめ、ただ同時に彼のその構えがどれだけ不経済かを指摘して、彼にとって〝自然な〟態度が実は問題をはらんだ態度であると見直させることが薦められる。

毎回の分析面接の終わり方も転移の証明に使える。この場合も意識的には立派な理由を挙げてくる。われわれは患者と一回に一時間面接するのがふつうであり、時間の終わり方はかなり型にはまっている。しかし患者のそれに対する反応はさまざまである。すぐに立ち上がり「さよなら」と言ったかと思うともう姿を消している人もいる。立ち去りがたく、あとこれとこれを話したら帰ると言う人もいる。彼は次の患者が待っているのを知っているが、でも、この考え、この体験はすごく大事で、などと言う。第三の男は、患者が面接の終了を行うのでなく私が行うのは不当な差別だと感じてしまう。患者は予め面接時間のかなりの間、大部分ということさえ多いが、この不当な打撃に耐える心準備をしなければならないのであった。第四の男は、きわめて事務的な態度で、まるで感情がともなわない。時間が終わった、さあ帰らねばならない――。ところがまさにこのときになってきわめて重要なことを思いついたと言わずにおれなくなる。もちろん明日まで待たなければならないが、それを忘れていなければの話で、全くもってもったいないことで、分析家の杓子定規と、冷淡さと、待てなさとに責任があるからと言う。ほかにも何千という変化形がある。

おわかりのように、彼らはみな自分の態度を論理的で自然なことと感じている。しかし分析家の目から見ると、みんなが自分の態度だけが道理にかなったものと考えている点が怪しいと思わざるを得ない。全体像を見ることのできる分析家の目から見ると、それぞれの態度は患者の自然なものではなく、その患者特有のものに見える。ここで性格学に行き当たる。性格学はその研究者の数だけあることは万人の知るとおりである。すべての研究者が自己流の分類法を導入し、新しい基本的性格やら気質やらを記載してきた。この混乱の主要因は、〝無菌状態でない〟研究方法にある。それぞれの研究者がその好き嫌いや、自分の性格や気質などを持ち込んで、資料に加え、自分自身の転移という色眼鏡を通して現象を観察し記述してきたのである。結果が、その心理学者自身についての心理学や性格学なのも当然である。

精神分析はこれとは別の道を選んだ。何らかの基本的タイプを想定することから出発する代わりに、成熟した人間の性格特性というものを、精神分析状況において観察したのである。そうしてわかったのは、人はそれぞれある程度まで自動化された反応型というものを持ち、さらには反応のシステムまで持っている。多くの反応型がしっかり身についたものになって、そのために当人は別の反応型を用いることができなくなっているにとどまらず、当人にとってそれ以外の型は文字どおり存在しないのである。このような型をわれわれは性格特性と呼ぶ。分析においてこれとどのようにつきあうべきであろうか。まず第一に大切なことは、分析家がそれに反応してはならないことである。面接の終了を例にとってみると、分析家は、患者が激しく火花の散った面接の後であっという間に冷静になって退出するのを自然だと思わないことである。また対話を心地よい雑談に移すことも許さないし、何か非常に貴重なものが取り返しのつかない形で失われたのではないかと恐れることもしない。このようにすることによって分析家は精神分析の場を逆転移から自由なものに保ちつつ、患者に思いも寄らない自動現象が患者の中で働いているありさまを示してみせることができるのである。この自動現象を意識させられるだけでなく、患者がそれによってめざしている効果までを意識化させることができればさらに一歩の大きな前進である。さきに示した例に沿って考えると、時を告げる鐘の音が聞こえると直ちに走って去る患者はおそらくしつけられすぎた子どもであった人であり、決まりの時間が来ると願望が感じにのぼらなくなり、ましてそれを表現することなどとんでもないことになるのである。また新たな考えが思い浮かぶのを自分の中に留めておけない患者は、さっさと（面接室から）送り出されることに耐えられないという事実を巧みに隠しているのである。面接が始まったとたん、送り出されるという予想に悩まされる第三の患者は、甘やかされた子どもであることが多く、感じやすさの陰に強い攻撃性が隠れている。第四の患者は、いたって従順に見えるが、実は責任を分析家に負わせたいのである。

次の段階で示すべきことは、この自動現象がある条件下では経済的である（力を節約できる）がいつも経済的とは限らないことである。むしろ袋小路に終わる状況に誘われる場合がしばしばである。こうなると分析の目標は、この反応様式が正しくまた適応的であった元来の状況が再び見えてくるのを期待して目ざとく見張りつづけようとすることである。それが唯一の適応法であったということもしばしばあるから――。その状況が見つかると、現在のこの自動現象――別名を性格特性という――が確立されるに至る全過程をたどることが可能になる。おわかりのようにこの方法は性格学において用いられてきた従来の方法とは一から十まで異なっている。どれが基本的性格タイプであり、またいくつの性格タイプがあるのかという前提は全然考えていない。われわれはただ資料を集めながら、知識見識を蓄積してゆくうちに自然にまとまってくれることを望むだけである。

あらゆる性格特性にはその人固有の歴史があると述べてきたが、その意味を例にあげて示すことにしよう。分析中に予想もしない結果にでくわす時がある。一見重要ではない些細なことが嵐のような転移の引き金となることがある。だからこそそのような些細な具体的な話から始めるべきだろう。一時期の私は寝椅子を私の書き机のごく近くに置いていた。かなり大きな観葉植物の鉢植えが机の角に接して置いてあり、寝椅子に影を投げかけていた。ある日その鉢植えを手入れのために部屋から持ち出させた。葉に埃が積もっていたからである。鉢はまだ戻っていなかった。私も、一人目の患者も、二人目の患者も鉢がないことに気がつかなかった。ところがその次の患者がいつもと違って、面接時間が始まっても沈黙したままだった。彼の様子を見ていると、全体に居心地が悪そうで、ほとんど病気のようであることが目に見えた。少し励ましているうちに、彼はいきなり乱暴に言い放った。「いったいどうして私をこんな目に合わせるのですか。何か理由があるとしてもここまでしなくてもいいではないですか」。かなり長いこと、どうしたの、いってごらんといっているうちに、やっと話すことができて、今まで観葉植物の影があってすごく心地よかったこと、すごく安心できて、落ちつけていたと語った。ところが植物が取り去られた今は、まるで追放された、みじめな人間となり、世界全体の餌食とありとあらゆる悪しきものに対して無防備に曝されていると感じているというのであった。彼は肉体的にはどこからみても健康な若者であり、スポーツマンであって、重量挙げのチャンピオンであり大学のボート部のコックスだったことを申しあげておこう。私は彼が九歳の時に両親の意向で家を離れ、イエズス会の極めて厳格な寄宿学校に入れられたことをすでに知っていた。当時は第一次大戦の終わりで、三つの革命が次々と起こり、ルーマニアがハンガリーを占領したという政治状況のために両親は二年間彼を自宅に帰休させることも、面会に行くことさえできなかった。彼は全く独りでやってゆくしかなかったのである。外面的には彼は非常に成績が良く、〝明るく快活な〟生徒にみえ、長じていつも皆に好かれる誠実でオープンな男性となった。しかしそのために彼が払わなければならなかった代価は何であったろうか。彼は子ども時代からすでに、情け容赦なく放り出されるという感覚があって、これと戦わなければならなかった。しかし自分を理解してもらえるとはとうてい思えず、かえって笑いものにされるのではないかと恐れていたため、彼は強くたくましい男性を演じ、ほんとうの繊細な感情は内に秘めていなければならなかった。今でも、彼のほんとうの感じ方を誰も知らない。彼には知人はたくさんいるが、親友は一人もいない。そこが空いていれば必ず部屋の隅で壁に囲まれて椅子に腰をおろし、ほとんど口をきかずに、まわりを用心深く見張っており、自分の主導で何かをすることが一切ないのが目についていた。たとえば試験の準備をするときはいっしょに勉強してくれる誰かを探した。ボートの練習のときは一人で乗らずにいつも誰かを誘ってボートに乗せた。（相手が漕げない人で彼が）二人分漕がなければならない場合でもである。もちろん性生活にも、情事にも同じ特徴が見られた。人に近づきたいという強いあこがれがありながら、水入らずの関係をつくりあげて維持する能力はなかった。実際のところはこれほど単純ではなく、いろいろ副次的なことがあることだけは明らかである。二つの傾向があるけれども、ぜったいに目だたないようにしようという努力とである。生育史のこのさしい気持ちを表すことへの恐怖と、ぜったいに目だたないようにしようという努力とである。生育史のこの部分に光が当てられることが分析の重要な一歩だったのは言うまでもない。

別の事例を取り上げてみよう。患者は三五歳の独身の女性である。非常にむつかしい事例であった。彼女にとって私は二人目の分析家であり、最初の分析はほとんど失敗に終わっていた。分析治療の前に立ちはだかる主な障害は彼女の奇妙な振る舞いであった。不愉快なこと、話したくないことなどが頭に浮かんだとき、彼女は、黙りこむか、日常茶飯事をしゃべりだす、のどちらかの反応になったのである。自由連想をしているとある主題を意図的に避けようとする傾向があると彼女に示すのに成功したことも何度かあったが、その後でも二回に一回はその主題を逃れようとしてうそを語った。何日かたって彼女の感情が静まると、彼女は感じていた不安と不誠実なトリックとを認めた。当然こんなふうにして私と彼女はごく単純な事柄のために膨大な時間を費やしていった。まさにこの振る舞いこそ彼女の人生全体を救いようのない混乱に陥れていた張本人であったことを彼女自身がわかっていた。

最終期のある面接で、彼女はまたしても同じ〝喜劇〟を演じた。〝喜劇〟というのは彼女の表現である。彼女が何かを隠していることははじめから明らかだった。半時間も二人の貴重な時間をやっかいなやりとりに費やしたすえ、彼女が推薦状を家庭医に書いてもらって持っていることをとうとう私に話すことができた。その中には彼女は良心的で信頼に足る人物だと書かれていた。このことは彼女の振る舞いのある面を分析する機会を与えてくれた。ただしここでは、当然、明らかになったもののうち大筋だけを報告する。まず第一に、彼女の考えでは大人になることは良くないことであり、誰でもそれを不安に思っているはずだというのである。実際、大人になるとは終身重労働の刑に処するという宣告を受けることであり、しかも自分のすることすべてに完全に責任を持つことを意味している。それにくらべて子どもはしたいことをすることを許され、責任を持つ必要もない。もし何かが起こったら責任者は親である。働く必要もない。子どもが遊びに時間を費やしても、みなが自然なことと思うし、かわいらしいこととさえ思う。誰も幼い少女に厳しい仕事を要求することはゆるされない、精神分析家だって――。

彼女の振る舞いは結局こういうことであった。私は幼い少女です。皆さんは私をありのまま愛さねばなりません。私を働かせようとしてはなりません。この態度の起源を彼女の子ども時代に遡ってたどることができた。彼女の母親は昔も今も仕事狂いで、母親にとっての人生は、母親自身の言葉によれば「義務と額に汗して働くこと」であった。彼女は患者の父親の二人目の妻で、父親は自分のために働いてくれる人がほしかったので母親と結婚したらしい。父親は数年前にすでに亡くなっていたが、人生何とかなるという行き当たりばったりの人間だった。彼は一人娘である患者を嫌い、息子のほうをかわいがっていた。

彼女のその後の全人生も同じような物語の連続であった。すばらしいスタートを切る、しかしその後、人が彼女のことを評価し、何かを期待しはじめると、――たとえば何かをやりとげてくれることを期待しはじめると――責任が恐くなり、〝喜劇を演じ〟はじめるのであった。自分がかよわい少女で責任が取れないということを見せつけるのである。たとえば学校時代、彼女はもっとも優秀な生徒に数えられた。そして級長に選ばれたら奨学金をもらえることになった。そうなると、続く一、二週間のうちに彼女は全然面目を失うことをしでかし、大学入学資格試験の直前に退学する羽目に陥ったのである。いくつかの職場でも同じ策略を繰り返した。ある時、彼女は二人の子どもの乳母となった。皆が彼女に完全に満足し、両親が給料の増額を申し出た。が、そのとたんあっという間に彼女はすべてをめちゃくちゃにし職を離れたのである。明らかに彼女は大人になりたくないのである。それは母親の人生と同じような人生を送ることを意味するからである。この面接の次の日、推薦状を持って面接を受け仕事を得たことが報告された。彼女のついた職が人材派遣業者の秘書であったのは非常に彼女らしい。つまり彼女の言葉を使えば、電話の前に座って他の人を仕事に送り出す仕事である。もちろん、それでも、彼女がそれ以来ほとんどどの日も、これこれのせいでこの仕事をやめたほうが賢明でなかろうかという毎度新しい理由を抱えて面接にやってきた。

これらの例全体を通して見えてくるのは何だろうか。彼らの行動は自由でなく、現実の要求によく適合していない。彼らは何らかのステロタイプ（紋切型）に従ってふるまい、このステロタイプが彼らの人生における重要な人々への態度を決定しているのである。この態度、このステロタイプは程度の差はあっても自動的であり、最後に触れた患者のようにいつも活動している場合もあれば、運動選手の例のようにわずかの刺激で活性化される場合もある。このステロタイプはある特定の人物に対する感情を規定している。その人物自体はその感情を引き起こすのに、ほとんど何の働きもしていない。全然していないこともある。それぞれのステロタイプには必ずそれ自身の歴史がある。私が歴史という言葉で言いたいのは、その感情をはじめて感じた原状況のことであるが、そこでは現実の状況に対する道理にかなった反応であったのである。そして、この反応が辿ったその後の運命のことでもある。もしこの歴史全体を意識化することができたら、そのステロタイプはそれほど絶対的強制力でなくなり、もっと柔軟な新しい適応への道が開けるようになる。

これは性格特性は必ず転移ステロタイプにもとづいているということだろうか。たしかに必ずしもそうではない。私はまた、性格学という際限のないテーマに乗り出すことはさし控えたい。なにしろ、そこにはスタイル、性格、人格などをこまごまと区別するし、また心理学、生理学、内分泌学、遺伝学、性生物学などが複雑にかかわり合ってくるのだから。情動の転移が性格形成に非常に重要な役割を果たしていることを示しさえすれば私の目的は十分である。

最後にまだ議論していない一つの重要な性質に注意を喚起しておきたい。ここで報告したいずれの事例もことごとく、転移された感情というものは、しばしば嵐のように激烈なものだが、それでもどこかに何か子どもっぽいところがあることを示している。この臨床的事実は、かつては驚くべき発見とされ、いわゆるエディプス状況の理解をいっそう深めてくれたものである。言うまでもないことだが、精神分析学がエディプス状況という用語で表しているのは、人生の最初の数年間にすべての子どもに生じる、複雑でしばしば矛盾をはらみつつきわめて強烈な感情、情動である。この感情の相当部分ははけ口が全くないか、あったとしても不適切なはけ口だけであり、多くの欲望は満たされないままに終わる。周知のように、このような欲望、なかでも特に愛と憎しみとは、長期にわたってそれと気づかれないまま生きつづけ、風向きのよい時にかつてのままの強さで立ち戻ってくることがある。これらの満たされない心的傾向は、単にいつまでもあるだけではなく、心に相当の負担であることが精神分析によって明らかにされた。いわゆる抑圧されたという不活性状態でそれを保持しておかなければならないからである。この重荷を軽くする一法が転移なのである。

このように述べてくれば、なぜわれわれは手の届く範囲のあらゆる人に感情を転移可能にする力があるのか、またなぜ実際そうするのだろうか、転移された感情がなぜ人間の社会的、文化的、宗教的、政治的生活にこれほどまでに浸透しているのだろうかを以前よりも理解することができよう。これらの感情はすべてエディプス・コンプレックスという巨大な貯水槽をその水源としているのである。なぜフロイト以前にはこの現象が注目されなかったのか、またフロイトはどうやってこれを発見したのかという疑問にも答えることができる。それは精神分析状況が多くの点でエディプス状況に類似しているからである。そう考えると、精神分析状況において必ず感情転移が起こることが理解できる。われわれの文化生活全体に転移が浸透し、政治的、宗教的、社会的生活の形成に抜きん出た役割を果たしていると述べつつ、転移は幼児的なものだとも断言したが、これは決してパラドックスではない。ここで論じているのは転移の心理学であって、転移の文化的価値でないことを考えれば、どこにも矛盾はない。両者は全く別の観点だからである。

㈠刺激と反応との間は一見ゆるやかな関係であることと、㈡幼児的であることという、転移の二つの属性の起源をたどっていくならば、幼児の「性」の問題に到達するであろう。

論文を終える前に、ここで論じることのできなかった重要な問題のいくつかを列挙しておこう。まず転移された感情と情動の質の研究であり、これは欲動心理学のいろいろな問題につながるであろう。次に転移の文化的機能であり、これはもはや純粋に心理学的な問題とは言いがたい。次に意識的転移と無意識的転移の相違と、個人的転移と文化的（集団的）転移の相違の問題がある。これらはそれぞれ、抑圧という非常に興味深い自我心理学の問題と、文化と個人との相互関係の問題につながるであろう。それから精神分析治療の主要因の一つとしての転移という純粋に技法的な問題がある。最後になったが、重要なのは、無意識の顕在化の形式、恐らくは唯一の真の形式としての転移である。

ここに列挙した問題を見れば、転移がきわめて多面的なテーマであり、とても本論文で示したぐらいの単純なものではないことを見てとれるだろう。

ともかく論文は終わりに近づいた。転移が人間の生活についてまわる一般的特徴であることを見てきた。誰でも必ず感情を手の届く範囲のあらゆる人に転移している。転移の対象が自分以外でもっとも重要な人間であるときには、転移をめぐる状況が明快に理解できるようになることは不可能である。なぜなら、㈠相手側が転移された感情に対して反応するし、㈡相手もまた自分の解消できていない感情をこちらに転移しようとするからである。これを明快に理解するための唯一の方法は、私が〝無菌状態の〟治療作業と呼んだものであり、それは自身の転移の完全な統御をなしとげた分析家の柔軟で巧みな受動的態度である。

（1）　この論文はそもそも、ハンガリー精神分析学会の一九三三年大会で発表された。事例は後に挿入された。ハンガリー語の出版は、*Gyógyászat*（医学）(1933) 73.

第十三章　精神分析治療の最終目標(1)（一九三五年）

精神分析治療とは何かと問われれば、それは患者の中で進む自然な発展過程であると自信を持って答えることができる。したがって私が精神分析治療の最終目標を問うときには先に決定的な状態を処方しておくつもりはない。そういうものは何らかの哲学的、宗教的、倫理的、あるいは生物学的な前提が先にあってから演繹して、人間は皆そのモデルにしたがって〝治癒〟しなければならないと要請するものであるが、私はそうではなくて、私たちの臨床経験はその自然な発展過程の最終目標、いやせめて最終的な方向を定義するに十分だろうか、と問いたいのである。

この問題を考える材料として特にふさわしい特別の事例がある。私の念頭にあるのは、かのフロイトの狼男のように、分析が部分的成果をあげただけで終わり、おそらく何年かの間を置いてその後に他の分析家のもとで治療を続けることになった患者のことである。再開された分析の仕事は、さきに処理しきれなかった障害を改めて調べるのに好都合な機会を提供し、その結果治癒が得られれば、先の機会にはその障害によって回復の過程が挫折したという証明が得られたことになる(2)。

何によって患者は治癒するのか、そして精神分析治療の最終目標はそもそも何かという問いをはじめて私に突きつけたのは、そのような事例だった。この事例はこれ以外の点では特に興味のあるものではないので、ここでの問題設定にとって重要な部分だけを述べよう。四〇代半ばの男性の事例であり、臨床像としては初めは恐怖症および強迫神経症的傾向が前景を占めていた。すでにほぼ四年間にわたって徹底的な分析を受けていた。二年間の中断の後に、かつての分析家との連絡がとれなくて私のところに来たとき、彼の神経症はむしろかなり重症の転換ヒステリーであった。われわれは以後およそ約五百時間を共に治療作業を行った。この分析もすでに二年以上前に終了し、その成果は私の治療の中でも最良のものに属している。さて、この成果は、無意識から特に新しいものを明るみに出すことなく達成された。取り上げられた内容は、すべて前回の分析においてある程度想起され、再構成されていたものであり、今回の分析はたしかにインテンシヴでしかも成功したというべきものだが、その期間、患者が幼児期から現在にいたる発達過程についてすでに知っていたことに何の変更も起こらなかった。それにもかかわらずこの人は、誇張ではなくこの期間に治癒したのである。

これが唯一の例ではないことも言っておこう。それどころか彼の例でこの過程に驚嘆して以来の私は、分析を十分深く行えばどの事例も終結期はこのような形になることを繰り返し見ることができた。最後の数カ月間には新しい材料の意識化はまれであり、それまで無意識にとどまっていた未知の幼児期の出来事に光が当てられることはまずない。しかしそれにもかかわらず、この期間に何か非常に重要なことが患者に起こっているはずである。患者はこの期間に入る前はまだ病んでおり、健康になるのはまさにその期間中にである。これはすべて知られていたことであって、まさにこの観察事実が徹底操作という概念を生む原材料になったことは承知している。しかし、徹底操作という概念自体、正確に言えばこの概念を生んだ臨床的事実そのものは、さまざまの学者が精神分析治療の目標を述べようとしたときに十分考慮されたとは言いがたいのである。従来提案されたどの目標にも欠陥があるのはそのためである。

治療の最終目標の表現の一つは、心の構造的変化だけをとりあげたものである。これを古典的な目標設定と呼ぶことができるだろう。もう一つのタイプは、起こることのエネルギー的あるいは感情的側面に重点を置くものである。これをロマン的目標設定と呼ぶことができるだろう。第一のタイプの目標はいずれも原典はフロイトにある。フロイトによれば、治療の目標は、無意識的なものの意識化でもあり幼児期健忘の除去でもあり抵抗の克服でもある。この三つの表現はほぼ同義語である。しかしこの目標は高すぎると私は思う。すでに見たように、さきに報告した事例において、治療がある段階を越えた後は、新しい未知の材料に光が当てられることはもはやなく、幼児期の生育史に特筆すべき新しい事実は何もつけ加えられていない。それにもかかわらず神経症は治癒するのである。分析をすでに受けた人もまだ夢を見るし、夢分析をすれば抵抗に遭うことも周知の事実である。ということは、分析の終了後でも、少なくとも夢の形成に必要なだけのものが心の中に無意識的にあり、また夢分析を大いに妨げるだけの抵抗が解消されずに残っているということである。また、患者の分析を事実上終了してから何カ月も、それどころか何年もたった後に、幼児期の生育史の断片が突然思い出されるということを経験した人もいるはずである。患者の生育史は分析の中ですでに再構成を終えており、この突然浮かび上がった記憶は分析作業を追認するだけのことが多いだろう。しかしその断片が、分析で取り上げられたこともなく、これまで思いも及ばなかった材料であることもある。その場合この断片がたとえ既知の生育史像にぴったりあてはまるとしても、全く新しい記憶であることに相違はない。したがって先の三つの治療の最終目標は、数学用語で言うならば、必要条件でもなければ十分条件でもない特性である。

さて二つ目のタイプの治療目標に目を向けてみよう。それらはいずれも、カタルシスが治療の中心だった時代まで遡る旧来の目標設定を言い換えたか精密に言い直したかどちらかであり、精神分析治療が追求する最終目標は〝押さえつけられていた感情の発散〟であることになりはしないか。これが正しいことを否定するわけではないが、これを掲げるのではあんまり一般的すぎるではないか。押さえつけられていた感情がことごとく処理され尽くしたかどうかの指標、少なくとも治癒というのに十分なほど処理し終えたかどうかの指標は私たちはまだ知らない。反復という因子が理論的に解明されて以来、判断基準をもっと正確に定めようとする試みが少なからずなされてきた。フェレンツィとランクとは目標を〝分析体験におけるエディプス的関係の完全な再現〟と表現した。[3] この目標設定によって大幅な進歩がもたらされたことは疑いないが、幼児期早期のエディプス的関係がいかに複雑なものかが明らかになっている今、余りに厳しすぎる目標設定であると思われる。その後ランクは、〝出産外傷の除反応〟を最終目標に置いた。[4] この命題の利点、欠点についてはすでにたくさんの論文が書かれており、今さら改めて論評を加える必要はないだろう。V・コヴァーチの〝反復動機の解消〟[5]という表現は、今述べた二つと異なって、治癒過程の力動に焦点を当てるものであるが、それでもなお一般的すぎる設定である。W・ライヒ[6]の批判は、私とほとんど同じ結論に達しているとはいうものの、最終目標を〝完全な性器性すなわちオーガズムを体験する能力の達成〟としている。これは部分的には正しく、時を置いて規則的にオーガズムを経験する能力のない人は健康とは言いがたい。しかし、私がライヒを正しく理解しているとすればであるが、分析を深く進めてもオーガズムの能力を得られない症例が現実にあるが、彼はそれを素質という曖昧な概念で説明しようとしている。また逆に、たいていの分析家は、完全なオーガズムの能力があるにもかかわらず、かなり重い神経症状態にある人を一人ならず分析場面で観察する機会があったはずである。

さて以上述べたように、現在までに提案された目標設定のいずれにも不満が残るので、私がヴィースバーデンで発表した観点に立ってこの問題を論じさせていただきたい。[7] 私は、患者が治療の最終段階において、長く忘れていた幼児的欲動願望を表明し、その満足を周囲の人々に求めはじめることを繰り返し見ることができた。この願望ははじめは微かにほのめかされるにすぎず、それが現れるとしばしば抵抗が生じ、強い不安さえ起こすことさえある。障害をいくつも乗り越えて、ゆっくりと、しだいにはっきりと打ち開けられるようになるが、その欲求充足を喜びと感じるためにはさらに時間を要する。ヴィースバーデン大会で私はこの現象を〝新規蒔き直し〟と呼んだ。そして十分深い分析の場合には必ずこれが起こること、それも終結の直前であること、さらにこれが治癒の本質的メカニズムであることを示したつもりである。

さて次は批判に答えよう。まず第一に、ヴィースバーデンの発表でもすでに述べたように、一回だけの新規蒔き直しで事足りることはまずない。といって人生初期の重要な欲動的願望のすべてについて新規蒔き直しをしなければならないわけでもない。分析の終了後も、充足に何の喜びも伴わないばかりか、不快感さえ引き起こすような欲動が残っていてもおかしくないのである。

ここでいろいろと技法上の問題が起こる。かりに新規蒔き直しを治療の終結の重要な判断基準としたとしよう。では新規蒔き直しがいったい何回おとずれたら治療に必要かつ十分なのかを知りたいといわれそうである。問題はそれだけではない。新規蒔き直しが欠かせないのはどの欲動領域なのか。必ずしも必要でないのはどの領域か。さらには、あってもなくてもかまわないのはどの領域なのか。私はこれらの問いのどれにも答えることができない。そこでこれらの問いに答えるのはやめて、新規蒔き直しという現象をさらに詳細に検討することにしたい。そうすれば、今どれだけ重要に見えようとも、先の問いは事の本質に根ざした問いではなく、答えがないという洞察に達するのではないだろうか。

先にあげた諸現象は治療の最終段階にのみ現れ、しかも残念なことに、この段階にいたる以前に現実的な理由によって中断される分析が少なくないので、新規に始まった快い活動には一つの重要な特徴があるのに私が気づくまでしばらくかかったのもやむを得なかったろう。それは例外なく対象に向けられているという性質である。私はこの発見に少なからず驚いた。今日一般に受け入れられている理論によればリビドーの最初期的、最原初的な段階は自体愛的だからである。私はこの理論的窮地から脱しようとして、リビドー発達の早期段階（自体愛、ナルシシズム）は治療中期に処理されているに違いないと自分に言い聞かせた。そうすれば当然、残るのはリビドーを対象関係へと導くことで、これを治療の最終段階の課題としてよいことになる。

しかし私には不満が残った。新規蒔き直し期間の患者に見られる現実の活動もファンタジーも、きわめて幼児的で、単純明白で、全くいかがわしさがないものなので、それが一つの複雑な発展の連鎖の最終項だとはどうしても考えられなかったのである。加えて、分析治療においてはもっとも奥底に隠れている、もっとも原初的な層こそが最後に明るみに出てくるというのがかねてからの常識であった。判で押したようにいつも見られる現象がもう一つある。ヴィースバーデンですでに強調したとおり、ここで問題にしている行動は、はじめのうちはたいていはおずおずとなされるが、それに続いて熱狂的になる一時期が必ず訪れる。そうなると患者はまるで嗜癖に陥ったかのようになる。患者は、来る日も来る日も、快さをもたらしてくれるその新しい行為ばかりを繰り返すか、少なくともそのことを空想しないではおれなくなる。これは治療の継続をむつかしくする状況である。患者はたいていの場合にはとても幸福で、それは自分を欺くことができるくらいだった。また初めのころは私もまんまと欺されたことを認めねばならない。彼らは自分を超健康的だと思い、一部の患者はそれを理由に私の同意も得て治療を中断したのである。しかしこの熱狂的、嗜癖的な至福感は長続きしない。中断後再来した、心理的自己洞察力のある女性患者が私に教えてくれたことだが、この状態はますます激しい欲求に変じて、ついには現実のどんな対象によっても満足されなくなってしまった。行き着くところはいっそう強化されたナルシシズムであった。うわべの礼儀正しさと欺瞞的自己卑下の下に隠れて自己の過大評価、尊大な態度、鼻につく利己主義などがあった（おそらくこれは正真正銘の嗜癖者が示す類似の態度を説明するものだろう）。

しかし患者と治療者との両者がこの時期を持ちこたえると、この熱狂的段階は消退し、その代わりに現実に適合した真の対象関係が出現する。まとめていうならば、まず明白に原始的＝幼児的な対象関係があって、これが正しく理解され治療されない場合には、どのようにしても満たしてあげられない要求がたくさん出てきて、周囲の人々にはきわめて不愉快なナルシシズム段階に終わる。しかし正しく導いた場合には、当人にとっても周囲の人々にとっても葛藤のない、現実に適合した関係が現れる。この観察所見は精神分析的リビドー理論の通常の図式に全く合致しない。「性」の発達の原初状態は自体愛でなければならないという図式だからである。この矛盾から脱出する唯一の道は、数え切れないほどの臨床事実にもとづく従来のリビドー発達理論と、ここで述べた観察所見との両者を同時に説明できるような、新しい理論的図式を開拓することである。この脱出口を示唆したのみならず、すでにかなりの程度建設したのがフェレンツィであることに私は気がついた。

フェレンツィは自信作『タラッサ』において、彼がエロス的現実感覚の発達と名づけた現象を述べている。彼はこの発達に三つの段階を置いたが、各段階の最終目標は必ず同じもので、ただこの共通の目標を異なった方法で達成しようとする点が異なる。後の段階ほど現実によりよく適合した方法で達成しようとするのである。その最終目標とは母胎への回帰である（フェレンツィによればこれが人間の性生活すべての根元的目標である）。三つの段階とは、受身的対象愛、自己形成的段階すなわち自慰段階、そして最後に外界変容的段階すなわち私が選んだ名前では能動的対象愛である。

われわれの問題にとって重要なことは、フェレンツィがしばしば指摘したように、子どもはそもそもの出発点からリビドー的対象関係の中に生きており、このリビドー的対象関係なしにはそもそも生きられないこと、ただしその関係は受身的だということである。この段階にある子どもは愛するのではなく、愛されるのである。子どもの世話をする周囲の世界は一定期間この要請を満たすことができる。しかし年齢が上がるにつれ、この要請は激しさを増すとともに数も多くなり、満たすことはますます困難となって、いつかは必ず現実に満たしてやれなくなる。これに対して子どもが示すのは、当然ながら敵意と攻撃と、さらに現実から背を向ける、すなわち愛の内向である。この方向転換が修正されないと、すなわち愛情を十分そそいで子どもを現実に結びつけようとしないと、自体愛的なリビドー配分の時期が来る。これはさまざまの形の自慰的行為と反抗的な自己満足の期間である。私の考えによれば、特に〝肛門サディズム期〟および〝男根期〟は、実際に観察された対象関係であるが、理論的にはこの時期の二つの概念のもとに要約されるものであって、人工産物なのである。この時期のいずれも環境との心理＝性的関係の正常な一発達段階ではなく、その一時点ですらない。両者ともそもそも正常な現象ではなく、これらが観察されるということは、相当程度の発達障害であると解釈される。

いずれも不適切な周囲の影響を次々に受けて、特に思慮に欠ける養育方法によって、周囲に対する正常な心理＝性的関係がかなり鋭角的な折れ曲りを起こしたことの標徴である。

私はかつてわが精神分析学会ブダペスト支部会において、このいささか大胆に見える主張を支持するこれ以上の証拠を示したことがあるが、それは独立した論文としてまもなく出版できると思う[8]。ここではフロイトの文章を二つ引用したい。彼は『精神分析入門』のなかで、「性」の部分欲動の多くは、たとえばサディズムのように、あらかじめ対象を持っていると述べている。それに続いてフロイトはこう述べている。「特定のこれ以外の部分欲動で身体の性感帯部分にさらに明瞭に結びついているものは、性的でない機能にまだ依存している当初だけは対象を持っているが、性的でない機能から離れると対象を断念する」。ここで言わんとしているのは口唇性愛のことである。もう一箇所では次のように述べている[9]。「口唇衝動は自体愛的となるのだが、肛門衝動をはじめとするそれ以外の性感帯に属する他の衝動は初めから自体愛的である。簡潔に述べるならば、それ以後の発達には二つの目標がある。第一は自体愛を放棄することであり、自己の身体に見いだしていた対象をもういちど外的対象に置き換えることである」。これに続く部分は今のテーマに関係しない。ここではっきりと表明されているのは、口唇的欲動が、そもそもの初めは対象関係を経験していることである。それこそ今日まで理論的考察において自体愛の典型例の役割を今まで果たしてきたものであるのに――。私がブダペストで行った発表の新しい点は、一般に知られているにもかかわらず一度も正しく評価されなかったこの事実を考えに入れて一つの理論を構築しようとしたことであった。

私の提出した理論によれば、すべての欲動は、自体愛的と従来呼ばれてきたものも含めて、初めは対象と結びついていることになろう[10]。この原初的対象関係は受身的な形をとる。人間の「性」の根元的目標は受動的であって、満足させてもらいたいとか人間に愛してもらいたいというものであり、これが生涯保持されているということになるだろう。現実すなわち不可避的な外面的事情であって、これが欲求を満たさないと人間は回り道を強いられ、これに甘んじなければならない。回り道の一つが自体愛、ナルシシズムだろう。世界が私を十分満足させてくれず十分愛してもくれないなら、私は自分で自分を満足させ、自分を愛さねばならないというわけである。もう一つの回り道は能動的対象愛である。これは元来の目標をずっとよく達成できるものだが、ただし犠牲を払うことによってである。われわれはパートナーを愛し、満足させる（これが犠牲である）が、それは結局はパートナーによって愛し返され、満足させてもらうためである。

これらがすべて正しいとすれば、新規蒔き直しはすべて対象関係の中で起こることがおのずから理解されよう。神経症の原因の一方は必ず現実的な欲求不満である。ふつう分析家はこの原因を過小評価し、分析によって繰り返し前面に押し出されてくるのは、病因論的には補完的関係にあるもう一方の内的因子のほうである。私たちが何カ月も、それどころか何年もかけて分析するのは、心の構造的欠陥であり、引き裂かれた関係性であり、意識化が不可能となった心的内容である。しかし、私たちが〝抑圧されたもの〟という集合名詞でまとめているこれらの発達障害すべてが、本来的には外的作用が強制したものであることを忘れてはならない。すなわち、現実なしには、対象関係なしには抑圧は存在しない。いわゆる自我心理学的な方向が盛んで、心的構造の研究にあくことのなかった時期に、フェレンツィが外的要因の重要性を何度も繰り返し強調したことは、彼の永遠の功績の一つに数えることができよう。

その主張がどれだけ必要であったか、また現在もなお必要であるかを、一例をあげて示そう。一冊の著作だけを多くの中から選んだが、それは誰もがその卓越性を認めており、十分批判に耐えうるはずである。それはメラニー・クラインの『子どもの精神分析』という豊かな思索にあふれた著作である(11)。

この著作の索引を開けてみよう。そこに次のような見出し語を探しても見あたらない。理解に欠けた養育、両親のサディズム、愛情欠如、厳格なしつけ、甘やかし、愛情への飢えなどである。驚くのは愛という言葉がそもそも見あたらない(12)（この言葉はフェニーヘルの『ヒステリーと強迫神経症』の索引にも見あたらない）。

これはこの本のもう一つの特徴に合致している。それは構造的要素と生得的素質との強調である。一例だけあげよう。この本には（ちなみにルツェルンの学会発表でもそうだったが）、いたるところに分裂した〝良い〟母親イマーゴと〝悪い〟母親イマーゴの話がある。この二つのイマーゴは、サディズムは子どもの素質によって強くなるもので、これに対象をいつも与えておくために、子どもが形成したものだという。そうなれば当然、子どもは自分が嫌悪し虐待した〝悪い〟イマーゴからの復讐をいつも恐れていなければならないことになる。しかし同じ事態を次のように表現してはどうだろうか。子どもの目から見て親は気まぐれな存在であり、子どもにとってときには悪くときには良くというふうに予想もしない変身をする。そして両親の行動が神経症的であればあるほど、適応は子どもにとってますますむつかしい課題になり、最後には、たとえば母親をふたつの根本的に別個の存在として扱うほか手がなくなってしまう。あるときは〝妖精〟だが、あるときは〝魔女〟だというわけである。こう考えれば、復讐への恐怖は現実が引き起こす恐怖であることがわかり、〝生まれつきの素質〟だといわれる激しいサディズムは、実は理解に欠けた養育がもたらす結果であることもわかるのではないか。私の仮説にいくばくかの真実が含まれていることは、児童分析が成果を収めているという事実そのものが示している。神経症的な振る舞いをしない母親イマーゴ――クライン女史がそれであると思う――による理解に満ちた養育によれば、子どもに適応への道が開かれるのである。私の考えでは、心の構造的欠損のところで立ち止まるのは惜しいことで、道はさらに先の養育の失敗にまで通じている。フェレンツィがヴィースバーデン学会の発表で行った表現[13]を用いれば、〝大人と子どもの間の言葉のもつれ〟に通じる道である。

　今や、なぜ新規蒔き直しによる欲求充足の回数とその理由を問われて答えることができなかったのか、その理由も理解することができる。その問いはわれわれの形式化した思考法から生じたものであって、事の本質から生じたものではなかったのである。新規蒔き直しによって新しく始められなければならないのは個々の部分欲動ではなく、対象愛そのものである。

ここに述べた考察のおかげで、精神分析治療の最終目標をより正確に定式化できるようになったと私は思う。人間が病むのは、程度はともかく周囲が幼年時代から無理解な扱い方をしたためである。必要不可欠な欲求充足が拒否され、代わりに、不必要でとるに足らないばかりか、有害ですらあるものを押しつけられたのである。押しつけられるだけではなく、子どもの心も外的強制の前に屈するしかなく、さまざまの心的構造、なかでも超自我と呼ばれる構造が、現実との葛藤から自動的に身を守るために形成される。その結果その人は分析家を訪れることになり、われわれは共同作業を行ってその生物学的・心理的構造を調べ、それらを生育史とさらに過去の原生育史に関連させようとする。彼はついには自らの本来の性質を理解するとともに、それが今知っている自分という人間に至るまでのいつも苦難に満ちていた形成過程をも理解するようになる。対象関係の中でそれほど深く傷ついていない人ならば軽減だけで十分意識化が進み、その結果自らの行為をよりよくコントロールすることが可能になり、享受能力が拡張される。そのような人は分析が進むにつれ、ほとんどそれと気づかれないほどゆっくりと健康になっていく。この場合、本来の終結期はなく、あったとしてもそれかもしれないというぐらいのものである。

しかし〝言葉のもつれ〟のもとで辛酸を嘗め、理解に欠けた養育によって人為的に愛する能力がすっかりねじ曲がってしまった人の場合には、最後にはあるきわめて特異的な状況が現れる。すべてが一つの決断にかかっている。それは過去に受けた苦しみは一切処理済みとし、過去を最終的に精算して、これからの人生から可能性を引き出そうとするべきだろうかどうか。しかし、愛することを真に新規蒔き直し的に始めようというこの決断は決して容易ではない。ここで分析家が大きな助けをするべきである。正しい解釈ももちろん重要である。解釈によって分析家は、自分が守るべき人を理解していること、だから以前受けたような無理解な扱いは断然しないと告げ知らせるわけだ。しかしここでもっとも重要なのはそれではない。重要なのは、ごくかすかにほのめかされるだけの、おずおずとした対象関係の新規蒔き直しの試みに気づき、それを尻込みさせないことである。忘れてはならないが、対象リビドーの初期は受動的目標を目指すものであり、心くばりが行き届き、真の意味で〝愛情のこもった〟対象の態度がなければこの芽は花開かない。この新たに始まった関係をいたわり、大切に扱い、現実への道、能動的な愛への道を見いだせるようにしなければならない。

残念ながら、愛の新規蒔き直しへの決意は誰でもができるわけではない。世界全体が自分に対して犯したあれこれやのすべてへの補償を繰り返し要求することをあきらめきれず、そういう追求はたしかに強迫的であり、もはや非現実的であり、昔の持ち越しにすぎないことがわかっているのにやめることができない人がいる。そういう人は愛されることだけを望み愛を与えることができない。数こそ少ないが何人かの患者で、今言った地点まで到達したもののそれ以上前に進むようにできなかった経験が私にはある。そのわずかの症例は、本質的に良くなったといいうるものの完全には治癒まではできなかった事例であり、私におのれの治療能力の限界を思い知らしてくれたのであった。私の今の技量で治癒が可能なのは、分析の過程で愛することを手さぐりで新規蒔き直しする能力を獲得できる人々だけである。それ以外の少数の患者をどう援助すればよいのか私にはまだわからない。しかし私は生得的素質のまえに降参しなければならないとは思わない。フェレンツィはいつもこう言っている。「患者に治療を続ける意志のある限り援助の道が見つかるはずだ」。彼の仕事ぶりに接した人は、これが決して言葉だけのものでないことを知っている。彼は実に多くを試みた。しかも他の治療者が治療不可能としてあきらめた多くの患者を助けることに成功している。残念ながらすべての患者ではない。古い諺はここにも生きている。「芸の道は遠く、人生は短し」(ars longa, vita brevis est.)。師が手を染めた仕事を引き継ぐのは弟子の務めである。

私たち分析家の理論、思考様式は主に構造的考察と欲動素質とにもとづいてきたが、それは一面的であったことを示せたと思う。私の目的は、その研究方向から得られた偉大な成果をおとしめることではなく、このところ悪意を以て低くみられてきた愛情的対象関係の研究によって、人間の心の理解がずっと進み、われわれの治療能力が大いに向上できることを示したかったのである。今日の分析理論には、素質によって決定されたサディズムとマゾヒズム（という概念）があまりにも横行していると思う。この論文のスローガンはこうである。「サディズムはたくさんだ。もっと愛を」。

（1）一九三四年八月三一日にルツェルンで開催された第一三回国際精神分析学会で発表。ドイツ語初出は、*Int. Z. f. Psa.*（1935）21, 36-45. 英語では、*Int. J. of. PsA.*（1936）17, 206-16.

（2）順調に経過し、混乱なく終結するような事例は、本論の目的にはあまり役に立たないと思う。まず第一に、そのような事例においては、治療作業が、われわれにとって未知のメカニズムを始動させなかったか、そして患者はこの——分析家にとって——未知のプロセスの助けで回復しはしなかったかどうかわからないからである。第二に、回復のプロセスではなくその結果しか観察できなかったことがよくある。順調に進まない分析からのほうがずっと多くを学ぶことができる。第一に、そのような分析については必要に迫られて多くを考えざるを得ない。つまり、困難な事例では、結果が容易に得られる事例よりも問題に気づきやすい。第二に、難治性の、びくともしない障害物は、そこで治療が行き詰まるために、回復につながる、しばしばきわめて微かな変化よりもずっと容易にそれと認めることができる。

（3）S. Ferenczi u. O. Rank: *Entwicklungsziele der Psychoanalyse*, Wien, 1924, S. 54/55.

（4）O. Rank: *Das Trauma der Geburt*, Wien, Internationaler Psychoanalytischer Verlag, 1924.

（5）Kovács: 'Wiederholungstendenz und Charakterbildung,' *Int. Z. f. Psa.* (1931) 17.

（6）W. Reich: *Charakteranalyse*, Wien, 1933.

（7）*Int. Z. f. Psa.* (1934) 24. 本書十一章。

（8）'Critical Notes on the Theory of the Pregenital Organizations of the Libido.' 本書第三章（英語版の注）。

（9）S. Freud: *Ges. W.* Bd. XI, S. 340, 341（傍点は私）。

（10）ここで私はアリス・バリントの「愛の能力と現実感覚の発達」という論文に触れたい。この論文の著者は、違った道を通ってほとんど同じ結果に私に先んじて到達した（ハンガリー語では、'Lélekelemzési tanulmányok'（「精神分析研究」）、ブダペスト、一九三三年に発表）。その論文の改訂版が、本書第六章である。

（11）Melanie Klein: *The Psycho-analysis of Children*, London, International Psycho-Analytical Library, 1932; *Die Psychoanalyse des Kindes*, Wien, 1934.

（12）もちろんこれらのテーマはすべてこの本の中で論じられている。しかし、索引にあげられていないことが、重要な徴候である（これらの見出し語の有無はドイツ語版の索引についてである）。

（13）S. Ferenczi: 'Die Sprachverwirrung zwischen den Erwachsenen und dem Kinde, *Int. Z. f. Psa.* (1935) 19.

第十四章　自我の強さ、自我の教育、「学習」(1)（一九三八年）

一七年前に遡るが、ベルリンにおけるフロイトの学会発表以来（「『自我とエス』」）、自我は弱いものだというイメージが一般に広まった。この観念がこれほど短期間に何の障害もなく広まりえたのは奇妙なことである。すべての神経症的症状の成立を性欲動と自我の利益との間の闘いから説明しようとする精神分析の公式はもっとも古くからあり、反対されたことは決してなかったではないか。自我が弱ければ、自我が自らの利益を断固として主張して、安定した妥協点に到達し、安定した症状を形成することがどうしてできようか。にもかかわらずこのような疑問は提出されたことがない。理論は別の方向に進み、自我は弱いという仮定を堅持し拡大強化していったのである。自我の利益という概念は理論的考察からほとんど姿を消し、種々の要求がそれにとって代わった。それもエスの要求、周囲の要求、超自我の要求である。自我はもはや自分自身の利害をほとんど持たないものとなり、自我の非独立性と自我が果たすべき課題ばかりが論じられた。この理論的立場から生まれた結果は、精神分析の文献の索引にもっともよく見ることができる。索引には本文ほど意識的二次加工の手が届かないからである。一九三〇年以降に現れた著作には、「自我の利益」「自我の強度」という項目は皆無である。(2) フロイトが、『自我とエス』の刊行から三年後、一九二六年に『制止、症状、不安』(3) のなかで、自我も強くありうることを忘れないようにとすでに警告していることを考えれば、これはますます驚くべきことである。フロイトが自我の強さをはっきりと観察できた例をわずかしか取り上げていないのは確かだが、それは彼の目的のためには、自我が時には強くもありうることを示せば事足りたからである。精神分析理論はフロイトの警告に十分耳をかたむけてこなかった。それだけに、本会議の主催者が、重要性のわりにはひどく軽視されてきた本テーマを議題に取り上げてくださったことは喜ばしい限りである。

〝自我の強さ〟という言葉は今日どういう意味で使われているだろうか。精神分析の歴史に新しい概念が誕生するときにまるでわざとのように毎度見られることだが、この概念も厳密に定義されることは今日までなかった。臨床実践の中ではこの言葉が何を指しているのかはおおまかにわかっている。そこで治療現場に助けを求めることにしよう。自我の強さという言葉が使われるのはどのようなときだろうか。解釈を患者に今与えるべきかそれとも待った方がよいかと迷うことがよくある。患者が解釈にひどく抵抗し、平穏な協力関係が今後長期にわたって危うくなり険悪になるのではないかというおそれを抱く場合である。分析家の解釈によってエスが活性化されるのであるまいか。興奮が自我を圧倒し、自我はエスの要求に対して自らを守るためのさまざまな防衛法を改めて使用しなければならなくなるのではないか。しかし何週間か何カ月か解釈をひかえたとして、何かよいことが期待できるだろうか。エスの革命的な変化が期待できないことは確かである。成人に達した人のエスを精神分析という方法で変化させることができるのかどうかということ自体が大問題である。われわれはそれよりも自我が強くなることを期待する。それはつまり、以前なら障害を引き起こせる量の興奮があっても、障害をこうむらないで耐えとおす能力を獲得することである。

これはとりわけ技法的にきわめて重要な問題の一つである。分析家であれば、もちろん、意識的か、無意識的かは別にして、分析家のそれぞれの技法を手段としてその時々の自我の強さを見積もっているはずであり、それにしたがって分析家自身の挙動、とりわけ解釈の仕方を調整しているはずである。解釈を与えるときにとるべき、解釈の形式、文言、深度、それに解釈を下すべき時期は、自我がたとえ緊張はしてもなんとか耐えられるように選ぶべきものである。[4]

解釈が適切に与えられた場合を考えてみよう。その場合、それまで自動的に営まれていた防衛形式の正体が明るみに出される。すなわち意識化される。いったん意識化されるとその防衛法は意識的にしか使うことができなくなる。それをコントロールしないまま自動的に働かせようと再度試みた場合には、改めてそれを指摘し解釈を繰り返す。持続時間の長短はあるが、それはとにかく、この闘争をフロイトは徹底操作と名づけた。うまく進んだ場合、その防衛形式はついに捨てられ、自我はそのとき問題となっていた特定の興奮に耐える能力を獲得する。これから考えて自我の強化という概念と徹底操作という概念とは、きわめて類縁の、同一と言っていいくらいの臨床体験を表すものであるまいか。徹底操作という重要な臨床的概念を、自我心理学の言葉、すなわち局所論と経済論の言葉に翻訳するという課題がここに生じる。

われわれが徹底操作という言葉で理解しているのは一種の自我変化であり、この自我変化の進展は、〃徹底操作〃を受けているある特定の欲動緊張に対して次第に強い程度まで耐えられるようになることでわかる。この種の欲動緊張に対する自我の容量の向上といういい方をしてもよいだろう。ここで私の念頭に浮かぶのはライデン瓶のようなコンデンサーのイメージであり、周知のようにこれは、電力、すなわちエネルギーを、電圧をそれほど高めることなしに蓄えることができるという面白い特性を持っている。大量のエネルギーを利用可能な形で蓄えることができるし、しかもコンデンサーが適切な構造を備えている限り、好ましくない突発的な無駄な放電が起こる危険はない[5]。

コンデンサーの容量は、(a)容積、(b)絶縁のよさ、という二要素によって決まる。後者は逆に言えば、用いられている絶縁体の損傷箇所である。注目すべきことに、自我の変化を理論的に記述する際に使われるのがやはりこの二変数であり、またこの二変数だけでよい。まず自我が成長するとか萎縮するという表現が一般に用いられている。たとえばフロイトは、精神分析治療の課題を「エスありしところに自我あらしめよ」[6]と定めている。意識化という現象を局所論的に表現するには、自我の成長というイメージを用いる。フェーダーンなら自我境界の拡大と縮小という表現を用いるだろう。自我の拡大という用語は取り入れと同じ意味でよく用いられているが、それは投影と自我の萎縮とがごく近い関係にあることに対応している。他方、容量ではなく絶縁のほうを用いた説明もなされている。分析においては特に自我構造の損傷箇所が修復されなければならないことをしばしば指摘している。フロイトは、その損傷箇所は自我の発達の障害に由来し、「抵抗減弱部位」locus minoris resistantiae のことであり、ここが好ましくないショートを引き起こしやすい箇所になり、だから逆に反動形成によって厳重に守らなければならない箇所にもなる。同じように、コンデンサーに不均質な箇所があるとそこから絶縁が破壊されやすいが、さりとて絶縁体を不必要に厚くすれば容量がぐっと少なくなる。

今まで考えてきたことからして、自我はコンデンサー、自我の強さは容量というここで用いたイメージには、単なるイメージ以上のものがあるのであろう。生物の形質は願望と練習とによって定向的に変化すると考えるラマルク主義を受け入れた場合、いっそうその感が強い。ラマルク説がこのような一般論として正しいかどうかはまだ確かでないとしても、自我の行う仕事のあるものについては無条件に当てはまるのは確かである(7)。たとえばピアノ演奏やスキーを考えてみればよい。この種の能力はたしかに願望と練習とによって〝定向的に変化する〟。世界記録の歴史を振り返ってみてもよい。三〇年前には人の目をみはらせた記録が、今日では地方大会で下位を占めることさえ危ぶまれることがしばしばである。身体的な自我活動についてこれほど容易に疑う余地なく証明できることは、心的な自我活動についても簡単に否定することはできないだろう。ちなみにヨガの実践、修道院生活、あるいは兵役、そして広義においてはいかなる教育過程を見ても、人間の鍛錬能力がどれだけ大きいかわかるが、これは特定の心的自我活動の厳密な定向性変化を起こしうるという説得力のある例にあげられよう。

簡単のために、最初は超自我の影響を考慮しないことにしたい。ちなみに、いくつかの活動においては超自我が決定的役割を果たしていないのはたしかである（たとえばスキーである）。先に述べた変化が自我においても生じていることは疑いないし、ひょっとすると主として自我で起こっているかもしれない。その結果、うまくゆくたびに自我が強化され、自我はそれまでできなかったことを今は意のままに行うことができるようになってゆく。この強化された能力が発達してきた過程を「学習」Lernen という。この動詞には二つの意味がある。その一つは、感覚印象と知的連関との摂取と正確な記録とである。これはおそらく新しい意味であろう。英語の learn にはだいたいこの意味しかない。これより古いと思われる第二の意味は、ertragenlernen（耐えられるようになる）、aushaltenlernen（辛抱できるようになる）のような合成語にもっともよく表れているものであり、ある能力を発揮できるようになるという意味である。(8)

「学ぶ」lernen という動詞のこの二つの意味は、コンデンサーの容量を決める二つの要素に対応している。知的な学習、新たな要素の受容は容量の増大に相当し、耐えることの学習は絶縁の強化に相当する。われわれはすでに、〝自我の強化〟を〝徹底操作〟と関連させたが、では〝学習〟も同じく〝徹底操作〟に含めるのが正しいだろうか。だが〝自我の強化〟を学習の同義語か少なくとも類義語にしてしまえば、分析と授業とがやはり類縁関係でなければならないことになり、分析治療が教育学に変質してしまう危険がありそうだ。

ただここで、ある時アンナ・フロイトが、子どもの分析治療においては、まず子どもを分析可能な状態にしなければならないことが多い、すなわち〝分析に向けて教育〟しなければならないと述べたのを思いだそう。当初は反対論が巻き起こったにもかかわらず、この方法は確固たる地位を築き、これを治療に不可欠の段階とする分析家がますます増えている。フェレンツィは「成人の児童分析(9)」という言葉を使っているが、その場合も同じようなことが観察されている。その後分析的方法は、精神病治療という困難な課題に対して時とともに次第に大胆な挑戦を行うようになってくるが、その過程で精神病患者は治療の第一段階において、実際「分析に向かう教育」をされねばならないことを――しぶしぶながら――認めねばならなかったのである。

最後に、精神分析状況というものの全体が人工産物であり、患者はそれに向けて、――多くの患者は相当の困難を克服してからであるが――一貫的な教育を受けなければならないことを忘れてはいけないだろう。場合によっては、患者は時間どおりに登場し、そして、――こちらのほうがずっとむつかしいが――時間どおりに去るということから学ぶ必要がある。さらに、自由連想、すなわち心を開いて誠実に語ることも、やはり患者がそれに向けて教育されなければならないものであることに思い至る。なるほど解釈は患者のこの進歩をたしかに大いに助けるけれども、この過程全体は、特に目標点が微動だにしない確実なものであるからには、何か一つの神経症的症状の解消などよりもはるかに教育の領域に属する事柄である。

分析家の立場から見れば、神経症者や精神病者という名の子どもたちが教育されているということであるが、患者側の主観から見れば、何かを学ばなければならないということである。この種の患者の自我は、分析治療が要請するところのいろいろな条件に応えるだけの強さを持たなかったので、治療の第一課題は自我をその要請に対応できるように強くなってもらうことであった。こうなると同義語的な意味の四つの概念があることになる。〝自我強化〟〝徹底操作〟〝学習〟〝分析準備教育〟(10)の四つがそれであり、いずれも臨床的な基盤がしっかりある。この中で、学習と分析準備教育とが同じ過程を指していることは明らかである。しかし自我の強化と徹底操作とが同じ事象を指していることを示す仕事がまだ残っている。ここでしばらくコンデンサーのイメージに戻って、電気技術の中でコンデンサーがどう使われているかを考えてみよう。コンデンサーが使われるのは、スパークの発生すなわちエネルギーのロスを予防あるいは軽減する必要のある箇所にはコンデンサーが必ず付けてある。コンデンサーは、電圧が跳躍的に上昇するのを防ぎ、余剰のエネルギーを――著しい電圧の上昇なしに――自らの中に集積し、後で大きなロスなしに外に与えることができる。自由に漂う一次過程のエネルギーが二次過程において力を保存したまま拘束され、現実の要求に応じられるようになってはじめて排出されるというフロイトの主張は、まるでこのコンデンサーの過程をなぞっているかのように私には思われる。

フロイトは、すでに『夢判断』の初版のなかでこの発想を述べている。しかしその有効性は以後おおよそ、いや全然テストされていない。特に、超自我の概念が精神分析学理論に導入されて以来、この発想を理論に組み込むことがむつかしくなった。あらゆる我慢と忍耐とは、すべてをひっくるめて、超自我の命令に従順なこととして説明し去るのに馴れっこになってしまった。自我の非独立性のさまざまの形は研究しても、自我の構造、自我の持ち前の機能のほうは研究されなかった。エスから突き上げてくる興奮に抗って耐えとおしているときの自我が、非常に多くの場合に超自我の命令に聴従していることを否定はしないが、しかしいつもそうするとは限らない。自我が自分自身のためにというか、純粋に喜びのためだけにというか、さらには超自我の命令に逆らってでも、この仕事をやり抜く場合が少なからず存在することも完璧に証明できる。もっともわかりやすい例はスポーツであり、ただの登山から曲芸的なロック・クライミングまで、〝ＯＢ〟のための軽い足訓らしトレーニングからきわめてきびしい競技スポーツまである。どのスポーツにせよ、それを行う人々は、さしあたりは快楽原則に反して行動し、外的強制が全くないのにもかかわらず、努力、奮闘、興奮をわが身に引き受け、ありとあらん限りの力を振り絞る。しかも楽しみと喜びとのためにそうするのである。同じことは、自発的に学ぶ喜びという現象がいろいろな場面で観察されるが、それにもあてはまる。

私の知る限り、「われわれは内的抵抗をつくりだすことによって快感を高めようと欲する」ことにはじめて注目したのはランクである[(11)]。このテーゼを証明するために多くの例をあげる必要はないだろう。私の議論にとっては、この種の抵抗がすべて外的命令の内面への取り入れによって生じたものかどうか、つまり超自我に属するものかどうかは本質的な問題ではない。本質的なのはただ、抵抗と自我のコンデンサー機能とが一つのセットとなって相互に規定し合いつつ働いていることである。この抵抗というものがなければ、わずかな興奮量しか蓄積することができないので、得られる快感もわずかでしかない。自我の強さが十分でなければ、興奮が少し高まっただけで短絡的に放電してしまう。この比例関係については、オーガズム機能の研究からもっとも教えられることが多い[(12)]。オーガズムの快感の強さは、性行為中の性的興奮の強度の頂点の関数である。世界文学のあらゆる〝性愛芸術〟は、つまるところオーガズム前および最中の興奮を人為的に高めるための教本である。フロイトがすでに『性学説三篇』で強調したとおり、この興奮の高まりは同時に快でも不快でもあるが、しかしこの緊張に耐えるかどうかは、一種の耐性検査であって、実際的に健康な自我の持ち主だけが合格するものである。ここでもう一度コンデンサーに戻って考えてみよう。少しずつのエネルギー量を貯めている限り、難なくエネルギーを蓄積することができ、意図せずに放電が起こることはない。しかし意図的にスパークを起こしたいとなれば、同じ量のエネルギーでも、コンデンサーのない場合よりはずっと強いスパークを起こせるだろう。

さて、それでは性交の際に見られるそのような忍耐を、はたして超自我の命令への従順として説明できるだろうか。性的興奮を意図的に高めることならなおさらである。明らかに、これらは超自我の指令に対する意識的違反である。羞恥心、同情心、嫌悪感や、さらには道徳そのものに対する〝反抗〟によって行われるものであり、つまりは自我の超自我に対する勝利である。早漏が精神分析によって治癒することもさらに一つの証拠になるだろう。分析を受けた後、性的興奮に耐えて踏んばることがうまくなるのは超自我が強くなったためではなく、自我が強くなった結果であろう。興奮に耐えることは、超自我の命令によって生まれるとは限らず、超自我の命令なしに、それどころかその命令に反してなしとげられること、すなわち自我の自律的な機能の働きであり得ることを示すのにこれで十分だと思う(13)。

こんなことはみんな前からわかっていたことで、治療もその線に沿って行われてきたのである。分析治療は、自動機械のように働く超自我を解体し、代わりに重い負荷にも耐えられる自我が患者の中に育つことをめざして努力してきたではないか。だから臨床的にはいつも、持ちこたえることと我慢することとは自我固有の機能でもありうると仮定してきたわけである。しかし理論面では、この動かしがたい臨床経験を無視してきた。おそらく、これを追求すると、分析治療において教育はどのような意味を持ちうるのかという理論的に未解決の問題に直面してしまうからであろう。

二種類の重要な体験が精神分析と教育とを混合することに反対する根拠とされている。分析を一回行うたびに、これほどまでに教育が、人間の楽しむ能力、生きる喜び、心の健康に悪影響を与えうるかを示す新たな証拠が出てくる。ところで転移という熱い感情でいっぱいの雰囲気の中では、分析家側の些細な働きかけのひとつひとつが、しばしば予測不可能の、きわめて激しく、また尾を引く作用を引き起こすことを分析家は手痛いほど味わってきた。精神分析学がこのような責任を意識し、そしてわかっていながらそれを意図的に避けようとしたのはしごく当然である。しかし他方で、精神分析の成果を教育に応用しようという試みもなされている。教育方法に対して貴重な批判がなされたとはいうものの、最初は否定的批判だけであった。後にはおずおずと肯定的な助言も、たとえばアンナ・フロイトが一九三七年にブダペストで開催された第二回四カ国精神分析学会の講演で確信を以て提示したが、まず修正が加えられ、次に適用の幅を狭くされ、ついには撤回させられてしまったようなことがあった。私たちが最善の努力を結集して何年も集中的に実践した結果やっとわかったことといえば、実践可能な精神分析的教育というものはいまだ存在しないということだけだった。アンナ・フロイトの講演そのものがこの主張の最高到達地点だった。

何がこのような無残な結果をもたらしたのだろうか。今までのところ精神分析は、――批判する場合も助言する場合も――すべてと言わないまでも大部分が、教育のある一分野にしか関心を向けてこなかった。社会が個人に課する制限のすべてという分野がそれである。たとえば、清潔さの観念、羞恥心に嫌悪感、同情心、美意識、道徳、畏敬の念などがここに含まれ、いずれも超自我からエネルギーを得ている力である。精神分析的教育学は、何よりもまず超自我教育学であり、その中心課題は、最良の超自我形成をめざすには、どのような教育方法をどのような強度で用いるべきかを知ることにあった。

このような問題設定は精神分析理論に直接由来するものであって、精神分析が主として強迫神経症と鬱病との研究によって構築されたためである。ヒステリーは、フロイトがまず研究に手を染めた問題であるにもかかわらず、その後の理論的研究のなかで年を経るごとにますます省みられなくなっていった。ここで例を一つだけ、ただし重要な例を示そう。アンナ・フロイトの著作『自我と防衛機制』(14)において選ばれた一〇の防衛方法のなかに、ヒステリーを特徴づける二つの機制、置き換えと転換は触れられてもいない。この脱落は現在支配的な理論的立場を示す格好の例であろう。

強迫神経症者は一般に、大きな容量を備えた、かなりよく発達した自我を持っている。たとえば重度の強迫症を患っていながら職業生活を巧みに営んでいる人も決してまれではない。誰も彼の病いに気づかないほどであることもよくある。これは理論的にうなずけることであって、強迫症成立の第一条件は欲動の興奮が小量ずつに分割されて、自我の内部にとどまり、抑圧も転換もうけずにいるということである。そのために強迫神経症の分析では、抑圧されたものを意識化した後に、まだ自我の強化に努めるという課題が残っていることはめったにない。これはヒステリーや心気症とその周辺の疾病においては、はるかに多く、必ずというほど遭遇する課題なのである。精神分析を発見させてくれたひとアンナ・O嬢が、ここでもわれわれの進むべき道を例示してくれている。彼女はかつての病因的状況を想起し意識化した後、わざと過去の病因と同じ状況でそれよりも弱い状況に進んで身をさらし(15)、それによって教育的方法と分析的方法とを融合する道を開いたのである。周知のとおり、彼女の病気は古典的ヒステリーであった。

われわれの自我心理学も、本質的には強迫神経症と鬱病との経験をもとに構築されている。だから、よくみるとこれは依存性心理学であり、別の表現で言えば一部はエス心理学、大部分は超自我心理学であることが露呈する。自我自体はこの自我心理学では（エスと超自我との）戦いの場となっているにすぎない。精神分析的自我心理学と精神分析的教育学は、誕生後およそ同じ年月を経ており、両者は相互に大きく影響し合って発達してきた。（そして）両者とも誕生の瞬間からすでに超自我の呪縛下にあった。

しかし、真の自我心理学、純粋の自我教育学がなければならないはずである。しかしこれらは超自我教育学よりもずっと複雑になるであろう。超自我が関係することとならなんでも心理学の範囲内に収まる。しかし自我はまず何より身体 - 自我であり、そこに生じる問題は生物学の領域にまで及んでいる。すなわち〝生物的なものへの神秘的跳躍〟を起こすのである。この分野の研究が少ない理由の一つは、たしかにこの複雑性にあるだろう。だが自己形成、外界変容、昇華、それにもっとも重要なのは快感放出で、前駆快感でも最終快感でもよいが、そういうきわめて重要な諸問題がここに属している。これらを司る過程も法則もほとんど解明されておらず、たとえば一次過程に関する知識と比べてみればその差は歴然としている。確実に言えるのは、今あげた四つの現象がいずれも自我の機能であることだけである。しかし、それぞれがそれぞれの生得的素因の上に築かれているものでありながら、なお努力して学ばなければならないものでもある。(16) 加えて、これらの前提条件の一つに現実吟味があり、またしてもこれは学習して身につけなければならないものである。

したがって〝学習〟とは、命令を内面に取り入れ、超自我と化してさらに強化することだけを意味するのではない。正反対である。〝学ぶ lernen〟の（英独語の）そもそもの意味は〝経験を積むこと〟、すなわち自我を伸ばし豊かにすることである。これはまさにすでに長らく精神分析治療の本来の目標とされてきたことにほかならない。無意識の意識化は分析治療の一側面にすぎず、第二の側面は自我の強化である。無意識内容は患者の生活史に規定され、個人ごとに異なるもので、これは明るみに出すべきである。しかし、自我の強化、これまで抑圧されていたものを持ちこたえるのを学ぶこと、分析状況の厳格な維持と逸脱防止、完全な誠実さを絶えず促すこと、分析に向けて教育されること、――つまり〝学ぶこと〟とは新しい連関などを〝経験する〟ことであって、これらは個人の病前の生活史や病いの形式などとは独立の、どの症例でも同じ分析治療の要素である。いずれも患者ではなく分析家によって決まる課題である。これは一種の教育であるが、自我の教育であり、ここでは意識的に従来の超自我教育と対立させて述べたのである。

誤解を予め防ぐために、自我教育というものは治療の最中にとりたてて特別に適用すべき方法ではなく、分析に本質的に内在する構成要素であることをもう一度強調しておきたい。だから、分析は自我教育であるという認識がこれまでなかったのは、ただ単に教育とは主に超自我教育を意味するだけだったからにすぎない。つまり、訓戒、説教、そしてとりわけ評価である。当然ながら、精神分析治療の枠内では、このような超自我教育は、周知の理由で今も断固として完全に排除されている(17)。

精神分析的治療が超自我のためではなく、超自我に逆らった作業であることはまちがいない。硬直化したものを再び柔軟にし、超自我の自動機械的な〝定言的命令〟を、自由選択的な現実に即した自我の判断と行為に変えようとする。しかしそのためには大きな容量を持った有能な自我が、すなわち本能の強い興奮にも耐えることを〝学習〟した自我が不可決である。このところ自我の発達の諸段階の最早期や、決して観察することのできない自我形成のそもそもの始まりにばかりあまりといえばあまりに多くの関心を注ぎすぎてきたのではないだろうか。今や、臨床場面で日々観察可能な自我変化をもっと詳細に研究すべきときが来たと私は思う。

すでに述べたとおりの二つの体験、すなわち一つは教育が惨澹たる運命に陥り、時には精神障害を起こす働きをすることが繰り返し証明され、他方では精神分析的教育学を打ち立てることはできないということがあって、この二つによって、精神分析学はわずかでも教育の匂いがするものを実地に検証もせずにことごとく排除するようになった。その結果、一種の恐怖症が生まれた。それも教育すなわち超自我教育であると等置されている限りはもっともな話である。しかしながら本論文で提案したように、自我教育と超自我教育とをきちんと区別するならば、分析が教育に堕落してしまうことをもはや恐れる必要はない。逆に、分析へと教育される期間や徹底操作の期間、すなわち自我が強化されてゆく期間に自我に起こる事象を精緻に研究することによって、いかなる教育学をもその上に打ち立てることが可能な（また打ち立てるべき）心理学的基盤をいつの日か手にすることができるのではないかという希望を持てるのである。しかしこの目的のためには、われわれの関心と研究を、ヒステリーとその関連の病態に今よりもはるかに注目する必要があるのではあるまいか。結局われわれは四〇年前と同じように、抜本的な『ヒステリー研究』を再び必要としているのである。

（1）パリで一九三八年に開催された第一五回国際精神分析学会で発表。ドイツ語論文は、*Int. Z. f. Psa.* (1939) 27, 417. 英語は、*The PsA. Quart.* (1942) 11, 87.

（2）以下を参照。O. Fenichel: *Hysterien und Zwangsneurosen*, Wien, 1931. Ders.: *Perversionen, Psychosen usw.*, Wien, 1931.——M. Klein: *Die Psychoanalyse des Kindes*, Wien, 1932.——H. Nunberg: *Allgemeine Neurosenlehre*, Bern, 1932. 次の雑誌の年次索引も参照。*Psa. Quart. und Z. f. psa. Pädagogik.*

（3）S. Freud:'Hemmung, Symptom und Angst,' *Ges. W.* Bd. XIV, S. 125.

（4）どちらの条件も同じく重要である。解釈に耐えることは（あるいは技法的手段一般に）、時には自我に対する一種の緊張となるべきである。しかし、この緊張は強い防衛を動員しなければならなくなるほど大であってはいけない。第一例においては、われわれの解釈が何の反応も呼ばない危険性もあり、そうならばわれわれは火薬を無駄づかいしたわけである。第二例では無用の防衛を呼びさまし、分析作業はいちじるしく困難の度を増し、これは分析の作業を相当むつかしくした。

（5）実は、私は順序を逆にとっている。「コンデンサー」という道具のほうが、無意識的に人間の自我のイメージをモデルにして作られたのであり、だから多くの道具もそうだが人間の器官の投影である。以下を参照。S. Ferenczi: 'Zur Psychogenese der Mechanik,' *Imago* (1917-19) 5 (*Populäre Vorträge*, Wien, 1922, に再録) 英訳は *Further Contributions* にある。

（6）たとえば、*Imago* (1936) 22.

（7）きわめて優れた自我心理学が、精密自然科学理論の中にたくさん含まれている。私たちは擬人的思考しかできないのである。経験は擬人的ではありえないが、経験の解釈と理解とは投影あるいは取り入れによってしか生じず、したがって擬人的基盤の上に立つことは避けられない。

（8）この意味はほぼ英語の動詞 'to train' で表すことができる。ただし私の感覚では、目標に強調点が置かれすぎている。'Lernen' 'learn'（学習）の語幹は 'leir' であると一般に認められている。これは 'ich habe erfahren, erwandert'（私は体験した、旅をして知った）という意味である。ここから、能動型動詞 'leirjan' = 'lehren' = 'erfahren, wissend machen'（経験させる、知らせる）が派生した。そしてその分詞形から 'lirnan' = 'lernen' = 'erfahren', wissend werden が生まれた。これに関係した単語、'List'（奸計）は、古ゲルマン語や中高ドイツ語では、'experience' 'experienced'（体験、経験を積んでいる）のようなほめ言葉の意味で用いられた（Kluge-Götz: *etymologisches Wörterbuch der deutschen Sprache*, 1934 を参照。このことに私の注意を喚起してくださったのは E. Lüders 博士である）。

　ハンガリー語で、これに相当する単語は語幹が 'tanú' = 'a witness' である。'lehren' = 'tanitani' は、「ある者を証人とする」「（ある者を）証人に変える」を意味する。したがって、'lernen' = 'tanulni' は「証人になる」「証人にさせられる」という意味である。

(9)　*Int. J. of PsA.* (1931) 12, 468. *Final Contributions*, London and New York, 1955 に再録。

(10)　Thomas M. French は次の論文で、学習と徹底操作とについてよく似たアイデアを展開している。'A Clinical Study of Learning in the Course of a Psycho-analytic Treatment', *PsA. Quarterly*, 5, 1936, 'Klinische Untersuchung über das Lernen im Verlauf einer psychoanalytischen Behandlung', *Int. Z. f. Psa.* (1937) 23. ただし、これら二つの概念と自我の強化の概念のつながりを強調していない。彼は、分析が患者にさまざまの課題を次々と課する様をきわめて明確に記述しているが、分析と教育との間に明らかに何らかの関係が存在するという結論は述べていない。

(11)　O. Rank : *Der Künstler*, Wien, Heller 1907.

(12)　M. Balint : *Eros und Aphrodite.* 本書第四章を参照。

(13)　耐えとおすことがエスの機能ではあり得ないことは特に論じる必要もないだろう。

(14)　A. Freud : *Das Ich und die Abwehrmechanismen*, Wien, 1936.

(15)　J. Breuer-S. Freud : *Studien über Hysterie*, Wien, 1916, S. 32.

(16)　バイロンが自らの詩作についていみじくも語ったように、詩は「四分の一の霊感と四分の三の汗」の所産である。

(17)　自我の強さと超自我形成の区別についてはアリス・バリントを参照。そこでは自我の強さは欲動の調教とされている。'Versagen und Gewähren in der Erziehung,' *Z. f. psa. Päd.* (1936) 10.

第十五章　転移と逆転移（アリス・バリントとの共著）[1]（一九三九年）

精神分析技法をめぐる議論でよく持ち上がる疑問は、転移は患者のみに起こっているものか、それとも分析家の態度や行動も役割を果たしているのかというものである。その場合、一群の分析家たちが必ず断固として主張する見解が一つある。それは次のような見解である。「分析家が解釈以外のなんらかの仕方で転移に影響を与えたとすれば重大な過ちである」。本論文の目的は、この見解がはたして事実に即したものかどうか、またどの程度事実に即したものかを検討することである。

転移という現象をもっとも適切に説明できるのは、転移の対象が生命を持たない物体の場合である。たとえば「怒りの原因となっているものがその背後に隠れているために乱暴に閉められるドア」のようなものである。生きている人間が対象になると、状況全体がぐっと複雑になる。それは、(a) 第二の人物も、はけ口を失った自分の感情を第一の人物に転移することによって厄介払いしようとしているからであり、また、(b) 第二の人物が第一の人物が自分に転移した感情に対して反応するからである。このもつれた状況をときほぐそうとすれば、かかわっている二人のうち一人がいかなる感情をも相手に絶対転移しないという課題を一定期間自発的に引き受けるしかない。つまり可能な限り無生物のように振る舞うということである。よく引用されるフロイトの比喩の土台にはこの考え方がある。分析家はよく磨かれた鏡の面のように振る舞わねばならないという、あれである。鏡は無生物なのだ。分析はまた、外科手術と対比され、分析家の態度は外科医の無菌性になぞらえられた。「無菌性」sterile という言葉がそもそも「穀物や果実を生じない」という意味だったことを思えば、これもまた無生命という条件である。

生きた人間と同じく、生命のない物体にも転移がありうるという事実は、転移が一方的過程であり、相手の助けが全くなくても起こりうることを証明している。これが分析家はいかなる仕方でも転移の形成に手を貸してはならないという見解を支持するものである。では完全に無菌性であれという要請は、現行の分析技法によって満たしうるのか、すなわち分析家の〝受動性〟(ここでは無菌性と同じものである)が、ほんとうに全く分析家自身の転移の跡をとどめていないかどうか。

完全な無菌性の理想をよく乱す要素のいくつかは、フロイトによってすでに十二分に論じられている。(2) したがってここで細部にわたって検討するには及ぶまい。フロイトは、分析は真空中で起こっているわけではないと強調している。つまり分析家は名前を持ち、性別があり、特定の年齢にあり、家庭を持っている、などである。きわめて広い意味では、分析家は自らの人格に属するこれらの要素を患者に転移している。これらの要素が引き起こす反応に対処するには、実際かなりの技倆が必要であり、統制分析においても、技法セミナーにおいても、この問題はよく浮かびあがってくる。

ところが、これに類した個人的要素でフロイトがあげた以外のものが多数あるにもかかわらず、それらは私的な分析家仲間の間ではよく議論の種になるが、公の場で取り上げられることはまずない。

そういったものの具体的典型は、〝枕問題〟である。この問題の解決法はいくつかある。(a) どの患者にも同じ枕を使う。ただし紙のカバーを上にかけておき、セッションが終われば捨てる。(b) 枕は同じものを使うが、患者ごとに色合いやデザインでそれとわかる専用の(布の)カバーを用意する。そして面接時間ごとにカバーを交換する。(c) 各患者が専用の枕を持参し、もっぱらそれを用いなければならない。(d) どの患者にも同一の枕を用いるか、二つ三つを用意しておいて好きなものを使ってもらうことにする。これ以外にもあるだろう。

さらにそれぞれの選択肢は少なくとも三倍になる。なぜならクッションに手を触れて扱うのが分析家か、患者か、使用人かによって状況が変わるからである。

　こんなことは些細な問題で、くだくだしく述べるのはこっけいだと思われるかもしれない。しかしこんな些細なことでも、転移状況の形成には一定の意味があるように思われるのである。一例をあげれば、外的理由で分析家を変えなければならなかったある患者がこういう夢を見たという。夢の中では、最初の分析家が衛生上の配慮の行き届いたきわめて近代的な白いタイルのトイレで働いており、二人目の分析家は旧式の不潔な臭いトイレで働いていた。一人目と二人目の分析家とが「枕問題」にそれぞれどの解決法を採用したのか想像に難くない。この夢の分析によって、患者が〝枕問題〟の扱い方から二人の分析家の清潔感覚の違いを判断していたことがはっきりわかる。夢の前半に相当する雰囲気で行われる分析が、後半に相当する雰囲気で行われる分析と異なった経過を今後たどるだろうことを疑う人はないだろう。ここでは一方の条件がもう一方より分析の進展にとって好ましいかどうかという問題には立ち入らないでおこう。ここで確認しておきたいのは、分析家自身がもたらす分析の雰囲気に差異が存在するということだけである（ただし、どちらの分析家も、枕に関しては患者すべてに同じ態度を保っていたことを確かめておく必要がある。分析の雰囲気に対する二人の分析家の影響はどの事例でも同じであるかどうかである。この点は後にもう一度扱わねばならない）。

　同じことが、このような些末な事例のすべてについて当てはまる。たとえば、セッションの終了の告げ方も重要な点の一つである。椅子から立ち上がる分析家も多い。これが終了の合図である。決まり言葉で終了を告げる分析家もいる。セッションごとに違うやり方を工夫しようとする分析家もある。椅子に座ったまま体を前後に動かして、患者がその音から時間が来たことに気づくようにする分析家もいる。さらには目覚まし時計を使ったり、患者が見えるようなところに時計を置いたり壁にかけたりして時間の経過を自分で見ることができるようにする分析家もある。それから他ならぬ寝椅子である。低くて幅広い心地よいものもあるだろうし、幅が狭くて固いのもあるだろう。それから分析家の椅子も問題である。面接室の配置はどうか。内装を事務室のようにするべきだろうか、居間のようにするべきだろうか。それとも寝椅子と分析家の椅子のほかには何も家具がないほうがいいだろうか。照明の仕方はどうだろうか。これ以外にもまだあるだろう。

今数え上げた項目は、分析家の振る舞いのうちいわば目に見えるものである。これに類する〃個人的〃要素がまだまだあって、目に見えない分析態度にも影響を与えていると推論しても決して無理ではないだろう。たとえば解釈を節約し、正しい解釈であると特に確信できなければ全然解釈を与えない分析家がいる。逆に垂れ流し屋で、誤った解釈を数多く与える危険をおかす分析家もいる。沈黙している患者に話すように促さない分析家もいれば、無造作に促す分析家もある、といった具合である。

それから、何をいつどのように解釈するべきかという、きわめて複雑微妙な問題がある。異なったさまざまの解釈法の提唱者もそれに対する批判者も、自分の技法のみ正しく、他の技法はすべて誤りであり、さらには有害であると考える傾向があるのには驚くほかない。

種々の問題解決法の評価にも個人的要素が一役を演じているのではないかという臆測もあながち否定できない。エドワード・グローヴァーが一九三八年のパリ会議で指摘したように、それぞれの解決法の重みづけの差を正当化されるわりには効果にそれほどの差がないからである。

最近一五年間にいくつかの方法論が提唱された。ここでそれらを列挙し、それぞれが引き起こした批判をもあげてみよう。㈠ 患者の特徴的な行動は、治療の初めから、いや時には初回でもすぐにその場で解釈するべきであり、その後も繰り返し解釈するべきである。この方法論に対する批判は、不必要な抵抗を患者に引き起こすだろうということである。㈡ まず何をさて措いてもまっ先に、現下の、「今ここ」の意味すなわち分析状況に、転移に、関係した意味を解釈するべきである。これに反対の分析家は、そうじゃない、まずするべきは幼児期の状況まで、それにつながる糸をたどることだという。㈢〃深い〃解釈をできるだけ早く投与すべきである。初期の解釈が深ければ深いほど効力が大きい。これに反対の意見がある。それは、非常に慎重にするべきであり、深い解釈を与えるのは、一生懸命抵抗している患者を無条件に納得させるだけの強力な題材が出てきてから後にゆるされることだという。㈣防衛機制をまず解釈すべきである。幼児期の問題との関係がしごく明確であったとしても、それと切り離してである。しかし、全くのまちがいだ、幼児期の問題と防衛機制とは同時に解釈しなさいという人もある。(3)

ただしこのような大枠の相違のほかに、解釈の文言構成はもちろん、一見事務的なコミュニケーションの言葉づかいにもきめこまかなニュアンスの相違がある。言いまわしの選択、ある表現を強調するかしないか、言葉の抑揚にいたるまでが分析家によって違っている。これらすべてに個人的要素がかならず存在していることのもっとも強烈な論拠は、統制分析において統制分析家が次のような言葉をよく用いることである。「あなたの解釈は全く正しい。ただ私ならその患者にはもう少し違う言葉で言ったでしょうし、どのケースにも、アクセントを変えて言ったでしょう」。

分析家が自分の患者にとる一般的態度の特徴となる技法にもこれだけの幅があるが、それに加えて、個々の事例の要請するところに応じて分析家が意識的に自分を合わせることに関連する相違がある。たとえば子どもには成人の場合と違った態度をとらねばならないだろう。子どもの患者をファーストネームで呼び、患者にも治療者をファーストネームで呼ばせるのはごくふつうのことである。また、分析時間にも遊ぶことを許すし、むしろ遊ばせるべきだとか、分析家との身体接触も許すとか、それも優しく触れるときだけでなく、攻撃的に触れてくるのも許容する。ちなみに精神病患者についてもほぼ同じである。児童分析と精神病分析とが似ていることは、すでにしばしば言及され強調されて、もはや自明のことである。

もちろん、すべての患者は個別的に、すなわち別々の仕方で治療されるべきであり、実際そうなっている。そのため一人の分析家による分析でも一つ一つが他と異なっている。しかしそれでもなお、各分析家の技法および人格の相違によって形づくられる分析法の相違、分析的雰囲気の相違というものがあることは否定できない。当然、ある心理学的特徴が、先に述べた目に見える身体的な具体的なものと平行していることもある。

鏡のメタファーに鑑みると、分析にそれほど多くの個人的方法があることは不思議ではなかろうか。教育分析家の場合はさらに不思議であって、たいていの生徒は〝独立して〟治療を始めると教育分析家の方法を受けつぐことを教育分析家は認めざるを得ない。それは解釈の形式から、面接室のしつらえ方、分析時間の終了の伝え方にまで及んでいる。これは、繰り返し現れるこの行動様式すべての真の源泉が転移であることの証明として説得力があることではなかろうか。それが分析の場において分析家の側に起こる場合には言葉を美しく飾って〝逆転移〟と呼ばれる。統制分析の少なくとも一部は教育分析家以外の（できれば複数の）統制分析家が行うようにするべきであるということの論拠の一つは、一つにはこのような転移に強くとらえられてしまう危険があることである。

この視点から見ると、分析状況とは患者の転移と分析家の逆転移の間の相互作用の結果であり、さらに相互に相手側からの転移によって引き起こされた反応があって、ことを複雑にしている。もしそうだとすれば――実際そうなのだが――、分析の〝無菌的〟方法というようなものは存在しないと結論するべきなのだろうか。そうだとすればこの論文の初めに引用した見解は、実践において達成されることのない理想論にもとづいていることになるだろう。以前には、鏡のような態度を取ることこそ絶対的に正しいという信念が根強く、これに異議を唱えるものは精神分析からの逃亡者であるという烙印を押されてしまっていた。しかし今やそのような態度がそもそも可能かどうかという疑問が投げかけられているのである。それは本論文に限ったことではない。相対立する二つの見解が成り立ち、両者とも十分な臨床経験にもとづいているという状況があるからこそ、この主題が頻繁に議論され、またこの論文を書く意味があるのである。

この論争に決着をつけるには臨床経験によるしかない。第二の見解に立てば、分析家の人格に由来する分析の雰囲気が現実の転移状況に決定的な影響を及ぼし、その結果、治療結果にも決定的に影響すると予想されるだろう。しかし奇妙なことに、これは正しくないように思われる。ごくわずかの例外をのぞいて、患者はこれらの個別的な雰囲気の大部分に自らを適応させ、彼らなりの転移に身をゆだねていて、分析家の逆転移がどうであろうとそれにはほとんど左右されない。これを考えると、患者が情緒の発達過程の中で経験した障害が平均的であるならば、以上のどの技法でも分析作業を有利にする転移を患者に形成させることができるという意味で良い技法である。そのうちのあれやこれやの技法、なかでも特に特定の解釈法を提唱する分析家は、自分以外の方法はすべて効果が劣ると主張するが、現実の分析結果はその主張を裏書きするようには思われない。あちこちの地域の精神分析協会の統計は、全般的にみてほぼ等しい治療の成功率、失敗率を示しているし(4)、さらには、精神分析技法の変法にどれだけ差があろうと治療に要する平均年月に差はないように思われる。

平均的な神経症患者にとっては個々の技法のそれくらいの変異はさほど大きな問題でないことを残念ながら認めざるを得ない。だとすれば、技法をめぐる熱っぽい議論がなぜなされ、双方とも排他的に傾くのだろうか。それぞれの方法を擁護する際の熱弁ぶりは、「微小差のナルシシズム的過大評価」という、社会学では周知の現象の面白い一例である。すでに見たように、各分析家の個別的技法の主な出所は感情転移である。すなわち、われわれの分析技法、分析におけるわれわれの挙動には重要な経済論的価値があり、緊張、特に患者を扱う際にわれわれに生じる緊張を緩和するための、合理的、昇華的、適応的な方法である。

むろん忘れてはいけないことだが、精神分析技法はそもそも分析作業が私たちに課する客観的要請に応じる手段であって、単なる分析家の感情の排水路だけであってはならない。ところが分析家の心的経済論の観点から見ると、どの技法もこの二つの別個の任務を同時にこなさなければならない。客観的任務は、数ある個別的方法のどれで分析された患者でも、分析家の無意識ではなく、患者自身の無意識を知るように学習させることである。分析家の主観的任務は、分析が過大な感情的負荷になってはならないこと、その個別的技法が分析家に十分な感情の排水路を与えてくれることである。したがって、ある技法が健全で適切十分であるためには、二重の意味で個別的でなければならない。

こういったことは、分析家が自らの個人的方法を必死に擁護するという、きわめて個人的な動機があることをおのずから意味していよう。しかしこの防衛戦は、自らの精神的安寧のための戦いではなく、主観的にも客観的にも最良の方法のために戦っているのである。フロイトのメタファーにもう一度還ると、分析家がほんとうによく磨かれた鏡のようにならねばならないことはわかるが、それは生命のない物体のように受動的に振舞うことではなく、患者の全体像を歪ませずに反射することである。患者が反映像の中心に自らを明確に見ることができればできるほど、よい技法である。そしてもしこれが達成されさえすれば、分析家が比較的能動的か比較的受動的か、厳格か寛容か、分析家の解釈法その他によって、分析家の人格がいくら明らかになっても大きな問題ではない。

精神分析という方法は一つしかない。それはフロイトによって定められたものである。しかしその目標を達成するにはいろいろの方法がある。世界中のすべての分析家が従うべき絶対的によい技法というようなものはない。ただ、その一方で、分析家には自分の個別的技法がもたらす情緒的満足をすべて意識していることが要請されなければならない。自らの振る舞いをよりよくコントロールするためであり、同時に自らの理論的信念をもよりよくコントロールするためである。これまでの精神分析学の進歩は、研究者が自らの情動生活をますます意識的にコントロールするという代価を支払ってなされてきたはずである。私は、日々の分析における自らの振る舞いを私たちが意識的になおいっそうコントロールすることができたら、技法のさらなる進歩が可能であると確信する者である。

（1）　初出 *Int. J. of PsA.* (1939) 20, 223-230.

（2）　S. Freud の精神分析技法論による。それは *Ges. W.* Bd. Ⅷ-Ⅻ に散在している。英訳は *Stand. Ed.* Ⅻ.

（3）　加えて以下の文献を参照されたい。S. Ferenczi und O. Rank : *Entwicklungsziele der Psychoanalyse,* Wien, 1924. J. Strachey : 'Die Grundlagen der therapeutischen Wirkung der Psychoanalyse', *Int. Z. f. Psa.* (1935) 21. (英文 'The Nature of the Therapeutic Action of Psychoanalysis', *Int. J. of Psycho-Anal.* (1934) 5) S. -A. Freud : *Das Ich und Abwehrmechanismen,* Wien, 1936 (英文 *The Ego and the Mechanisms of Defence,* London Hogarth Press, International Psycho-analytical Library, 1937)

（4）　*Zehn Jahre Berliner Psychoanalytisches Institut,* 1930. *The London Clinic of Psycho-Analysis, Zehnjahresbericht,* 1936. *Institute of Psycho-analysis, Chicago, Decennial Report,* 1937.

第十六章　治療目的と技法との変遷[1]（一九四九年）

1

分析家ならば誰しも自らの過失、失敗の経験から学ぼうと骨折っていることは当然であろう。逆にいえば、われわれ分析家の個人的技量は、個人的経験を徐々に積み重ねることによって変わりつづけているということである。それが良い方向への変化であることを期待したいものである。同じ事態が精神分析技法一般にも起こっていると仮定してもよいだろうか。今日の平均的な分析家の治療行為は、二〇年前、三〇年前の同じ位置の者と異なっているだろうか。一〇年前とでもどうだろうか。かりに差異があるとしても、その違いは何で、何がそれをもたらしたのだろうか。本論文の表題が示すように、私の主張は精神分析技法はたしかに変化したし、今日まで持続的に変化してきたということである。それは、フロイトが『ヒステリー研究[2]』の治療技法に関する章で精神分析技法をはじめてまとめたときに始まり、今も続いている過程である。

この過程を正しく位置づけるためには、ブロイアーとフロイトとが共著『ヒステリー研究』に記した諸技法（複数個ある）から検討を始めるべきであろう。しかしここでは短縮するために、私が分析家として生きた時代の技法史に話題を限定したいと思う。

私が精神分析の実践を始めたとき（一九二二年）、私たちの考え方はことごとくフロイトのきわめて重要な二論文の影響下にあった。それは『ある幼児期神経症の病歴より』[3]および『快楽原則の彼岸』[4]である。理論的にはフロイトによってすべての治療目的が有名な同義語的三公式によって定義されていたが、それらはすべての精神分析的治療に妥当すると考えられ、またいつの世にも妥当すると当時考えられていた。それは、〝患者の抵抗を克服する〟〝幼児期の記憶喪失を除去する〟〝無意識的なものを意識化する〟であった。ここで留意しなければならないのは、当時の〝無意識的な〟とは、今日ならば〝抑圧された〟というものと同じであったこと、〝幼児期の記憶喪失〟とは、ほぼエディプス状況そのものであって、これがあらゆる精神発達の〝核コンプレックス〟であった。だから分析の実践的課題は次のとおりであった。(一)患者の欲動発達を再構成すること。特にどの性的部分欲動がまだ抑圧されており、性器の主導権のもとに統合されていないかを見いだすこと。(二)実際の生育史におけるエディプス状況を再構成すること。(三)去勢不安を緩和すること。去勢不安は、当時考えられていたところでは、エディプス状況に、それも主として父親に由来する。また男児、女児を問わず起こるものであった。

そのしばらく後(一九二三―二六年)、われわれは心の構造に関するフロイトの最終的な構想を知ることになった。[5]それ以来、あらゆる神経症症状を、それどころかあらゆる心的現象を、エス、自我、超自我の三要素の妥協の結果と見る習慣が確立された。フロイトが再定式化したところによれば、治療の目的とは「エスありしところに自我あらしめよ」であった。分析の実践においては、これは課題を一つ新しくつけ加えたことを意味する。それは患者が自我構造の損傷箇所を修復することを助けるという課題であり、特に、高くついている防衛機制を放棄し、払う代償の少ない防衛機制を発達させるように手助けすることである。

従前の三つの(治療目標の)定式が、新しいこの目標と異なっているのは明らかである。私の見るところでは、両者は生物科学全般にわたって何世紀も続いているジレンマの精神分析学版である。構造が機能を決定するのか――構造論的あるいは局所論的アプローチ――、それとも機能が構造を決定するのか――機能論的あるいは力動論的アプローチ――である。[6]

フロイトの再定式化以後、治療と技法理論に関する議論は、このどちらのアプローチが重要なのかという問いに支配されることになった。力動論的アプローチは〝内容〟に重点を置き、〝抑圧された〟〝無意識的な〟内容に関心を向けた。これらの言葉の意味はおおまかにいって性的充足が禁じられ抑圧されているという意味である。そのような抑圧された欲動に排水口をつけ、[7]これを抑圧から解放し、そしてそれらの欲動充足を自由に享受できるようにすることを目標としていた。要するに、力動的アプローチは主としてエスに関心を持っていたのである。他方、局所論的アプローチは、習慣化した防衛機制の研究を重視する。防衛機制とは、おおまかに言えば心的構造の発達上の欠損のことであり、特に、エスに比べて自我と超自我とが強いことである。

フロイトの症例報告は実のところすべて一九一四年以前のものであるが、それらにおいて、〝力動的〟解釈あるいは〝内容〟解釈がほとんど全くすべてであることは、指摘するに足る興味深い事実ではなかろうか。また第二に『ヒステリー研究』[8]において、フロイトは、彼のカタルシス法（その後用いた精神分析もだろうか？）はヒステリー症状を取ることしかできず、ヒステリー素質を治すことはできないと明言している。私の知る限り、この発言が撤回されたことはないし、さりとて公認されたこともない。

ここできわめて重要な点は、フロイトが表現した治療目標の定式はすべて、力動的アプローチをとる初期の三つの結局同じことを述べている定式も、局所論的アプローチをとる改訂版も、いずれもその個人だけにかかわっていることである。この限界を生理学的または生物学的偏向と呼ぶことにしたい。これは、精神分析学へのきびしい批判として繰り返し言及された事実である。批判は特に社会学者と人類学者によって、極右と極左の両方の側からあびせられた。この批判は、事実無根とはいえないものの実のところ不公平で不正当である。精神分析学が果たした重要な進歩のいくつかを故意に無視しているからである。ただ、たしかにわれわれの側にも落度がある。変化した技法のもたらした結果を包含するような理論的概念の変更を怠ってきた点である。

2

この精神分析技法の新しい方向は、ひそやかながらすでに始まっていた。それは自由連想の〝内容〟と患者が用いる習慣的防衛機制だけでなくて、精神分析場面における患者の行動の形式的要素にも注意を払いはじめたときからであった。（形式的（formal）という英語には二つの意味がある。㈠うわべだけの、あるいは礼儀作法に従った、㈡言葉ではなく形に関係している、である。本論文では、主に第二の意味でこの言葉を用いるつもりだが、読者が第一の意味も含むものと解していただいたとしても別に異議を唱えない）。形式的要素には、患者の変化してやまない表情[9]、寝椅子への横たわり方、声色、セッションの始め方に終わり方、時々起こす身体疾患、――一過性の不調をも含めて――、そして特に重要なものとして自由連想の仕方[10]がある。このような形式的要素にまず注目し次に解釈を与えることは、当初微妙な手練手管かまぐれ当たりとみなされていた。長い時間をかけてわれわれは、できるだけ多くの形式的要素に留意し解釈することが治療目的の達成にとって大きな意味を持っていることに気づいたのである。しかし今やこの事実は十分に認められ、われわれの日々の仕事の重要な一部である。特に訓練生のスーパーヴィジョンにおける教育活動の中心である。

この広範囲にわたる本研究の主要な結果は、二つの項目にまとめることができるだろう。第一に、精神分析場面での患者の行動に見られるこれらの形式的要素は、患者の性格ときわめて密接につながっている。それを変化させることはきわめてむつかしく、患者にその奇妙さを気づかせることさえ困難である。なぜなら患者には、それが全く〝自然〟なことにみえるからである。明らかに形式的な諸要素を動かしている力は非常に強力なものにちがいない。周知のとおりフロイトはこれを反復強迫という概念の中に数え入れている。第二に、患者の行動の形式的要素は患者の転移の重要部分であり、世間に対する患者の一般的な――不変の――感情を表すとともに、分析家という特定の対象に対する今ここでの――一時的な――態度をも表している。したがってそれらの要素は、ある種の――しばしば原初的なタイプの――対象関係が、精神分析状況において（おそらく精神分析状況によって）復活したものとみなされるべきである。私の見解では、精神分析状況における患者の行動の形式的要素というものの研究を進めたことが、精神分析の技倆に根本的な変化、いや、きわめて大きな進歩とをもたらした主な要因である。もちろん他の要因も働いたことを否定するつもりはないが。

ここで言う精神分析技法の新しい方向は、何よりもまず、患者の転移の具体的細部のすべてを対象関係の観点から理解し解釈することを目指すものである。たとえばストレイチ[11]は、よく引用される論文の中で、治療的な（突然変異を起こす）力があるとすれば、それを持っているのは転移解釈だけだと主張している。この発言を受け入れるにせよ受け入れないにせよ、今日性格特性の神経症的症状を直接分析しようとする分析家がまずいないことだけは確かである。それらは〝転移〟を分析する中で、いわばついでに扱うのである。われわれが現在手にしている技法は、転移現象、すなわち対象関係を理解し、これに対処するという点にかけては、非常に上質で安全で信頼のおける道具だと自負してもよいのではなかろうか。

現在われわれは奇妙な状況におかれている。対象に関連した態度や情動には、複雑な問題があっても、技法的にはかなりうまく扱うことができているのだが、手持ちの理論的概念でそれらを記述するのは容易でないのである（後にクライン夫人の仕事について議論する際にこの発言を立証してみよう）。技法の方が理論よりずいぶん先んじていることを示すため、例を一つ引用してみよう。われわれは精神病の適切な体系的分類というものを持ち合わせないどころか、適切に定義された病理学的疾病単位さえもなく、耳ざわりのよいレッテルをかき集めたといった体のものしかないことは周知の事実である。今日、症例の診断はいつも困難な課題であり、下す診断はたいていあやふやで、思いつきで、それほど価値のあるラベルとは言えない。そしてある患者にあるラベルが張られるやいなや、それを誤りとする激しい反論が浴びせかけられる。たびたび繰り返される論議の焦点となっている問題を少し挙げると、軽症癲癇とヒステリーとはどう違うか、重症ヒステリーと分裂病の初期とはどう違うか、犯罪者と病的性格とはどう違うか、などである。これらの点について精神分析理論はたしかに大変弱い。しかし、あやふやなラベルしか張られていないままでも、技法的にはこれらのケースのいずれをもかなりうまく扱うことができているのである。

3

この格差にはつよい印象を受けずにいられない。理論の側には、正確で内容の豊かなすばらしい用語があるが、それらは臨床実践の手助けにならない。技法の側には、十分な根拠に裏付けられ、くっきりと描き出された臨床像があるが、適切な用語を欠いているため、それを言葉で記述するためには、長たらしい無様な常套句を必要とし、時には一つの文章をまるまる用いるしかないことも多いのである。この奇妙で厄介な状況の原因は、フロイトが精神分析治療の目標を定式化したときに、彼が個人を越えてその彼方に行かないようにさせたときのと同じ限界であると思う。私はそれを生理学的ないし生物学的偏向と呼んだことがある。この偏向が、フロイトが自ら課した自己規制であることはきわめて興味深い。フロイトは、彼らしい事務的な率直さで、この規制を自らに課した理由を誠実に書き留めている。

『制止、症状、不安』[12]の中でフロイトは、自らの心理学理論の基礎として強迫神経症患者との臨床経験を選んだのは意図的なことであり、それはこの神経症があらゆる葛藤と心的過程とを内在化（ドイツ語ではverinnerlicht）[13]させているからだ、と明言している。その後のフロイトの理論の発展は、誰しも知るように、メランコリーの研究に決定的にもとづいている。近年私たちの見守る中で、クライン夫人は、自らの考えを展開するための資料に、――フロイトを忠実に継承して――やはりメランコリー（鬱病）を主に用い、さらに最近になって、シゾイド状態とパラノイド状態を用いている。[14]これらの病理学的形態がある共通した性質を持っており、それは、やはり偏向と呼んでもよいものではないだろうか。それは、ほとんど完全な対象からの撤退である。

この偏りがいっそう驚くべきものとなるのは、今述べた病理学的形態を、新しい技法を開発するようわれわれを促し、その開発を助けてくれた病的形態すなわちあらゆる分析技法のもととなった疾病単位と対照させた時である。こちらには、まずヒステリーがある。ヒステリー患者はいかなる状況でも必ず一方の目で対象をうかがっている。これについてはアンナ・Oの例が多くを教えてくれる。彼女はブロイアーとの対象関係を次々と変化させ、ブロイアーはそのたびにまたはじめから彼女に合わせることを余儀なくされた。つまり、技法を変えねばならなかったのである。[15] 次に、われわれが出会う患者の三分の二とは言わないまでも優に半数は占める二つのタイプがある。さまざまの形の性的障害と行動化タイプの性格神経症である。これらのいずれにおいても対象が決定的意味を持っている。精神分析理論は、強迫神経症やメランコリーにおける臨床的観察所見を簡潔な力動論の用語で記述し、それ固有の症状を招来する典型的心的布置を明らかにすることに成功したが、ヒステリー、性的障害についての理論的記述はそれに比べればかなり未熟であるし、性格神経症についてはなおさらである。これらについては、強迫神経症やメランコリーの場合に匹敵するような、明確に定義され容易に同定できる臨床類型を抽出できていないし、ましてや簡潔な力動論の用語で記述できてなどいない。それどころか、これらの疾病の臨床体系はそもそもまだ存在しないと言ってもいいのである。

ここで先の場合と同様の奇妙な状況に遭遇する。ただしそれとは異なった角度からである。精神分析理論が主として基礎としてきたのは、内化を全面的に行っており、対象関係にはごく弱い備給しかしていない病的形態の研究であった。ところが技法のほうは、ヒステリー、性的障害、性格神経症のような、きわめて強い対象備給をしている病的形態の治療経験の際に創始され発達してきたのである。しかし、これはごく自然なことである。われわれの研究の真の現場が精神分析の場、つまり一つの対象——むろんきわめて特異な対象であるが——との関係が圧倒的な重要性を持っているような場であるからである、精神分析学の中にかなりの内部矛盾と葛藤し合う党派性とが存在するのも、今述べたように技法と理論の間に起源の二重性があることを忘れなければ納得できる。

〃起源の二重性〃という代わりに、精神分析の理論と技法とは異なった方向に偏向していると言ってもよかろう。私たちの理論に影響を与えた偏向のために、フロイトは、治療の目標の定式化を個人内界の記述に限定する形とした。私が生理学的、生物学的偏向[16]と呼んだものである。技法に影響を与えている偏向に適切な名称を与えるのはこれよりずっとむつかしい。適切な名称や学術用語は、良い理論から得られるのがふつうである。言い換えると、けっこう良い熟練があってもそれだけでは不十分なのである。すでに言ったように、われわれが現在手にしている技法にかんする良い理論はまだ存在しない。現時点ではよりよい術語がないから、この偏向を対象への偏向あるいは対象関係への偏向と呼ぼうと提案しておく。

適切な名称を見つけることがこれほどむつかしいのは、われわれの手持ちのあらゆる概念と学術用語が、——二つを例外として——生理学的偏向のもとで造語され、その結果として、きわめて個人志向的だからである。それらは個人の心の限界を越えない。二つの例外というのは、〃対象 object, Objekt〃と〃対象関係 object relation, Objektbeziehung〃であるが、この二つの術語には実は非常に興味深い歴史がある。欲動の〃対象〃は、欲動の〃源泉 source, Quelle〃と〃目標 aim, Ziel〃と並んで、『性学説三篇』[17]の中でフロイトの手で学術用語となった。しかし他の二つのずっと重要なきょうだいの陰に隠れたごく控えめな存在でありつづけた。〃欲動の源泉〃は、欲動理論における分類学の基礎となった。われわれの知る人間の欲動はほとんどすべて、その源泉を指す名称で呼ばれている。これは、個体しか知らず対象関係については全く関知しない生物学——もっと正確にいえば解剖学——から借りた術語で考えているということである。人生初期における心の発達は、欲動の目標、つまり欲求充足（および欲求不満）によって決定されているとわれわれは考えていた。その時期において優勢で、もっとも大きな満足を与える欲動が、その支配のもとにリビドーを組織し、選ぶべき対象とその対象との個人の関係を規定するとしていた。

前性器期のリビドー体制の理論はこのようにして発達した。そのもっとも洗練された形は、よく知られたアブラハムの「リビドー発達小史 Versuch einer Entwicklungsgeschichte der Psychoanalyse」(一九二四年)[18]にある。リビドーの発達を決定する要因は、欲動の変化であり、これは個体発生をつうじて何らかの未知の生理学的過程の結果生じるものだと考えられていた。その発達過程において対象は二流の重要性しか持たず、あれこれの欲動によってたまたま備給されるモノにすぎないと考えられていた。最初期の対象関係の記述を述べる最近の見方は、〝交換可能な生理学的対象〟の理論と要約できそうなものであるが、これは今述べた生理学的思考形式の論理的帰結にほかならない。

私はすでに一九三五年に、精神分析理論のこの部分がいくつかの点で一貫性を欠いていることを指摘し、理論を見直して対象関係の発達、とりわけ環境のおよぼす影響という点にもっと注意を払うべきだと要請した[19]。しかし私の提案に対しほとんど何の反応も返ってこなかった。とはいえやっと最近になって心の発達に関するわれわれの考え方が変わりつつあることを示す明白な兆候がいくつも見られるようになった。次に示すのはその一部であり、どれもひとつひとつをみればそれほど重要なものではないがまとめて眺めるとかなり迫力がある。第一に、〝欲動の源泉 source of instinct, Triebquelle〟という術語は今日ほとんど聞かれないし、活字となったものも見ない。同様に、〝欲動目標 instinctual source, Triebziel〟という術語もわれわれの理論的考察から決定的に後退しつつある。かつて非常によく用いられた〝目的抑止的 aim-inhibited, triebgehemmt〟という術語にしても、使われることがあるとはいえまれである。表舞台にあるのは対象と対象関係である。そうなってからもうかなりの時間がたつ。加えて、私の論拠にとって重要な点がもう一つある。それらが、もともとはついていた形容句をつけた〝欲動〟対象 instinctual object, Trieb-Objekt という形ではほとんど使われていないことである。まして、欲動対象との関係 relation to an instinctual object, Triebobjekt-Beziehung という表現など見たことも聞いたこともない。第二に、周知の肛門的、口唇的、性器的などの術語は、欲動の源泉や目標を指し示すために使われることがしだいに少なくなり、代わりに、特定の対象関係を指して「口唇的貪欲」「肛門的支配」「性器愛」などということが多くなっている。第三に、「サディスティック」sadistic という術語が徐々に時代遅れになってきた。私の見るところでは、それはその意味があまりにリビドー的であり、欲動目標、欲動の充足にかなり密接に関係しているからである。それに代わって「敵意的」「攻撃的」「破壊的」のような術語が用いられる。これらは明らかに対象関係に親和性のある言葉である。

4

私の主張を述べよう。もしわれわれが事態を個人という観点からのみ記述して、抑圧、退行、スプリット、厳格な超自我の成立、取り込み、投影、置き換え、融合ないし脱融合、アンビヴァレンスなどの、よく使い込んだ手持ちの学術用語だけを用いるならば、われわれの記述は、正しくはあっても不十分なものとなるだろう。なぜなら、あらゆる神経症的症状は歪んだ対象関係をも意味しており、個人内部の変化は過程全体の一面にすぎないからである。この角度から見直してみると、精神分析理論の古典的源泉である強迫神経症とメランコリーとは、その対象からの徹底的な撤退ゆえに、辺縁的事例にすぎない。それらは研究のために好都合な単純条件をたしかに提供してくれるが、その単純さは単純には喜べまい。なぜなら、その影響のもとに発展したわれわれの理論が不完全で均衡を欠くことになっているからである。今われわれに必要なのは、対象関係の発達をうまく記述させてくれる理論であり、それは現在の生物学に傾いてゆく欲動の発達理論に匹敵しかつそれから独立したものでなければならない。そしてそのためには、理論から導かれる結論を点検し、その妥当性を確認し、修正や反論ができるような研究の場を必要としている。

ここでクライン夫人の果たした貢献について論じるのが適当だろう。[20] 彼女の理論がたどってきた長い発展は、私が今述べた要請を満たそうとしてなされたものである。いくつかの論文があるが、クライン夫人は、対象関係の発達理論を後の論文ほど具体的かつ詳細に記述してきた。そこでは生理学的偏向の影響の跡をとどめた術語が使われてはいるが数が少なく、その代わりに新しい術語が作り出されている。たとえば部分対象 part object であり、それは良い部分対象であったり悪い部分対象であったり、分裂によって切り離されたり split off、再統合されたり reintegrate し、また破壊されたり destroy、修復されたり repair、取り入れられたり introject、投影されたり project する。もし取り入れ、投影、分裂などの言葉が心の何らかの構造的変化を意味していることを認めるならば、クライン夫人の理論は、対象関係の変化を心の構造的変化に関係づけようとする試みとみなすことができる。明らかにこれは非常に重要な一歩であり、旧来の理論から私が要請してきた新しい理論への移行であるにちがいない。今後の理論はすべて、クライン夫人とその学派が得た重要な結果を考慮に入れないではすまされないであろう。

この到来しつつある理論にとってもっとも重要な研究領域は、精神分析状況における分析家の行動でなければならない。あるいは私の好きな表現では、精神分析状況を創造し維持するために分析家が果たすことである。これは実のところ非常に危険で扱いにくいテーマであり、別の論文にゆずることにしたい。ここでは今の話題に必要な範囲に限って議論したい。すべての人間関係がリビドー的であるのは明らかである。患者の分析家に対する関係も例外ではなく、それは転移と呼ばれてきた(21)。これはフロイトが有名なドラの事例でその性質と力動とをわれわれに示して以来ずっとそうであった。しかし分析家の患者に対する関係も正確に同じ意味でリビドー的である。それを〝逆転移〟と呼ぼうとも、あるいは〝正しい分析行為〟、〝転移状況の適切な扱い〟、〝距離を置いた友好的理解と良いタイミングの解釈〟などと呼ぼうとも同じであって、この関係もまたリビドー的なのである。

欲求不満だけをもたらす関係、言い換えると自分と対象との間の緊張がどんどん高まっていくという状態に長期にわたって耐えることができる人間はいない。このことは分析家にとっても患者にとってもあてはまる。その緊張は、遅かれ早かれ意識的にせよ無意識的にせよ何らかの方法によってゆるめられなければならない。したがって問題は、友好的客観性を保ちながら正しい解釈を投与するのがいいか、それとも患者を抱きしめキスし、ジョン・ローゼン流の[22]（〃直接分析〃のようにワイセツな）四文字英語を使うのがいいかではなく、精神分析状況の緊張を最適なあるいは最適に近いレベルに保つためには、患者の側にはどのような満足がどれだけ必要であり、また分析家側にはどのような満足がどれだけ必要か、ということである。

われわれが精神分析状況と呼ぶこの非常に奇妙な対象関係がどのように発展し変化するのかを観察して得られるデータは、欲求不満と欲求充足とによる影響を受けると同時に、逆に、そこに関与する二人の人間それぞれの願望や要求、意識的ないし無意識的な欲求充足と欲求不満とに影響を与える。これらこそ対象関係の発達理論にとってもっとも重要な資料となるはずである。アンナ・O嬢に始まり、フロイト、フェレンツィ、ランク、ライヒなどを経て、最近のアレクサンダー、フレンチ、ローゼンその他に至る、いわゆる技法の革新のすべてをこの角度から検討しなおさなければならない。その際のきわめて重要な検討の事項は、分析家が解釈を患者に伝えるために用いる言語であろう。私がここで「言語」と言うのは、個々の分析家が習慣的に用いている術語と概念の一セットであり、〃準拠枠〃である。慣れ親しんだ思考法と観念表現法とを何の疑いも持たずに用いている場合、その背後にどれだけ多くの無意識的満足が隠れているかは、自分のものとかなり違っている準拠枠を用いてはどうかとか、あるいはせめてそれを理解してはどうか、と勧められるときにたいていの分析家が、まるで非合理な抵抗を示すのを考えてみればわかるというものだ。したがって〃言語〃にはきわめて強いリビドーが備給されていることを認めていただけると思う。自分の言語を用いることそのものが分析家の重要な満足である。自分のとは違う言語が何であれ、それを受け入れるのはもちろん、聞くのを我慢するだけでも、けっこうな負担である。もっとも、だからといってすべての〃言語〃が同程度に有効だとか正しいということを言おうとしているのではなく、どの〝言語〟も、それがどれだけの意識的無意識的な満足を分析家に与えているか、そしてその精神分析状況を形成し具体的内容を与えるうえでどれだけの働きをしているかを知るために検討しなければならないと言いたいのである。

対象関係の発達理論に資料を提供してくれる第二の重要な領域は子どもを直接観察することであろう。読者は、私たちの理論的概念を見直そうとする原動力は、子どもを直接研究することから来たものであると推量しておられたのではなかろうか。私たちの側にすぐれた訓練を受けた児童分析家が多く存在する今日では特にそうであろう。しかしここでも歴史は繰り返そうとしているようである。わずかの例外をのぞき、精神分析における重要な新発見のほとんどすべてが成人患者との精神分析の場でなされている事実には首をひねる。

第三の源泉は、私の考えによれば、グループ・セラピーの経験である。この領域に関して私は新人なので、なんら断定的なことを言えない。したがって、ここでは対象と主体の両者を同時に観察することができるという意味できわめて重要なこの領域に目を向けていただくように言うだけにしたい。グループにおいては、感情の転移がメンバーからメンバーへとたえず起こっている。つまり対象関係がわれわれの眼前で生じているのである。転移、逆転移にはじまり、ありとあらゆる種類の対象関係がわれわれの眼前で起こり、しかもそれは分析家自身の逆転移ではないので客観的な観察がずいぶんやさしくなる。研究のためには、〝自然の〟グループのほうが、分析家が集めた〝人工的〟患者グループよりもさらに重要かもしれない。〝自然の〟グループというのは、隣近所のコミュニティーや職場のグループのことであり、それらのグループでは真の対象関係、すなわち有史以来自然発生的に存在してきた対象関係の研究が可能である。

ここでまとめの代わりに、沈黙する患者に対し分析家がとっていた方法、いやまだ今日でもとっているかもしれない方法のことを述べてみたい。そうすることで、われわれの治療技法と治療目標の発展段階を示すことができればと思う。患者がしばらく沈黙を保っていると仮定しよう。分析家はどうするであろうか。まずフロイトが『ヒステリー研究』のなかで用いたごく初期的な技法を用いるかもしれない。それは患者をせき立て患者に圧力をかけて、抵抗に逆らって自分の心に浮かぶことを話さなければならないと要求することである。フロイトは手を患者の額に当てるという方法も用いていた。だから初期の事例報告には「私の手の圧力下で」とか「集中させることによって」患者は話せるようになったという表現が頻繁に現れるのである。今日この方法はめったに使われないと思う。かりに使われているとしても軽い障害の症例だけだろう。

つぎに分析家は、患者があえて言語化しようとしない内容を見いだし、患者の代わりに言語化することができる。たとえばこんなふうである。「かくかくしかじかの様子から考えて、あなたは、そう、私の個人的生活についての想像かあなた自身の性生活で頭がいっぱいなのではないでしょうか……」。これは〝内容解釈〟と呼ばれるものである。

第三に、患者が自由連想をせずに沈黙を保った場合のすべてを関連づけて、その全体に共通する性質を示そうと企てるかもしれない。たとえば「かくかくしかじかの困難が現れたときにはあなたはいつも沈黙の中に引きこもって、麻痺したようになって、なにも感じなくなることでそれを避けますね」という具合にである。次の段階では、この防衛機制が始まった時には、それに訴えるとなにかよいことがあったのを示そうとするのだろう。そして第三段階ではここで患者の中に今起こりつつある恐怖と不安とを意識化させ、今の状況をもともとの状況にあった類似の性質に関連づけようとするであろう。さらに、二つの状況の間に内在する相違点を指摘しようとすることもあるだろう。これは私たちが防衛機制の解釈、さらには転移解釈というものである。

まだもう一つのアプローチがある。私はこの最後のアプローチこそ、対象関係理論に重要な材料を提供してくれるであろうと思っている。これを、患者が心を開くことができるようにするための、分析家による患者のための適切な雰囲気の創造と呼ぶことを提案したい。もしこれがおおげさな言い方と思われるなら、否定形を使って、患者の心を閉ざすような雰囲気の発生の回避と言いたい。このように表現することで、沈黙は患者の転移によるものでも、分析家の逆転移によるものでもなく、転移と逆転移との相互作用、すなわち一つの対象関係によるものであることが明確になる。

今日の私たちの用語では、患者と分析家の対象関係の発達とその微妙な変化とを記述することは非常にむつかしい。私たちはそのことに気づかないまま、使い馴れた、欲動緊張、置き換え、行動化、反復強迫、言語的あるいは前言語的感情の転移など、患者個人をきわだたせる用語で記述するようになってしまう。またその一方で、分析家にかんしては、友好的理解、正しい解釈、不安の緩和、再保証、自我の強化などという言葉を使っている。これらの表現はその限界内においては全く正しい。しかし個人という限界を越えることができないために不完全と言うほかないのである。なぜなら一つの本質的な特性を無視しているからである。それはこれらの現象のすべてが二つの個人の間の相互作用において、たえず変わりつづけ発展しつづける対象関係の中で起こるということである。

ここで私はジョン・リックマンの考えを引用したい。残念ながら私はこれを一九五〇年四月になってから、つまりこの論文を仕上げて後に知った。もし彼の発想を使うことができたとしたら、いくつかの文章はもっと正確にもっと説得力のある形で綴られたであろう。この論文を書き直す暇がないので、せめて精神分析の理論と技法とを引き裂いている亀裂をみごとに説明している彼の考え方にここで注意を促しておきたい。リックマンによれば「心理学の全領域を、そこに関係している個人の数によって研究領域に分ければよいのではないか。だから一体心理学、二体心理学、三体心理学、四体心理学、さらに多体心理学という言葉を使うのがよいのではないか[23]」。

これらの心理学それぞれが固有の研究領域を持ち、そこで得た発見を適切に記述するためにそれぞれが固有の専門用語から成る〝言語〟、概念のセットなどをつくりあげなければならない。今のところそれがやれているのは一体心理学だけである。私が示そうとしたように、精神分析理論も例外ではない。われわれの術語や概念のほとんどが、一体心理学の支配領域をほとんど越えていない病態（強迫神経症、メランコリー、精神分裂病）の研究から導かれたものである。だから、本質的に二体状況である精神分析状況において起こる事象については、ぎこちない近似的記述しかできないのである。数学者は、n次元空間の中にn＋1次元立体を表示する場合の法則（とその多くの落とし穴）の研究のために特別の学律すなわち射影幾何学を発展させた（いちばんよく研究されているのは二次元平面に三次元立体を表示する場合である）。心理学にはそのような学律はまだ存在しない。私たちには、一体状況に属する言語で二体経験（分析技法）を記述する際にどんな歪曲が起こり、どれだけのものが失われるかということについては正確な知識はなく、あるのはいくつかの曖昧模糊とした観念だけなのは残念である。

（1）本論文の一部は一九四九年八月にチューリヒで開催された第一六回国際精神分析学会で発表された。初出は、*The Int. J. of PsA.* (1950) 31, 117-24.

（2）Breuer-Freud: Studies on Hysteria. Nervous and Mental Disease Monogr. Series No. 61 (*Studien über Hysterie*, Leipzig/Wien, 1895).

（3）S. Freud: *Stand. Ed.* XVII, *Ges.* W. Bd. XII.

（4）S. Freud: *Stand. Ed.* XVIII. *Ges.* W. Bd. XIII.

（5）S. Freud: 'The Ego and the Id', *Stand. Ed.* XVIII, 'Das Ich und das Es', *Ges.* W. Bd. XIII; 'Group Psychology and Anxiety of the Ego', *Stand. Ed.* XIX (Massen-Psychologie und Ich-Analyse', *Ges.* W. Bd. XIII), 'Inhibitions, Symptoms and Anxiety', *Stand. Ed.* XX ('Hemmung, Symptom und Angst', *Ges.* W. Bd. XIV).

（6）精神分析においては、医学の一般的傾向に反して、構造的アプローチがなぜこれほども機能的アプローチに遅れて登場したのか、そして出現が遅かったにもかかわらず、理論においてなぜそれほど早く容易にそれほどの重要性を獲得したのか。これは興味深い問いであり、たしかに検討に値する。

（7）たとえば H. Kaiser : Probleme der Technik', *Int. Z. f. Psa.* (1934) 20, 490-522.
（8）J. Breuer-S. Freud : 前掲書 pp. 228-9（ドイツ語第三版による）。
（9）まずフロイトによって『ヒステリー研究』の中で観察され記述されたが、私は彼がその解釈を患者に適用した例を見つけることができていない。
（10）これらにはじめて言及したのは、いずれもフェレンツィである。以下の彼の論文を参照。Nos. 8, 14-15, 22-24, 27, 29, 45, 77 in *Further Contributions*, London, Inst. PsA. Lbr., Hogarth Press, 1926（ドイツ語原書では 1913, 1914, 1915, 1919).
（11）James Strachey : 'The Nature of the Therapeutic Action of Psychoanalysis', *Int. J. of PsA.* (1934) 15, 127-59.
（12）Freud : 前掲書 pp. 60-61.
（13）Freud : 前掲書 Chapters V and VII. (*Ges. W.* Bd.XIV, Kap. V und VII)
（14）M. Klein : 'A Contribution to the Psychogenesis of Manic-Depressive States', *Int. J. of PsA.* (1935) 16, 145-74 ; 'Mourning and its Relation to the Manic-Depressive State', *Int. J. of PsA.* (1940) 21, 125-153. 'Notes of Some Schizoid Mechanisms', *Int. J. of PsA.* (1946) 27, 99-109. すべて *Das Seelenleben des Kleinkindes*, Stuttgart, 1962 に収載されている。
（15）Breuer-Freud : *Studies on Hysteria, Stand. Ed.* II.
（16）私がエルンスト・クリス（のチューリヒ会議発表）を正しく理解しているなら、フロイトは初期の書簡と草稿のなかで、慎重に検討した結果、心理学的アイデアを生理学に従って発展させることにしたと、るると述べているそうである。
（17）S. Freud : *Three Essays on Sexuality, Stand. Ed.* VII., *Drei Abhandlungen zur Sexualtheorie, Ges. W.* Bd. V.
（18）英語版は、K. Abraham : *Selected Pepers*, Int. PsA. Library, Hogarth Press, London, 1942. ドイツ語原典は、'Versuch einer Entwicklungsgeschichte der Libido auf Grund der Psychoanalyse seelischer Störungen', *Neue Arbeiten zur ärztlichen Psychoanalyse*, Leipzig, Wien, Zürich, 1924.
（19）M. Balint : 'Zur Kritik der Lehre von den prägenitalen Libidoorganisationen' ('Critical Notes on the Theory of the Pregenital Organisations of the Libido'), *Int. Z. f. PsA.* (1935) 21, 525-34. 本書第三章。'Frühe Entwicklungsstadien des Ichs. Primäre Objektliebe' (1937) ('Early Developmental Stages of the Ego. Primary Object-love'). 本書第五章。
（20）M. Klein : *The Psycho-Analysis of Children*, Int. PsA. Library, Hogarth Press, London, 1932. およびさきに引用した諸論文。
（21）S. Freud : *Stand. Ed.* VII. (Bruchstück einer Hysterie-Analyse, (1905), *Ges. W.* Bd. V.)
（22）一九四九年秋の英国精神分析学会における、ジョン・ローゼンの〝直接分析〟をめぐっての討論。
（23）J. Rickman : 'Methodology and Research in Psychiatry'. 一九五〇年四月二六日のイギリス心理学会医学部会のシンポジウムにおける発表であるが、たしかリックマンは、同様のアイデアをすでに一九四八年六月に述べているはずである。

第十七章　分析の終結について(1)（一九四九年）

終結の判断基準は、いろいろな標題で分類することができるが、私がその中から三つを選んだのは、もちろんそれが重要と思われるからでもあるが、それよりも主に私がそれらを他のものよりも詳しく研究してきたからである。項目の第一は、欲動の目標である。これは、性器的なものの優越の確固とした達成、性器的満足を十全に享受する能力、すなわち成熟した性器性を意味する。ただ、私がここで言いたいのは、性的欲動とは性的部分欲動全部の単なる合計以上のものを意味していることである。成熟した性器性とは、私の考えでは、思春期に出現する新たな機能で、おそらく「エロスとアフロディテ(2)」（本書第四章）で述べたような〝自然の過程〟の結果である。

判断基準の第二のグループは、欲動の対象との関係という標題でくることができる。このテーマについては、最近発表した「性器愛について」という論文で扱った(3)（本書第七章）。私の論旨は、性器愛は、決して自然発生的な自然の過程ではなく、文明（と教育）の結果としての人工産物であるということである。それは、性器的満足と前性器的やさしさ（tenderness）との複雑な融合物である。これを心理学的に表現すると、厳密な現実吟味にもとづいた対象との性器的同一化となる。そしてその目標は、無関心な、いや気乗りのしない対象を、愛してくれ、協力を惜しまない性器的パートナーに変えることである。

判断基準の第三グループは、自我の構造という標題でまとめることができるだろう。自我は、とりわけ以下のようなものに由来する緊張に対抗するだけの十分な強さを持たねばならない。(a) 現実を扱うにあたって、自己形成的方法ではなく、外界変容的方法を用いること、(b) 〝不快〟の受容、(c) オーガズムの前および最中の急激な興奮の高まり、(d) 一時的に満足が得られない期間があったとしてもパートナーとの性器的同一化を保つこと（性器レベルのパートナーシップを維持すること）、などがもたらす緊張である。言うまでもなく、これらの機能すべてに共通の基盤は、緊張下にあっても個人が現実との接触を失わないことを可能にしてくれる、信頼できる吟味能力である。

これらはいずれもいうまでもないとは思う。しかしまた、これらが、完全に満たせる人のいない、完全主義的な基準であることもまちがいなかろう。懐疑的な評者ならば次のような点を衝いたとしても至極当然だとされるだろう。これらの基準をすべて認めたとして、では分析を終了するとき、この高い基準からどれくらいなら外れていても許されるのか——。この問いに正面から答えるのは容易でないので、私は別のアプローチを提案したい。

2

理論的な基準を設定しようとしてみたがはかばかしくなかったので、外的判断基準を探し求めることはやめて、分析が終わるときに実際にどんなことかを臨床に即して記述することにしよう。私はすでに二篇の論文においてこの過程の記述を試み、新規蒔き直しと名づけた[4]。要するに何が起こるのか。患者は、分析家を代表とする対象世界に対して何か裏があるのではないかと疑うような態度を次第に放棄する。それと並行して一つの独特な対象関係が出現してくる。太古的対象愛、原始的対象愛あるいは受身的対象愛とも呼べるようなもので、その主な特徴は、自分の方からは何かお返しをしなければならないという義務抜きで愛されたいという無条件の期待であり、対象側の損得など考慮することなしに欲望がめざす満足を安全かつ確実に得たいという期待である。ここで忘れてはならないのは、熱烈に求めるその満足が、前駆快感のレベルを決して越えないことである。当然、精神分析状況の枠組みの中でこの願望が完全に満たされることは決してないが、私の経験では、その願望は十二分に理解されねばならないし、また相当程度まで満たされねばならない。なぜなら、分析家が患者を導いてこの数々のスキラとカリブディス（「二河白道」というごとし）の間をすべて無事に通り抜けることができてはじめて、患者はこの新たに始まった原始的な受身的対象愛から成熟した性器愛へと発達することができるからである。この発達は、患者が対象の権利を認めることができるようになるにつれて進み、大幅にその程度次第である。つまり、対象に関する現実吟味能力を発達させることと、それによって自らと対象との要求の間に受け入れ可能な妥協点を見つけるべく努力することによって進むのである。

　この過程が何物にも妨害されず発展すると、驚くほど一様な経験が治療の最終期を支配する。患者は、一種の再生を通して新しい人生に入りつつあるとか、暗いトンネルの出口に到達したとか、長い旅の果てに再び光に出会ったとか、新しい生命を与えられたと感じる。そして肩の荷がおりた直後のような大きな自由感覚を味わうなど。これは深く心を揺さぶられる体験である。全体の雰囲気は、なにか非常に大切で貴重なものに永遠の別れを告げるといった感じであり、そのような場合に生じるはずの悲しみと哀感とがまさにそのとおりに起こる。しかしこの心からの深い悲哀感は、真の幸福の可能性が新たに得られたことによる安心感で和らげられてくる。患者は、ふつう最終回が終わると幸福な気分で、しかし目には涙を浮かべて去る。そして分析家も非常に似た気分でいると私は白状しよう。

　このような書き方の明らかな象徴性に惑わされてはならない。とはいえ、私たちはそれがいわんとするあらゆる意味を十分に意識にとどめなければならない。しかし私の考えでは、ほんとうの問題はこんな象徴的表現よりもずっと深くにあり、象徴的表現は、深い問題をかなり不完全な貧しい表現でたどたどしく語ったものにすぎない。

私が本論の問題の核心と考えるその深い問題を表現するいくつかのやり方があるが、いずれにしても伝えようとしている内容は同じである。ここではそのうち二つだけをとりあげよう。

その第一は次のような問いである。分析による治癒は〝自然の〟過程かそれとも〝人工の〟過程だろうか。つまり、分析家の課題は、当人と社会とによる外傷が作った障害物を取り除くことだけであり、その後は〝自然の〟過程が治癒を引き受けるのかどうかである。

(一)もしその答えがイエスであれば、最終段階にかなり一様な事態が起こることが予想される。それどころか、それらの事態を何らかの一般的な象徴的形式で表現することができるだろう。たとえば子宮内存在になることを断念するとか、ただし、ふりかえってみれば子宮内存在には良いところも悪いところも両方あったと思うようになるだろうが——。(二)もしその答えがノーであれば、最終段階において非常にさまざまの体験が起こることを予想しなければならない。そしてそれは、たとえば全般的成熟の達成度とか、たまたま最後に扱われることになった問題であるとか、分析家のパーソナリティーなどによって違ってくる。

もう一つの定式は、もっと一般的な概念を用いたもので、次のような問いである。(一)健康とは自然な平衡状態であるか。つまり、妨害や障害さえなければその平衡状態に向かう過程が心の中にあるのか。あるいは、(二)健康は好運な偶然の結果であり、とてもありそうにない稀な事態なのか。その理由は健康のために必要な条件があまりに多くまた厳しいため、健康になる確率はめったにないほど小さいのか。

この二つの二者択一は本質的には同じものである。ほかにも表現法がいくつかあるが、ここでそれらに煩わされる必要はない。分析家たちは、まだこれらの問いに満足すべき答えを与えることができていない。分析家には大ざっぱにいって二つのグループがある。面白いことに、成熟した性器性とは単に部分的性的欲動のごった混ぜという偶然の寄せ集めではなく、それ自体が一個の機能であると考える分析家は、健康とは〝自然な〟平衡であり、精神分析による治癒の終結は〝自然な〟過程であると考える。また、もう一つのグループのほうは、健康、分析の終結、成熟した性器性のいずれもが実に多数の力、傾向、影響の相互作用の結果であって、これを支配する〝自然の〟過程などがあると仮定するわけにはいかないと口を揃えて主張するのである。

3

この重要な二者択一への答えは、もちろん臨床経験にある。すなわち真に終結した分析の研究にあるはずである。残念ながら現在得られる資料はきわめて貧弱であり、説得力が弱い。とはいえやはり検討してみる値打ちはあるだろう。第一の資料は私自身の経験から得られたものである。しかしこれは決定的な資料にはなり得ない。㈠私の主観の色がついているし㈡数も少なすぎるからである。私の事例のうち初期の試行段階を越えたものすべてを対象とした場合でも、本論文に記したような終結期を観察できたのは、大ざっぱにいって二割というところだろう。実際きわめて貧相な比率である。しかしそれでも私の記述の骨格は正しいという確信は崩れない。その主な理由は、適切な終結ができなかった事例では、いずれも何がまずかったか自分で分かっていると私は思うからである。ただし、いったん過ちを犯して新規蒔き直しが台無しになると、その状況の修復はまず不可能であったことは認めておかねばならない。もっとも、そのような事例でも、分析は部分的成功の段階で終わるのがふつうであって、双方の誠実な善意と真摯な努力にもかかわらず不満足感やさらには恨みといったものを残して終わることはめったになかった。心強いのは、いわゆる終結の後、治癒からスタートした過程が引きつづきさらに発達を押しすすめてくれたことである。そしてこれも含めて考えると、最終的結果はけっこうよかったといえる場合が多かったが、それでも、なにかが足りなかったという感情が患者にも分析家にも長期にわたって残るようである。もちろんこれで皆さんを納得させられる資料とは思っていない。

第二の資料は、統制分析が与えてくれるはずである。ところが残念なことに、統制分析は分析が終結に向かうコースに入る前に終わってしまうのがふつうである。これは分析家の卵にもスーパーヴァイザーにも非常に不満が残る状態ではなかろうか。患者の不満はそれに勝るとも劣るまい。われわれの訓練システムにこのような重大な欠陥を許している理由は、現実的困難だけではない。つまり先に述べたように、〝自然な〟終結というものはそもそもありえないのではないかという漠然とした無意識的な疑惑があるのである。

最後に、他の分析家の事例から資料が得られるはずである。しかし残念ながら、私たち分析家は仲間の技法のことはほんのわずかしか知らないし、自分の技法についてはひどい秘密主義をとるため、外部の者の目に触れるのはごく一部の事例だけである。外部の者もいくばくかを知ることができるという、その数少ない機会は教育分析のことである。

いくつかの理由を考えれば、教育分析は神経症者の分析にくらべて単純であると予想されるかもしれない。ところが期待に反して事態はまるで逆である。公式には認められていないが、かなり多くの分析家志願者が分析家の資格を取得した後も分析を引きつづき受けつづけてゆくことは一般の知るとおりである。これは短期間だけを費やして整理を行うといったものではなく、全力をあげての真剣な分析である。これはどの訓練機関でも起こっていると私は信じるが、この事実には本論の主題にとって決定的に重要な意味があると私は思う。

現在の訓練システムは、分析を受けていない者には分析はさせられないという経験的基本原則にもとづいている。当然これは、たった今分析を受けはじめたばかりだとか、一、二、三〇回の分析を受けただけでよいということではないはずである。この原則はくだくだしく述べられてはいないが、それを読めば、スーパーヴィジョンを義務づけられることなく患者を見てもよいとされるには、候補生は自らの分析を終えていなければならないという意味にとるはずである。

実態は明らかにこの原則に反しているので、われわれは二重の基準にもとづいて働いていることになる。基準Aは厳格でないほうで、精神分析協会とその役員によって公式に統制され厳格に義務づけられている。それによれば、候補生は一人前の分析家であると十分認められたということは、独自に患者の分析を始めるに十分健康である（訓練を終えているということだ）が、自らの神経症的、無意識的問題に対処するほど健康だとは必ずしも言えないのである。基準Bは、厳格なほうであるが、分析協会および役員による統制を受けず、患者（完全に資格を認められた分析家）と教育分析家との間の個人的合意にまかされている。そしてこちらの基準が実際の終結の判断基準を決めているのである。われわれは基準Aについてはかなりよく知っているが、基準Bについては残念ながらほとんど何も知らない。

この二重基準は比較的最近になってできたものであって、そもそも完全主義的でありすぎたであろう理想を、正気の現実的な政策に切り下げたものであることを言い添えたい。その要因で、私の知る限り三〇年代に始まったと思われるものの一部は、わかっている。分析家の中には不完全な分析で済ませたために、後になってこっそりと自分の分析を再開せざるをえなくなった者がいること、出発の時点で志願者の選抜が不十分であり、正規の教育分析期間が際限なく長期化され、これらのことがどうしても外的重圧、特に経済的な重圧力になること、などである。このような訓練システムのごく最近の変化が、どのような意識的動機および無意識的動機によって生じたのかを解明することは非常に重要な研究課題と思われる。

現在のところ、教育分析という臨床的資料は、われわれの問題に信頼できる答えを与えるには足りない。基準Aは明らかに役にたたないし、基準Bについては一般の分析の終結事例と同じ程度に知るところが乏しい。

4

まとめてみよう。われわれは分析が適切に終結されたかどうかを決定するための優れた理論的判断基準を手にしている。しかし残念ながら、それらはかなり完全主義的な基準と言うほかなく、そこからどの程度までのずれならば容認されるのか定義することはできない。私の基準から部分的いや全面的に異なった判断基準を選んでいる分析家がいることはよく承知している。しかしどの判断基準にも、今述べた批判が当てはまるのは変わらない。

真に終結した私の事例の最終段階を実践的観点から検討して、私は二者択一問題に逢着した。健康とは〝自然な〟状態なのか、それとも得がたい好運の結果であり、ごくまれな事態なのかという二者択一である。われわれにはこの二者択一問題を解決する能力がないことを認めざるをえない。

そして最後に、研究すればわれわれの課題に経験的な（少なくとも統計的な）答えを与えてくれるはずの信頼に足る臨床資料を探すうちに、そのような資料がたとえ存在したとしても、当人以外の分析家には手の届かないものであり、分析を実際に終結に導いた当の分析家だけが手にできるものであることがわかった。今のところ対照群を置くことや裏付けをとることは不可能なので、真に終結した分析にかんする報告はいずれも必然的に主観の色がついており、したがって絶対的な信頼をおくことはできない。

このことは終結にかんする他の分析家の報告と同じく、私自身の報告についても当てはまる。信頼に足る材料に誰でも接近可能になり、適切な議論が行われる日まではやむを得ない。現状が続く限り、この問題にかんするいかなる発言も、問題の解決にはほとんど寄与せず、発言者のパーソナリティーがむき出しになるだけに終わる恐れがある。その発言がたとえどれだけ昇華を経た形をとっていたとしてもである。これは本論文にもあてはまることを急いでつけ加えておこう。

しかし、このような不確実性があるにもかかわらず、毎年いくつもの分析が終結する。控えめに見積もって、国際精神分析学会に所属する開業中の会員の各々が一年に一例ないし二例しか終結しないと考えても、合計で毎年千から二千になるであろう。終結事例のうち少なくとも二割が真に終結しているという本論文に示した見積もりを用いれば、年に二百から四百という数字になる。これは膨大な資料と言わなければならない。私がこの小論を書きとめたのは、同僚のどなたかがこれに刺激されて資料を批判的に収集し、ここで論じた問題に真の答えを見いだすために用いることを望むからである。

（1）　一九四九年三月二日の英国精神分析学会の大会で行われた、精神分析治療の終結にかんするシンポジウムでの発表。初出は、*Int. J. of PsA.* (1950) 31, 196-99.
（2）　*Int. J. of PsA.* (1938) 19, 199-213（本書第四章）。
（3）　*Int. J. of PsA.* (1948) 29, 34-40（本書第七章）。
（4）　*Int. Z. f. Psa.* (1934) 20, 54, 65（本書第十一章）、*Int. J. of PsA.* (1936) 17, 206-16（本書第十三章）。

第十八章　新規蒔き直しと妄想抑鬱症候群(1)（一九五二年）

1

この雑誌のメラニー・クライン夫人の生誕七〇周年記念号に寄稿を依頼されたのは、私が普通の意味ではクライン女史の弟子ではないから、特に光栄である。本号への私の参加を正当化してくれるであろう事情を私から考えれば、私なりに長い間たえず関心を抱いて女史のお仕事を見守っていたこと、それに、友情という言葉を使うことをお許しいただくとすれば私たち二人には過ぎ去ったあのベルリン時代にまで遡る友情が存在するからである。当時、女史も私も、二人とも教育分析を受けている身であった。それに、幸いなことに一時期、二人はわずか二、三軒をへだてて住んでいた。その他の点ではわれわれの地位は全く別個であった。私は正真正銘の駆け出しで大学卒業したてであったが、女史はすでにれっきとした分析家で、発言には誰もが耳を傾けていた。もっとも、時には皮肉な受け取られ方をされることもあった。女史はまだ向かい風と闘う立場の人であった。あの何ともアカデミック、何とも学者臭ふんぷんとしたドイツ社会の中で孤軍奮闘するただ一人のノン・アカデミックな分析家、そしてただ一人の児童分析家であった。時には女史は皆の当惑の種となった。「断じて信用しないぞ」という態度を向けられたこともあり、時には冷笑の的ともなった。女史の児童分析の症例報告の中にある、童話のような素朴な表現があげつらわれた。このように両義的な迎えられ方ではあったが、それにもかかわらず、女史はその最優先の目標を掲げてゆるがなかった。それは、成人の神経症症状と防衛機制とが児童にも観察されるということ、さらに、神経症および防衛機制の主要な局面の研究には、しばしば、児童のほうが成人よりも適しているという主張である。クライン女史も、全精神分析界も、当時からは長い長い道のりを歩んできたものである。当時白熱した議論の対象であった女史の発想の多くは——すべてではないのは確かとしても——その後一般に受け入れられて、精神分析学の知見の一部となっている。

さて、女史の古稀に当たって、私は、私の治療の越しがたい難関の理解を女史の発想が助けてくれたこと、知識と腕さえ向上させればこの行き詰まりをゆくゆくは避けて通ることができるのではないかという希望を持たせてくれたことを述べようと思う。一九三二年に私は患者の精神分析治療においてある不思議な段階を通過することを記しておいた(2)。以来、数度、私はこの主題に戻って、それをさらに正確に叙述しようとした。

私の臨床経験とは要するにこういうものである。分析治療が相当長い道のりを歩んだある時点で、すなわち治癒という目標に向かって直線距離に入ったところで私の患者たちは、ある型の単純な願望充足を、初めはおずおずと、願い、期待し、最後には求めさえするようになりはじめる。その相手は主に分析主治医であるが、そうと限ったものではない。表面的には、この願望はたいした意味がないようにみえる。分析家に触りたいとか撫でてみたいとか。それよりも多いのは、分析家から贈り物をもらいたいとかである。また、分析家に贈り物をしたいとか、それよりも多いのは、分析家に触られたいとか、撫でてもらいたいとか、など。いちばん多いのは分析家の手を握っていられるようになりたい、分析家の指一本に触っているだけでもいいというものである。この願いには二つの非常に重要な特性がある。むつかしいことではない。第一の特徴は、自分ではない人間によってでなければ満足が得られないということである。自体愛的満足は全然ありえないことである。第二の特徴は、満足の程度が穏やかな前駆快感の域を越えることは決してない(3)。したがって、現実的な、全幅的な満足も、それに続くアンチクライマックスもほとんどみられることはない。あるのは、大きい小さいの差はあるが、もっぱらまじりけない満足のみである。であるから、満足がちょうどよいタイミングでちょうどよい強さでやってくれば、これに対して患者が起こす反応は認知し観察することがはなはだむつかしい。それは、達する快楽のレベルが「静かで穏やかないうことなし」の感じというだけのものだからである。

このことは、私には大変むつかしい技法上の問題となった。分析家は、そういう願いに対してどうするのが正しいのか。最初にするべきことははっきりしている。分析家と患者との双方がこのことを認識して、それが本質的に原始的な性格のものであることを理解しなければならない。これはなかなかむつかしい仕事である。それは、この願望が、患者の作りだすものは皆そうであるように、多重決定的 overdetermined（一つの因子では決まらない）であり、そして、二次的決定因子を、その原始性が姿を現すより先に精神分析によって解決しておかなければならないからである。たいていの場合にはこれをすればそれで十分である。しかし、一部の患者の分析では（私の経験によれば）これでは済まないものが要求される。そういう患者は「深刻な障害を持つ」あるいは「自我発達が早期の心的外傷によって歪められた」といってよい部類の患者である。そういう患者は、幼児的孤立無援状態にまで退行する能力（というか強迫というか症状というか）を持っていて、そうなれば、言語を用いる知的考察、すなわち解釈というものを理解するように思えなくなるのである。そういう状態は、むろん、多元決定的である。強い抵抗の証拠であり、強烈な恐怖の表現であり、苛烈な非難の表現であり、外傷の無惨な効果の示威の一法でありあるいはマゾヒズム的快楽に達する手段であって、そのために心的外傷に繰り返し屈したり、孤立無援状態に立つことによってさらなる外傷を受けるような攻撃をわざわざ招いたりするのである、などなど。ある場合には、（フェレンツィの実験[4]に刺激されて）私と私の患者とは、この状態に属する原始的願望の一部は、分析の場と両立する範囲内で満たすことにしようという合意を行った。こういう場合の〝合意〟という言葉は勢い非常に弾力的なものになるが、分析のこの時期には相互信頼的な雰囲気があるので、実際にはこれで十分である。

患者と分析者との間にこの相互信頼的な雰囲気を維持するのは非常な臨床眼と遺漏のない熟練とを必要とする。片方の断崖は、嗜癖的状態に陥ることである。分析家がうっかり甘やかしてしまう人であれば、患者たちには飽くことのない貪欲さが生じて、決してこれで十分ということがなくなる。他方には欲求不満状態の恐怖がある。おそらくこの状態のもっとも顕著な現れはサディスト的傾向が洪水のように湧いてくることであろう。来る面接も来る面接も、分析家をどうやっつけてやろうか、分析家の冷淡で欲求不満の原因となった行動への復讐としてだ、という、何とも残虐なファンタジーで占められる。あるいは、それに加えての場合もあるが、患者の攻撃性に対する処罰をまんまとかちとったとして、その結果期待できそうな、やはり非常に残虐なファンタジーである。嗜癖類似状態においても、これに似た強烈な攻撃性が、ただし巧みに隠蔽されて、みられることがある。隠蔽の形としては、ふつうは、自分自身の苦痛に対するマゾヒズム的快楽を抑止するという方法が使われる。欲求不満にせよ、嗜癖類似状態にせよ、いずれの場合にも、時と場所とが適切であるときの満足とは正反対に、激烈な、騒々しい反応に遭遇する。それは患者の中のほとんど耐えがたい、非常に苦痛な緊張がもとで引き起こされるものである。この難所と陥穽とをすべてクリヤーして正しい治療のコースを進めることは非常な難事である。しかし、もしそれに成功すれば、この時期は実にみのりある時期であったことがやがて証明される。硬直的な自我構造・性格特徴・防衛機制、化石化したような行動のパターン、永遠に反復していた対象関係の形式などが、分析できるようになり、患者にも分析家にも理解できるようになり、最後には、現実に適用できるようになって、ここから分析のほんとうの終結にまで至るのがふつうである。

私はこの現象を新規蒔き直しというが、それには二つの根拠があってのことである。主な根拠は心理学的なものである。この過程は全体的で、また大変ドラマティックな過程であって、患者が（非常に慎重にではあるが）徐々に馴染んだ自動的な対象関係の形式を断念する、すなわち、これまで変えることができなかった、悲劇的な運命を約束された、愛し憎む仕方を放擲するようにみえるので、分析者は感動する。これと同時に、患者はおずおずと、新たな行き方を試行的にやろうとするが、それは実は古い行き方であることがあっさり証明されてしまう。それは、患者に欲求不満を与え、適切に応えてくれず、あるいはただもう無関心であった人的環境によって彼には有害であった行き方であった。反復してやまない悪性の体験は、一部は真の心的外傷にまでなるものであって、これが患者を強いて神経症的な愛し憎む仕方を始めさせたのである。ところが今、精神分析的転移という安全地帯の中にいて、どうやら患者は試みにその防衛を止めて、まだ防衛されていない、ナイーヴな、すなわち前外傷的な状態にまで退行しようとしているのであり、さらに新たに一種の原始的な仕方で新規に愛したり憎んだりすることを始めようとしているらしい。この原始的な仕方は、その後急速に、非神経症的な（そういう状態が考えられるとしてだが）、適応性の高い、成熟した愛憎の仕方に発展する。

この考えの一つの枝としてちょっとした理論が出てくる。この「原始的・太古的対象関係」の時期は、最初フェレンツィの影響下に「受身的対象愛」と命名していたものであるが、私はこれこそ人間のリビドー発達の起源にして源泉 fons et origo であると考えている。あらゆる対象関係の本来的で永遠の目的といえば、それは、私に義務を負わせず私から見返りを期待しないで「私は愛されたい」（つまり無償の愛を享受したい――訳者）という原始的な願望である。対象関係、すなわち愛憎の、〝成人〟的方式はすべて、この本来的な願望と、無関心、不快、不親切な現実の受容との間の妥協形成である。神経症的妥協（これは経済論的に非常に高くつく）が精神分析によって解消したならば、愛の本来的な原始的形式が再び姿を現す。このことは理解しておかねばならない。患者は、この太古的、前外傷的な状態に立ち戻ること、そこへと〝退行〟することを許されなければならない。患者は、対象関係のすでに獲得した形式を脱ぎ捨てる自由性が高いほど、その患者が改めて新たに愛しはじめることができ、非神経症的な〝成人〟的な愛の仕方を生み出す確率が高いだろう。

これらの現象を「新規蒔き直し」と呼ぶ理由にはもう一つあって、それは生物学から来たものである。(5) 極度に向かい風的な外的情況にあっては、高度に分化した構造を廃棄できて、発達上原始的な段階に退化しうる生物だけが生き残りうる。退化によって新たに適応の過程を開始するためである。高度に発達した生命形態は、能率はいいのだが、環境因子の特別の組み合わせの存在に深く依存するようになっている。原始的な、未分化な生命状態は、弾力的で、多様な方向への新たな適応をする能力がある。これとの類似性は実に顕著である。高度に分化した形態は、生物学的形態であろうと心理学的形態であろうと、硬直的であり、適応ができない。もし、根本的に新しい適応が必要となれば、高度に分化した構造は、その原始的、未分化的な形式にいったん立ち戻らなければならないのであって、そこから始めて新規蒔き直しを始めることができようというものである。

2

私の症例、といえば、試行段階を済ませてなお精神分析を続けている全患者であるが、これを通覧して気づくのは、ほんとうの新規蒔き直しの時期に到達して、真の分析終結に導かれるのは私の症例では約二〇パーセントに過ぎないことである。(6) 次の二〇パーセントは実際的治癒と記載してよい程度に達し、さらに次の三〇―四〇パーセントは相当改善と記載できる程度に達する（数字の曖昧さは〝相当〟なる語の解釈の幅の広さによる）。残りの二〇―三〇パーセントは不変あるいは実質的改善なしとしなければならない。

これらの数字は徹底的に議論するべきだろう。この機会に、実際上治癒と記載をしなければならなかった患者には何が起こったのかを調査するように提案したい。また、改善はしたが治癒に至らなかった患者についても同じことを調査したい。新規蒔き直しが重要であるという私の考えが正しければ、この調査における最初の質問は、この時期に患者には何が起こっていたのか、であるはずである。この問題は、すでに、私がこの主題にかんする最初の論文を書いた時に、その中で述べておいたし、(7) それ以来、絶え間なく関心を寄せ、努力もしたのであるが、私は満足な理論的解決に到達しえなかった。ところが、今の私は、クライン女史の発想のあるものを拝借して、解決に向けて重要な一歩を踏み出すことができる。

私の臨床体験は、患者は、私が〝新規蒔き直し〟というものに向かって、実に用心深く前進するということを教えてくれた。この用心深さは、私はこれを、内心、いや患者に面と向かっても、患者の発達期においてこうむった欲求不満すべての残滓であるという解釈をしていた。「火傷した子どもは火を怖がる」というわけである。しばしば、私は、患者の初期の人間環境がぜんぜん愛情に欠けていたこと、実際、きわめてしばしば悪意を以て故意に欲求不満を起こさせるようなものであったことを見いだしていた。そうでない場合、人間環境が表面は悪意的ではなく、ただいい加減であったり無関心であったりでも、患者のファンタジーの中では、悪意的、敵対的であるという解釈がされていた。時にはどうも患者の解釈のほうが当たっているようであった。もちろんこれらはすべて想起と反復とにおいて、すなわち分析の場における転移の中で、徹底操作された。

そこまでしても、一部の症例においては、新規蒔き直しのときの相互信頼の雰囲気はかもし出されなかった。患者は分析家に対して疑惑と不信の眼を向けつづけた。双方に裏表のない信頼への努力がなされたにもかかわらずである。患者たちは、原始的願望がめざめつつあることを、可能性としては口にできたけれども（このおずおずとしたところは新規蒔き直しの時期の非常な特徴であるが）、リラックスすることは決してできなかった。つまり、この願望を現在ここにある現実と感じてそれに応じて疑惑的な成人的自己を放擲する、ということができなかった。患者たちは、もっともリラックスした状態においても、〝自己を観察し自己の面倒をみる〟スプリットした成人でありつづけた。〝自分自身と一つになる〟状態[8]に達することはできなかった。

この状態は、考えてみれば、クライン女史が〝パラノイド・ポジション〟と記載したものを思い起こさせるものである[9]。そういう患者は、そのもっとも内奥の自己においては、他者はみな敵であり悪意の人であり、自分の没落を願う人で誰に対してもその人がわずかでも幸福であればやっかむものであると思い込んでいる。また、自分たちもほんとうは敵対的で、悪人で、やっかんでいるとためらわずに認めもする。彼らのいうことによれば、彼らと周囲の人間、いや人間二人の真の関係、ただそれしかありえない関係とは、用心おさおさ怠りない疑心暗鬼と決してたゆむことのない警戒とである。人間同士が愛しあうということはなくて、愛しているという人がいれば、いや、真剣な関心を示そうとする人（たとえば分析家）があっても、こういう患者にとっては、そういうもの全部が、ただの偽善的なそぶりであり、みせかけであり、おばかさんをたぶらかすいやらしいやり方で、まずあやして防衛をゆるめてから牛耳ってやろうというものである。こういう人たちは、そういうこと全部がほんとうにそのとおりであるような世界を自分の周囲に造り上げるのに成功する。そうなってしまう人の数が実に多いのは実に不思議である。もっと不思議なのは、自分の分析家をもこの罠に陥れてしまう場合があることである。逆転移には絶えず注意を払っていたのに、私としたことが、一切を疑惑するこの世界にこれまでいつでも陥らずに済んでいたとはいえないのである。

　患者が自分の転移から材料を採って自分の周囲に造り上げるこの疑惑の王国、患者の対象の事実上すべての逆転移をシステマティックに挑発し培養する疑惑の王国を「迫害的不安世界」と呼んでよいであろうか。クライン女史は、この二つの言葉、「妄想的」(paranoid) と「迫害的」(persecutory) とを同義語として使っている。後者のほうをより一般的な意味で使っていることもあるようだ。私の経験の範囲では、先に取り上げた段階は、新規蒔き直しという弛緩と放棄の段階よりも前の段階であるから、患者の態度をもっとも適切に表現するとすれば関係妄想 delusions of reference, Beziehungswahn ということになるだろう。あらゆることが、たいていの日常偶発事が、どうしても、患者個人に関係づけられるものとされてしまう。あらゆることが何らかの隠れた意味を持つ。しかも、ほとんど常に、この、奥の、〝真の〟意味とは思いやりの欠如、愛の欠如である。ここで問題となるのは、一方に迫害があり、他方に愛と配慮の欠如した無関心があるとすれば、両者が同一のものを意味していると考えることができるのだろうか。それとも、この些細な違いは発達上、後からのもので、原始的な無意識の心にとっては意味のない区別だろうか、である。

私は患者（あるいは児童）に向かっては後者の可能性を認める傾向があるけれども、だからといって精神分析学の用語としてはそうするわけにはゆかない。言葉にはそれぞれ避けられない連想というものがある。患者にとっても、分析家にとってもである。ある言葉の代わりに別の言葉を使えば、必然的に、連想の雲がまるまる一つわき上がってきて、われわれの心の中に非常に明確に一つの雰囲気を創り出してしまう。われわれの話し合いにもである。だから、私は、この種の人間環境を記述するにあたって、愛と配慮との欠如した無関心が、その結果として患者の中に恐怖と疑心暗鬼とを創り出すという考えに固執するのである。この事態は、「パラノイド」的態度というかポジションと記述するのが適当であり、私は、「迫害的」「迫害」という言葉は本来の意味で使って、これを一般化しないことを提案する。

人間の中には、この疑心暗鬼というバリヤーを完全には乗り越えられない人もいるようである。少なくとも私の現在のテクニックでは、すべての私の患者についてこの疑惑の王国を解消してさしあげる力はない。この原始的願望を感じていることを（可能性としてだが）認めることはできたが、自己を放下して自分とこの願望との間の障壁を破ることはできなかったという段階で分析を終結した患者の場合には、分析による治癒の結果は通常よいものであった。分析終了後、これらの人々は、通常、よい社会的適応を保ち、社会的・経済的成功を達成もし、神経症症状はほとんど示すことがない。性生活にも重症の障害を示すことなく、インポテンスも不感症もない。しかし、彼らの愛情生活はどこかクールで殺風景である。パートナーをほんとうに対等の者として受け入れることはできない。パートナーが非常に魅力的で快活な人であっても、やはりだめなのである。患者自身は、生涯を通じて、人に愛着しない、孤独な、独立独歩の人でありつづけ、どこか疑いっぽく、批評過剰で、傲岸である。特徴的なのは、その放つ批評は、根拠がないとか正しくないとはいうことはないけれども、必ず誇張があり、どこかバランスを失している。もう一つ、面白い特徴は、病気になったという感じを持たないことで、実際、病人だとされることは起こりえない。

このパラノイド的なポジションから私の患者を救い出す手助けができたとすると、別の状態が発生する。ここでもクライン女史の仕事が私を非常に助けてくれてその正しい評価ができた。この状態を記述する前に、私はまず、疑惑的状態からこの新しい状態への変化は非常に徐々なる過程であって、数度は揺り戻しがあり、起こりそうになったが実現しなかった揺り戻しの回数はもっと多いということを言っておきたい。この新しい状態は抑鬱というのがもっともよかろう。通常、患者はさまざまな言い方をする。「私は無価値だ」とか「人に好かれない」とか「私は今とは別の人間にならなければならないのはわかっています」とか「私がこうでなければ自分にも他の誰にもずっとよかったでしょう」とか、「あらゆる点でもっといい人間、もっと快活な、もっと人好きのする、もっと幸福な人間になれる素質はあるのですが、私は変わることができない、それは絶対に不可能です」などと言う。時には「私は変わりたくない」とか「敢えて変わろうとしないのだ」とまで言う。

こういうさまざまの外づらの背後には、しかし、傷ついたナルシシズムの、深い、痛い傷があって、それは通常はさほど困難なしに意識できるようになる。たとえばこういうふうにである。「ありのままの私が人に好かれないというのは実に辛い」「時々人々が私を批判しているのをみないわけにはゆかない」「私が好かれたいように私を好いてくれる人は誰もいない――このことは反駁の余地のない事実だ」など。ここから、患者がパラノイド状態にまで戻るのはほんの一歩である。人と人との間には一般に愛が介在しない無関心の状態があるという、いつも体験していることのほんとうの原因を、何かに投射すれば済むからである。この事態を時宜を得た正しい解釈によって予防できるとしても、患者は、自分、少なくとも自分の一部は、ほんとうは好かれないことを――クライン女史の言葉をかりればほんとうはグッドではないこと――を認めないわけにはゆかない。このようにして、長期間存在してはいたが周到に隠蔽されていたスプリットが表面化して、患者の心の一部（患者の自我の健康な部分）が患者の自我の残りの部分およびその古い超自我と抗争しなければならなくなるという苦しい過程がスタートする。多少は分析家からの援助が期待できるけれども。

これは非常にきびしく苦しい抗争である。われわれ自身の一部をわれわれの同胞に好かれず、受け入れられないもの、（またしてもクライン女史の言葉をかりれば）「バッド」だとして意識的に放棄する過程である。このころには患者は、この部分の歴史を知るようになっている。主に、残酷であり冷淡である等々と感じた人間環境に対抗する防衛として発達したという歴史である。だが、同時に、患者は、これらの部分が、いかに歪んだ形式であるといっても、やはり患者にとってもっとも重要で親愛な人物の表象であることをも知っている。そして、最後に、これらの部分は長い長い歳月にわたって患者がみずから高く評価しており、患者自身の重要な部分でありつづけ、今もなおそうであるということも無視できない。患者にとって、この部分に高い情緒的価値がある理由はまだあって、それはいわば患者の太古的な対象関係の最後の生き残りだということである。それは、常時現実吟味を行うという緊張に曝されることなく、また自分をめぐる人々の願望や感じ方に気を配らねばならないという義務もなしで生きられたらいいのにという、永遠の願望の残り滓である。こういう願望はすべて、内面に取り入れられた太古的な対象の中に体内化されたものである。別のメタファーを使えば、太古的な対象の取り入れがこれらの願望を強力なままで温存させたのである。願望が強力であればあるほど、それらを意識的に断念するという仕事も大仕事となる。この非常にきびしい抗争をつうじて患者はフロイトが辛辣な言葉を使って述べた特性のすべてを露呈する。[10]「深く苦痛な不機嫌、外界への関心の撤回、愛の能力の喪失、あらゆる行動の抑止、自己感情の低下が……ついには処罰の妄想的予期にまで達する」と。

この症候群を「メランコリー」と呼んだものであろうか「デプレッション」と呼んだものであろうか。この場合、私は完全にクライン女史に味方する。女史はこの状態を「メランコリー」と呼んだことはまずなく、「デプレッシヴ・ポジション」（抑鬱態勢）とか「デプレッシヴ・アングザイティ」（抑鬱不安）という言葉を使っていた。[11] 私の意見では、以上に述べた臨床的観察例は、アブラハムとフロイトが記述した症例[12]とは相当に異なる機制を持っているもので、「メランコリー」という用語はアブラハム、フロイトの記載したような症例のためにとっておくように提案したい。「デプレッション」という言葉のほうはかなり広い意味で使えそうで、古典的なメランコリーをも含むし、クライン女史の記述した幼児の諸状態も、私の臨床観察例をも、おそらくその他の多くをも包含するはずである。[13] 私の考えでは、一つの条件、どのデプレッションにおいてももっとも顕著な条件であると思うが、それは、苦痛なスプリットであって、それが人格の一部分が他の一部分を排斥し、全く廃棄し、ついには殲滅しようとするようになる。（パラノイド状態においては、この闘いは成功裡に終わるらしい。つまり、すべての悪しきものは外部に投射され、自我は全的、賢明、高級、しばしば権力指向的という感じを与える。実際、ほんとうの征服者さながらである。しかし、征服者がすべてそうであるように、パラノイア者も、自己の周囲に一種の警察国家を建設しなければならなくなる。そこでは疑惑が最高の支配者である。）古典的なメランコリーにおいては、フェニーヘルによれば[14]、自我が超自我および取り入れられたものと抗争するか、超自我が自我および取り入れられたものと抗争するかである。この文言のいずれも私の場合に該当しない。

　私の言いたいことを示すために、まず現実への日常的適応から始めよう。そういう過程においては、われわれの人格の一部（われわれの願望のあるもの）をある期間、時には永久に断念するということが起こる。これは避けられないことである。フロイトが教えてくれたとおり[15]、そのもっとも教訓的な例は喪（死者への悔やみ）である。逆にあらゆる適応は喪として叙述できる。実際に喪ではあるまいか。ここから考えてゆくと面白いことに不快の受容という一般的問題に到達する[16]。これらのすべて、すなわち、喪、適応、古典的メランコリー、いやあらゆる形式のデプレッションは、非常に強烈な二次的ナルシシズム的特徴を示しており、通常は、不正、不当、不公平な傷害に対する激しい憤懣という形をとって現れる。これは、パラノイド機制とデプレッシヴ機制との一種の混合物である。ここでも、喪がよい例となる。不正な傷害だという感覚の圧力のもとで、実にしばしば顕著にパラノイド的な性質が発達する。愛する人の死の直後にしばしば観察されるとおりである。

われわれが愛する人をば適切な熟練と用心とで治療しなかった医師に悪意があったのではないかと思い込んだり、さらには死んだ配偶者を、自分を粗末にしたとして非難することなどは、これまさに自己の無意識的傾向性の投射であること明らかではないか。

新規蒔き直しに先立つ抑鬱状態は、多くの点でこういう形の抑鬱とは違っている。人格の一部分の他の部分との抗争があるのは（どの抑鬱にも共通の前提であるから）もちろんのことであるが、こんどの場合には、その目標は、スプリットを作ったり広げるのではなくて、それを除くことであり、患者が〝自己自身と一致〟できるようになるためである。患者の自我が闘争する対象の人格部分は排斥、断罪、憎悪されるのではなく（そういう感情もあることは少なくないけれども）、何よりも先ず、哀悼され、文字どおり、最高の栄誉礼を以て埋葬される。また、全過程がいつも同時に二つの平面で生起する。患者の心の中におけるナルシシズムの平面においてであると同時に転移、すなわち対象関係の平面においてでもある。私の見解では、最後に挙げた性質が、治療の過程における抑鬱と他のあらゆる抑鬱状態との決定的な相違である。新規蒔き直しにおける抑鬱現象は治療過程における抑鬱の一例にすぎない。この良性の抑鬱においては、新しく勇気を獲得した患者は、古い、原始的な対象関係が今復活するという経験を自分に許す。患者は、それらを、単にそういうこともありうると認めるだけでなく、実際に今感じている願望であり感情であることを認める。もっとも、分析の場ではせいぜい部分的満足しか許されないし、それさえごく短期間のことであるのもよくわきまえている。患者は、それらの願望の苦痛な甘美さから自らを閉ざすことはしない。それらを抑圧しないということである。こうして彼はスプリットのない状態に留まるであろう。この満足の記憶は想起可能な領域に留まり、さらにはいつの日かこの原始的、幼児的な憧れを現実の対象によって満足させてもらうことさえもあるだろう。なるほど、それはしばしば非常に原始的な性質であるために多少滑稽ではあるが。

私は、この現象にかんする私の知識がまだパラノイド的な状態ほど完全にしっかりしていないことを言っておかなければならない。私の失敗の大部分はこのところから生じてきた。おそらく、関門にはもう一つあって、それはこの抑鬱状態においては患者の傷つきやすさが非常なものであることで、それはパラノイド状態の比ではない。実際、それはあらゆる予想を超えたものである。時として、きめ細かに用心し（私のわかる限りにおいてだが）、最善を尽くしたにもかかわらず、患者のある者は解釈をすれば不当に深く傷つけられたと感じる。いや、〝中立的な〟ちょっとした感想や、私の〝ふだんどおり〟の身振りによっても傷つくのである。

パラノイド状態におけると同じく、私の今の技術では、抑鬱状態を無事通過させて救えない患者があり、部分的な成果で分析を終えることも起こる。同様、治療的結果がたいへん結構とされても、当人の予想ほどでないこともある。こういう患者もふつうよい社会的適応を示し、人生においてほどほど以上に成功するが、どこか不満が残り、自分の月桂冠を喜べない。彼らは、あらゆる物事にはケチがついており、運命は他の人間よりも自分にやさしくないと思う。こういうことがあるにもかかわらず、この人たちは気難しいとか自己流を押し通すとかよく言われながらも人に好かれる。大勢の人が、わざわざ脇道にそれてまで、この人たちに援助の手を大きくさし伸べ、この人たちのほうも援助を受け入れ、時には当然のように求めさえする。この人たちの愛の生活も同じコースを辿る。通常、そうとう成功とされる。思いがけなく惚れ込んでくれる人がいる。けれども、この人たちの基本的態度は両義的で、これは変わらない。さしだされた愛は受け取り、もっともっと愛をと求めさえするが、その後では、相手が自分を選んだ動機はほんとうは何だろうかと疑い出す。不健全なものではないか、信用してよいだろうかなどと。同じことが身体的性生活についてもあてはまる。通常、インポテンスでも不感症でもないが、自分の性能力にどこか確信がもてない。彼らの性生活はどこかおぼつかないという感じがあるが、それでも何とかやっている。パラノイド期に分析をやめた患者が自分は病気だと思わず、愁訴をしないのに対して、抑鬱状態が解消する以前に分析をやめた患者は通常非常に愁訴が多く、自己の欠陥をみせつけ、苦しんでみせて、周囲の人物（その時まで分析していた前主治医）に対して罪悪感を起こさせようとするが、根本的変化を目指しての現実的努力をしようとすることはまずない。要するに、彼らは周囲から奇蹟的救済をしてもらうことを期待する権利を放擲することができないのである。これが太古的対象愛の残滓であることは明らかである。

3

私の臨床体験を要約すれば（技法上の難関は棚上げにして）、新規蒔き直しとは、無邪気な、信頼的な、自己放下的な、リラックスした対象関係を結ぶ能力の現れを意味する。新規蒔き直し期がほんとうに生じたというための臨床的な必要条件が二つある。それは㈠パラノイド的態度の放棄。パラノイド的不安は根拠がないこと、少なくともひどく大げさに考えた結果であるということを納得することである。㈡は、ある程度の抑鬱は人生の不可避的条件として、不釣り合いな不安などなしで、受容することであり、この種の抑鬱からもっとよい人間になる可能性――いや確実性――が現れるという信頼感を持つことである。[17]

パラノイド的態度‐抑鬱‐太古的対象愛は私の分析の終末期に規則的にこの順序で出現するが、この順序に意味があると考えてよいであろうか。つまり、それは（過去の）反復という原理によって規定されているのであろうか？　それとも、この順序は偶然で、私の技法の特性によって生じたものであろうか？　最近、英語で書いた論文の中で、私は、太古的対象愛にかんしては前者の仮説のほうを選びたい理由を詳細に述べておいた。[18]しかし、もし、われわれが、転移の場において対象愛の原始的形態が生じるのは反復という意味があってのことだと認めるとすれば、同じように、これに伴う症候群、すなわちパラノイド的態度と抑鬱とに対しても反復の意味があると仮定せざるをえまい。

次にはこういう異議があるだろう。パラノイド的態度‐抑鬱‐一次的対象愛という順列は、成人の患者にみられる場合、本性は反復かもしれないが、非常に歪められているはずで、発達の初期状態のどこかに関連させせるのは、児童の直接観察による慎重な裏付けがなくては無理だというのである。これは、表面的には、いかにも正当な論法であって、成人の状態から幼児期の状態を帰納することに反対する時には使えるし、実際によく使われている論法である。使わない場合といえば一次的ナルシシズムの古典理論だけであろう。上に引いた私の論文で、この論法が誤謬であることを示しえたと私は思う。

しかし、私がこの論文で引いた臨床観察が少なくとも部分的には人間発達の初期状態の反復によって規定されているという見解を受け入れるならば、私は精神分析学の非常に古い、非常に厄介な問題に遭遇せざるをえない。それはクロノロジー（時間的発達順序）の問題である。臨床的順列はたしかにパラノイア－抑鬱－新規蒔き直しの順である。さらに、新規蒔き直しの段階が完全に開花するまでは、治療の場は不安定で、患者はいつ何時《なんどき》、前の二状態に戻るかもしれない。この順列は人間の心の発達の順序をなぞっているものといってよいであろうか？　クライン女史とその一派が人間の心の第一段階はパラノイド的不安とパラノイド的機制に支配されており、その後に抑鬱的ポジションが続くと考えていることは、頼もしい論拠である。

この時間的順序を受容するとすれば、私は太古的対象愛が第一段階であるという発想を放棄しなければならない。なるほどその場合でも、太古的対象愛を、対象愛の以後の全形態の一種の発出点だとして残すことはできそうである。もっとも、その前にパラノイド期と抑鬱期とがあるということになるだろう。言い換えれば、パラノイド的態度－抑鬱－愛の太古的形態という成人患者に観察される順列は人間の心の初期状態の順列に対応しているというわけである。クライン女史の理論である、迫害期があって、その次に抑鬱期があるというのは正しい。ただ、この二つの初期段階の後ではあるが、あらゆる対象関係の前に太古的対象愛を入れればどうかというのである。

しかし、この考え方を支持しない重要な臨床的事実がいくつかある。新規蒔き直しに先立つパラノイド的および抑鬱的状態が多数のナルシシズム的な面を示すことは、私がすでに述べたとおりである。私の臨床経験によれば、ナルシシズムは必ず二次的である[19]（私が誤解していなければ、最近のクライン女史はこの考えに非常に近づいているのではないか。いずれにせよクライン女史は何度か早期の対象関係の存在を強調しているが、そうなればナルシシズムが二次的であるということにならざるをえないではないか。もっとも、対象関係とナルシシズム的態度とが子宮外の生活の始まりの時点から共存しているということを仮定すれば別であるが、これは先に挙げた私の論文の中の私の臨床観察所見に逆らうものである）。もしすべてのナルシシズム的な特徴が二次的な性質のものであることを肯定するならば、多数のナルシシズム的特徴をとりこんだ症候群のほうも二次的現象、二次的反応形式であって、一次的段階ではないであろう。

第二の、さらに強力な論拠は、私の技法による分析治療においては、以上三つの時期の予後が違うという事実である。これら三つはすべて解釈され、徹底操作されなければならない。そのどれ一つとして、そのまま成人生活に持ち込めないものである。すでに述べたように、パラノイド的ファンタジーは徹底操作されなければならず、現実を非常に歪曲した像、すなわち誤った現実吟味から発していることを認識してもらわなければならず、そうして放棄してもらわなければならない。抑鬱の原因は、周囲が私たちにおおむね無関心である（というか最近ある患者が言ったように「自分に合うように裁断されていない」）ということ、また、われわれが周囲から好かれたいと思えばわれわれの願望の一部を断念しなければならないということがわかったためであって、この抑鬱は不可避的なものとして受容しなければならず、この抑鬱をよけてとおろうとする試みは大部分放棄しなければならない。逆に見れば、パラノイド的不安が除かれれば、患者は日常の辛さを等身大で評価することができるようになり、また、抑鬱的不安が除かれれば、患者はありふれた欲求不満が原因となっている抑鬱の相当量を受容することができるようになり、自分の生活を、通常の欲求不満をすべて織り込み済みとすることによって、以前よりもよくアレンジすることができるようになる。

太古的対象愛の予後は全く別である。その相違は大きいが、それをうまく言葉で言い表すことが私にはむつかしい。新規蒔き直しに先立つパラノイド的態度も抑鬱的態度も非常に病的な感じがして、これは克服しなければならぬ、正さなければならないと思うものである。ところが、太古的形式の対象愛はただ未熟なだけで、そこから健康な成人的な愛が真っ直ぐに育ってきてもふしぎではないという感じがする。分析治療の任務は、ただ、この発達に立ち会っていればよい。同じ相違を別の角度からこういうふうに述べることができるだろう。すなわち、パラノイド的態度にも抑鬱的態度にも不安が織り込まれている。分析はこの不安の強度を減殺できる。そうなると、この態度は重要性を失うのである。太古的対象愛にはもともと恐怖がない。ただあるのはナイーヴな信頼と邪気のない自己放下とである。パラノイド的および抑鬱的な不安と恐怖とが分析によって除かれてゆくにつれて、太古的対象愛がわれわれの眼の前に明確に現象してくる。これが成人患者における新規蒔き直しである。

この臨床的事実を、人間の心の子宮外の第一段階はパラノイド的態度であって、その中から次に抑鬱的ポジションが出てくるという理論と両立させることはむつかしい。次の論法は、こういうふうに言語化できるであろうか。それは、私の臨床観察とクライン一派の臨床観察とを両立させる必要はない、この二組の観察は、別個の技法を用いているのであるから、通分不能である。この論法は非常によさそうであるけれども、私は駄目だと思う。それは、おずおずとした論法であり、同時にどこか人を小馬鹿にしたような態度で真の問題を回避しようとするやり方である。真の問題は、なるほど難問ではあるが、こうである。分析家の個々の技法、すなわち分析の場における分析家の態度、その理論的期待、分析家が使用する術語などなどがたとえば㈠患者の反応と連想、㈡分析家の観察所見、㈢分析家の観察所見の記載法にどこまで影響するかである。予想どおり、私を含めてたいていの分析家は、自分の属する流派以外の人の技法についてなら、それによって起こる〝歪曲的な〟影響はありうる、いやまちがいないとえらそうに認めるであろうが、自己自身の技法はその種の影響を全く及ぼさない、及ぼしたとしても無視できる程度だとおそるおそる言うであろう。

チューリヒ会議における私の発表[20]は、この重要な問題の一部の面を取り上げたものであって、特に、分析家が自己の馴染みの思考と言語表現すなわち馴染みの術語集とを使用することに重点を置いた。私は、そういうだけでは問題の縁をほんの僅かかすめただけにすぎないことはよくよく承知しており、そこから先に突き進むことの困難をも自覚している。しかし、われわれがさしあたりしなければならないことは何であろうか？　すなわち、分析家が分析の場における自己の体験を正直に報告して、それがどれほど自己の技法によって歪曲されているかが確実にわかる日までは何をなすべきであろうか？

当面の作業規則として私は二つのものを提案したいと思う。第一の規則は、さしあたり、われわれは、肯定的な所見は、いかなる分析家によるものでも受け入れて、これをどれかの理論的枠組みによって評価し、そうしてその枠組みのどこかに位置づけるべきものとみなそうという原則である。臨床的観察所見を十分に説明し位置づけできない理論はそれにふさわしく眉に唾をつけてみるようにするべきである。他方、何々がないというマイナスの所見はこれほど重視する必要はない。この区別の根拠は、分析の過程は長期にわたることであるからあれやこれやの事件を見過ごすこと、あるいはそれにふさわしい重味づけを怠ることは誰にとってもありえないことではないからである。自分の教育分析あるいはその後の自己分析によっても克服できていない感情的盲点は何かあるだろうからである。けれども、全くありもしないことを報告するところまで間違うことはまず起こるまい。第二に、各種の技法とそれぞれの理論的発見との関係を支配するダイナミズムについては、われわれには今のところ確実な知識がないから、大部分の分析技法はこれをみな同列とみなして受け入れる他はない。私は、このおそろしく総ざらえ的な言明に一言付け加えたいところである——「明らかに誤謬とわかっている二、三の技法は除外して」と！　私がこの付け加えをやめておくのは、目下、何が客観的に〃明らかに誤謬の〃技法であり、どういうものならそうでないかを決定する基準が何かが私にはわからないからである。もっとも、分析家は皆そうであろうが、私は主観的にだが、〃明らかに誤謬の〃技法はいくつかはある、これは間違いないと確信している。

以上の作業規則を念頭に置きつつ、われわれの分析体験を種々の方式で記述している話に戻ろうと思う。クライン女史が導入した新術語の中には、私を「原始的対象関係」の発想に導いたのと、全く同じではないにしても、非常に類似した臨床体験にもとづいて生まれたはずの重要な一つの概念があるのに気づく。この概念とは、〝理想化された対象〟のファンタジーである。この対象はけがれなく、またけがされず、欲求も要求も持たず、永遠かつ不変であり、こちらが得たく思うものを何でも気前よく与えることができ、実際に与えてくれる。これが、私が太古的とか原始的とかいっている対象の描写に非常によく似ているのは明らかである。もっとも、あちらのほうがずっと内容が豊富であるのも明白であろう。当否を決定するべき最初の問題は、この〝理想化された対象〟が一次的現象なのか二次的現象なのかである。言い換えれば、それには既往歴があるのかないのかということである。私は、〝理想化された対象〟がスプリットの結果であり、スプリットされたもう一方の部分が迫害的な対象であるというのが一般的見解であると言って正しいと思う。

もっとも、このことを受容すれば、私たちは、何が本来的な、スプリットされていない、一次的な対象であるかということを自らに問うてみなければならない。スプリットの起こる前の一次的対象の既往歴とは何であるか、後になるとその運命はどうなるのであろうか、たとえば、原始的スプリッティングの混乱の中ですっかり消滅するのであろうか？　私が見落としていなければ、現在の文献は、こういう質問に全く答えてくれない。いや、そういうことは問われてさえいないのである。

ここで、われわれは未解決の問題、ひょっとするとまだ気づかれていないかもしれない問題にぶつかった。私の見解では、解決のありそうな方角に向かっている考え方は二つであって、いずれも、〝理想化された対象〟のほうが〝太古的対象〟よりもはるかに内容が豊かな概念であるという事実にもとづいている。第一に、〝理想的な対象〟は否認という非常に重要な要素を内に持っている。特に、対象に対する攻撃的企図の否認という要素がある。けがれなく、けがされえないということの真の意味は、まず間違いなく、もっとも烈しい攻撃性を発揮してもこの対象はびくともしないことがわかったという、苦い経験のことである。この性質一つだけでも、このものが比較的後期に出現するものであること、その二次的性格を反駁の余地なく示している。これと正反対に、太古的対象関係という概念には、攻撃性という性質もその否認もない。あるのはただ信頼と自己放下とである。

考えの第二の筋道は、リビドー的対象関係の発達と現実吟味の発達との相互関係を用いるものである。[21] 一次的な太古的な対象関係は一切の現実吟味を要求しない。対象に配慮する必要がないのである。これに変化が起こるのは、欲求不満を味わわされる体験あるいは無関心、顧慮不足さらには敵対的な周囲からの満足を仕方なく待たされる体験をすることによってである。このことは子どもに非常に原始的な形の現実吟味を課し、その結果、対象は欲求不満を作る悪い部分対象と満足を与えてくれる良い部分対象とにスプリットする。悪い部分対象が発達して敵対的・迫害的・抑鬱催起的対象のファンタジーが生じ、良い部分対象からは（反動形勢あるいは修復の機制によって）〝理想化された対象〟のファンタジーが生じる。

この二つの平行的発達、すなわち対象関係と現実吟味との発達の複雑な相互関係にはさらに多くの段階があることは確実で、その最後は、全面的に発達し切った現実感覚を備えた対象関係という成熟した形式であって、これを待って個人はある程度の不快をやむをえないものとして受容することができる。ということは現実を現実として受容し、現実がエンジョイできる限りはこれをエンジョイするということができるのである。もっとも、多種多様な対象関係のそれぞれの背後には永遠の太古的な願望が変わることなく残っている。すなわち、私は私の隅々まで隈なく愛されたい、私の対象の一人残らずによってだ、しかも私のほうでは対象の心配をする必要などなく、対象の関心や感受性など私は顧慮する必要などなく、対象は私が望む時にはただ単純にいてくれるべきで、私の欲求が満たされた後では私に面倒をかけないでほしい[22]――。

こういうことすべてを考えに入れて、私は、無邪気な、ナイーヴな、太古的な対象愛が人間の心の発達における誕生後最初の段階として考えられるべきであると思う。これが、その後の発達すべてがそこから発出するところの中心というか結節点である。このような発展の中にはナルシシズムもある。私が世界から（私の望むような形で）愛されなければ、私は自分を愛するしかない。発展の別の方向には抑鬱とパラノイド的態度がある。この二つは相互に密接に関連していて、一方を他方に対する防衛として使用できるほどである。しばしば、分析の終結後でさえも、私は、この具体的な一症例における一方から他方のポジションへの変換が前進なのか退化ではなかったのかという疑念が晴れない。そういう惑わしい臨床体験の実例のいくつかはこの論文の中で触れておいた。たとえば、そのパラノイド的態度を徹底操作しないままで分析を離れた患者は通常、パラノイド的態度を徹底操作しおえたが抑鬱的態度を完全に克服できるまでに分析を離れた患者よりも健康にみえるということである。こういうことすべてが私に、当面、この二つの段階の時間的前後関係を未決定のままにする気にさせたのであった。さらに別の発展方向には、これは主にある種の教育の影響によるが、精神分析学で肛門的サディスト的対象関係というものがある。最後になったが重要な問題として、非常に複雑で、相当に不安定な発展方向がある。成人の「性」と性器的対象愛とである。

不幸にして、発達の種々のコースは直線的でもなく、一つ一つ明確に分離しているわけでもない。私はパラノイド的および抑鬱的ポジションがともに非常にナルシシズム的な特徴を示すことを指摘したが、逆に、非常にナルシシズム的な患者の臨床像の中には強いパラノイド的および抑鬱的な特徴が必ず存在している。

真の適応、すなわち不快をも受容するということは、過剰な不安抜きで抑鬱に直面できてはじめて可能であるという、この見解を肯定するならば、抑鬱的ポジションが第二の関門かもしれないと考えてみなければならない。すなわち、適応の方向の発展ならばすべてそこを通らなければならないという関門である。この二つの発達上の関門、結節点、すなわち太古的対象愛と正常な抑鬱との間の関係は五里霧中に近い。私の僅かな知識から相互に深い影響を及ぼしあっているだろうと思うくらいである。発展の方向がからみあっているというか、重複しあっている例をもっとたくさん挙げることができたらよいのだが。

ところが私は、パラノイド・ポジションには、このような圧倒的な重要性を認める気にならない。ということは、抑鬱的ポジションのほうがパラノイド・ポジションよりも基礎的、原始的と考えるべきだということである。

もう一つ、付随的なことを言っておきたい。私の経験は成人相手に限っているので、この結論は帰納法によるものであり、この過程、このポジションというか症候群は、成人においても児童においても、ダイナミズムがかなり似ており、相互の構造関係、時間的前後関係もかなり似ているという、この仮定の上に立ってのことである。この仮定に反する証拠は私の知る限りないけれども、これは確からしいというだけで、確実ではない。また、児童の心にかんするわれわれの知識のほとんど全部が成人の精神分析によって得られたものであることも忘れてはなるまい。私の知る唯一の例外は、クライン女史の理論と発想とであって、これは全部ではないが大部分は彼女の児童治療に発しているものである。こういう付随的事情があるけれども、私は、人間の発達は太古的対象愛の状態から出発するという理論は一考に値すると考えており、さらに臨床的材料を集めてから再検討する価値があると思っている。

科学的理論あるいは実践への新たな寄与はすべて、その価値を、その衝迫のもとで生じた問題の質と量とによって評価するのがもっともよい。こういう言い方がフェアというものであろう。この物差しではかる時、クライン女史の寄与は実に高い。彼女の発想は現在のところ、われわれの精神分析学においてもっとも白熱した議論を巻き起こしている主題であるといっても誇張では全くない。これは、彼女が人間の本性の真の根源に向かって大胆に研究の歩を進めたことの自然の帰結であり、その結果、彼女の発想は挑戦的なものたらざるをえないのである。

彼女のお誕生日への贈り物として、私は、彼女の発想の持っている挑戦性が私が昔から考えている問題のあるものを解決するたすけになり、また、多くの新しい問題を発見させてくれたことを示そうとした次第である。

(1) 初出は *Int. J. of PsA.* (1952) 33, 214（メラニー・クライン女史の古稀記念特別号）への寄稿である。

(2) 「性格分析と新規蒔き直し」にある。これは国際精神分析学会第一二回大会で発表し、*Int. Z. f. Psa.* (1934) に掲載されたものである。本書第十一章。

(3) M. Balint: 'Eros and Aphrodite', *Int. Z. f. Psa.* (1936), *Int. J. of PsA.* (1938). 本書第四章。

(4) S. Ferenczi: 'The Principle of Relaxation and Neocatharsis', *Int. J. of PsA.* (1930) 11, 428; 'Child Analysis in the Analysis of Adults', *Int. J. of PsA* (1931) 12, 468; 'Confusion of Tongues between the Adults and the Child'（初出 1933), *Int. J. of PsA.* (1949) 30, 225. 以上すべて Ferenczi: *Final Contributions*, London, New York, 1955 にある。

(5) M. Balint: 'Psychosexuelle Parallelen zum biogenetischen Grundgesetz', *Imago* (1932). 本書第一章。

(6) 抽象的すなわち生命のない数字は危険なものである。そのもとになった体験すなわち生命と切り離してそれだけを引用すればとんでもない間違いがおこりかねない。私があらゆる種類の患者の事例からとったデータを、短期間の単一症状の心身症から重症のパラノイア、分裂病、デプレッションに至るまで、予後のよい事例からいわゆる〝見込みのない〟事例まで、挙げておきたい理由である。年齢は一六歳から六〇歳以上の幅があり、教育分析例も相当数入っている。要するに開業精神分析家の鞄の中味は何でもありである。

(7) (2)に同じ。

(8) S. Ferenczi: 'Notes and Fragments. Integration and Splitting', *Int. J. of PsA.* (1949) 30, 241.（執筆は一九三二年）. *Final Contributions*, London and New York, 1955 に収録されている。

(9) たとえば 'Notes on some Schizoid Mechanisms', *Int. J. of PsA.* (1946) 27, 99.

(10) S. Freud: 'Mourning and Melancholia', *Stand. Ed.* XIV, p. 244; *Ges.* W. Bd. X, S. 429.

(11) たとえば M. Klein: 'A Contribution to the Psychogenesis of Manic-Depressive States', *Int. J. of PsA.* (1935) 16, 145; 'Mourning and its Relation to Manic-Depressive States', *Int. J. of PsA.* (1940) 21, 125; 'The Oedipus Complex in the Light of 'Early Anxieties', *Int. J. of PsA.* (1945) 26, 11.

(12) S. Freud: 前掲書。
K. Abraham: 'Development of the Libido', in *Selected Papers*, pp. 418 ff. London, Hogarth Press, 1942.

(13) M. Balint: 'On Punishing Offenders', in *Psycho-Analysis and Culture*, New York, International Universities Press, 1951.

(14)　O. Fenichel : *The Psycho-Analytic Theory of Neuroses*, p. 398, New York, Norton, 1945.

(15)　S. Freud : *Stand. Ed.* XIV, *Ges. W.* Bd. X.

(16)　S. Ferenczi : *Bausteine zur Psychoanalyse*, Bd. 1. Bern, Hans Huber (1939) 84 ; *Further Contributions*, London, 1926, p. 366.

(17)　ラガーシュ教授は原稿を読んで下さって、新規蒔き直しという考えは治療の終結期に起こる事態に限るべきでなく、長びいた分析の間に患者が最初に何らかの副次的な防衛機制を断念し放棄することが起これば、そういう事態全部に使うべきだといわれた。彼の経験では――私にも完全に裏付けがあるが――患者がこの論文に書いたような妄想抑鬱症候群のどれかの形を発来させ、それを克服して、ある新しい態度、ふつうは原始的性質の態度を発足させる時にはいつも、さらに分析を進めると、すべての場合において、この新しく始めた態度なり活動なりが実は人生の早期の形の繰り返しであることが証明されるという。このような適用範囲の拡大はおそらく当を得ているであろうし、私はいずれ稔りあるものとなることが証明されるだろうと思っている。それは、あの何よりも重要な、不快を耐えとおすという問題の理解を深めてくれるであろうし、またそのことを通して、現実への適応という一般問題、特にその人の対象の現実への適応の理解をも深めてくれるだろうからである。しかし、これに付随していろいろな問題がみえてくるので、私としてはこの注だけにとどめておくべきと思う。

(18)　M. Balint : 'Early Developmental States of the Ego. Primary Object-love', *Imago* (1937) *Int. J. of PsA.* (1949). 本書第五章。

(19)　(18)に同じ。

(20)　M. Balint : 'Changing Therapeutic Aims and Techniques in Psycho-Analysis', *Int. J. of PsA.* (1950) 31, 117-24. 本書第十六章。

(21)　Alice Balint : 'Love for the Mother and Mother Love', ドイツ文（一九三九年）。英文 *Int. J. of PsA.* (1940) 30, 251-9. 本書第六章、参照。

(22)　この考えと密接な関係にある臨床的現象を研究する、きわめて重要な新領域に注目しているのはD. W. Winnicott, 'Transitional Objects and Transitional Phenomena', で、一九五一年五月三〇日の英国精神分析学会で発表された（D. W. Winnicott, *Collected Papers*, Ch. XVIII, London, Tavistock Publications, New York, Basic Books, 1958 に所収）。

第三部　訓練の問題

第十九章　精神分析家の訓練システムについて[1]（一九四七年）

1

無意識世界という新世界がフロイトによって発見されたという言葉が人口に膾炙してすでに久しい。人類にとってこの発見は外傷体験であった。ありとある限りの防衛機制が総動員されてこれに対抗した。防衛機制はほんものの関心へしだいに道をゆずり、人類は最近になって、——フロイトはもはやこの世になかったので——私たち分析家のほうを向いて知識と助言とを求めはじめた。これは要するに、われわれ分析家が人類の案内人《ガイド》とみなされつつあることを意味する。

分析家の活動のうち、助言、教育に関係する、唯一でないけれども、もっとも重要な活動は、将来の分析家を訓練することであろう。この責務をどう果たすか、この領域でどのような成果をあげるかは、精神分析家という職業と精神分析学という科学の未来はもちろん、人類の運命にも深い影響を与えるであろう。

この責任の重さを思えば、精神分析の訓練にかんする文献が事実上皆無であるのを知って驚いてしまう。ドイツ語、英語の精神分析学会誌（*Zeitschrift, Imago, Journal, Quarterly*）の全巻を通じて、この主題にかんする論文は二つしかない。一つは、H・ザックスの遺稿（一九四七年）[2]であり、これは老賢者の手による楽しいおしゃべりであって、健全な助言がいくつかあるが厄介な問題はすべて用心深く避けられている。もう一つの論文は後に触れる。また、フロイトの「終わりある分析と終わりなき分析」の名前もあげておくが、実を言えば、訓練の問題を扱っているのは三ページしかなく、各節の中でももっとも短い節にすぎない。

この問題をさらに調査するうち、一九二七年のインスブルック会議において、三人の優れた教育分析家が国際訓練委員会で発表をしたという報告を見つけた。ということは各支部の訓練委員会のメンバーだけに発表したということで、〝教育分析家〟の全員にも公開されていなかったということである。その三つの発表とは、ラドーの「精神分析学の教育課程の構築」、ザックスの「教育分析」、H・ドイッチュの「統制分析」である。論文要旨は掲載されておらず、いずれ三論文の全文が出版されると約束されているが、実際にはどれも活字になっていない。

その後長い空白がある。次の記録は、一九三五年にウィーンで開かれた第一回四カ国会議にある。第一議題は「教育分析と分析統制」であった。この会議は、出席した国際学会員全員に公開された。二人の話題提供者は、H・ドイッチュとI・ヘルマンであった。会は盛り上がり、私が経験したなかでももっとも実り豊かな議論が展開されたが、ここでも同じ運命が待っていた。つまり発表要旨はなく、論文は公刊されなかった。

次の記録は、一九三七年にブダペストで開かれた第二回四カ国会議である。第一議題は、（第一回会議の継続というのが実際のところであるが）「統制分析の方法と技法」であった。二人の話題提供者は、E・ビブリングとK・ランダウアーであった。このときはりっぱな抄録が印刷され、議論を要約したみごとな報告もある。議論は非常に鋭かったが一貫して友好的であった。今のところどちらの論文も全文はまだ公刊されていない。

最後の記録は、一九三八年のパリ会議である。三つの発表があったが、発表の場に出席したのはまたもや国際訓練委員会のメンバーだけであった。W・ホッファー「教育者の訓練課程」、E・ビブリング「非分析的精神科医からの接近の試み」、A・フロイト「教育分析後分析」の三発表である。ここでもまた状況は同じであり、要旨は活字になったが、論文としてはどれも公刊されていない。

これらの他に、アイティンゴンが一九二五年のホンブルク会議から一九三八年のパリ会議まで継続的に行っている報告がある。全部で七回であるが、いずれも国際訓練委員会において、ということはいわば密室で発表されたのだが、後になって精神分析学会誌に全文が掲載されている。そこには気の滅入るような歴史が語られている。大いなる希望とともに始まり、当初は驚くべき成功であり、それからまもなく思いもよらなかった困難が生じ、その困難への対策はやみくもで効果の薄いものであり、最後はほぼ完全な壊滅状態で終わっていた。

E・ジョーンズは、鋭い眼識と正しいが容赦のない語り口を持つ批評家であるが、一九三六年のウィーン精神分析協会の開会式におけるあいさつで、国際訓練委員会とその議長の仕事にかんする自らの見解をまとめて述べた。「彼（アイティンゴン）は、この問題への情熱と理想にもかかわらず、組織化という困難な課題に莫大なエネルギーを捧げなければならなかったために、中味のある仕事自体に手をつける余裕はほとんどなかったのです。ここで私が中味のある仕事と言うのは、規則を制定したり、あるいは諸国の標準を調整したりすることではありません。そういうことも必要ではあるのでしょうが、それではなくて、訓練技法をめぐる綿密で詳細な議論のことです」。ジョーンズは、さらに続けて、そのような議論の場が設定されなかったのは、それだけの関心がなかったのが原因ではないかと指摘した。私たち――私自身もそのうちの一人だったが――は、ジョーンズの非難の言葉も、その場で彼から聞かされた他のいくつかの事柄も、ともに非常に不愉快に思った(3)。今の私たちは、正しかったのは彼で非はわれわれにあったことがその後の出来事によって証明されたことを認めざるをえない。

訓練という、精神分析におけるもっとも重要な問題の一つが、二五年ものあいだ文献に適切にとりあげられてこなかった、というより実のところほとんど論じられていなかったということは重大な危険信号である。ジョーンズはこの原因を関心の欠如だとした。私はそれを重症の抑止であると言いたい。

本論文の冒頭で指摘したように、この問題がわれわれを当惑させることは事実である。まず第一に、現在の訓練システムに対するあらゆる批判が正当であるとすれば、それは教育分析家、特に私たちのような古い世代に属する教育分析家に適切な訓練を受けていないものがいるはずだろうということになる。おそらくこれが、現行の訓練システムのルールのあれこれを修正しておけばよかったとか、これまでの改正はただ実験として行われたにすぎない、などと公に認められたことがほとんどない理由の一つであろう。ここで述べた態度の具体的な例を後に示すつもりである。

第二に、訓練にかんする議論はすべて、分析治療一般が有効であるか妥当であるかという議論を含むものとなる。それには次のような事情がある。㈠ 候補生は選抜された人たちであり、重症の神経症者や不安定な人格の持ち主、すなわち危険因子は初めから排除されている。知能の高さ、まず順調な人生、ある程度以上の社会的に順応していることが受け入れ条件となっている。㈡ 試行期間という安全弁がさらに設けられている。㈢ 分析家の中でもっとも有能な人のみが教育分析家として働くよう選ばれる。㈣ 分析は分析家が必要と認める限り継続されなければならない。つまり早すぎる中断は許されない。これは分析の終了を決定する際に、通常の患者の場合よりも分析家が大きな役割をするということである。㈤ 分析終了の決定は、信頼できるという理由でその役割を選ばれた学会メンバー二人以上によってかならず検定される。㈥ 最後に、決定はまず訓練委員会によって、次に協会の委員会によって検討され、最終的に学会全体によって承認される。それにひきかえ平均的患者の場合、終結の条件はここまで厳しくなく、これほどよくなっていない状態が一般的である。

結果はどうであろうか。その結果がわれわれの精神分析学会である。それを私自身の言葉で描写する代わりに、フロイトを引用したい。「必ずしも分析医自身のパーソナリティーが、患者に獲得させようとしている精神の正常性の基準に到達しているわけではないのはいうまでもないことである。分析の反対者はこの事実を嘲笑的に指摘して、それを分析の努力の無効性についての論議に利用しようとするのがつねである(4)」。

フロイトがこの望ましくない状況に対して勧める処方はご存知だろうか。それは約五年ごとの再分析である。

これは満足すべき解決とは言いがたく、私の知る限りこの方法は一般に受け入れられていない。しかしフロイトでさえ、分析家が明らかに自らの基準に達していないはずであり、実際達していないという現象の原因をそれ以上あえて探ろうとはしなかった。

居心地の悪い雰囲気と言うべきである。これは、われわれの訓練システムの価値が危機に瀕しているばかりか、すべての分析治療の価値が危機に瀕していることを暗に意味している。このように感情が過剰に負荷された雰囲気は、なくてはならないはずの思考の自由を奪い、逆に思考の抑止に導くものである。あらゆる抑止と同じく、これもまた多重決定されているように思われる。私の論文の目的は、訓練という話題の適切な科学的議論を妨げる抑止の原因をさらに探求し、それらの原因が現在のわれわれの訓練システムに不健康な影響を与えていることを示すことである。その探求のなかで、教育分析を例外的に好ましい条件のもとで行われる分析の代表例にあげるべきでないわけが明らかになることを期待している。

2

先の抑止された思考というものが、訓練に疑いをさしはさみたくさせる症状の第一である。次に論じたい第二の症状は、訓練システムが教条的になる傾向であり、世界中にみられる傾向である。これは私の考えを支持する重要な証拠に数えられる。だから私は十分信頼に足る例、つまり私が直接知っている事実に例を絞らねばならないと考えた。アメリカの研究所は、私が少ししか知らないからすべて省き[5]、資料はベルリンとウィーンとロンドンとブダペストの精神分析研究所に限定した。多くの候補の中から、私はもっともよく知っている二つを選んだ。私自身がその論争に加わったからである。この二つの場合では、ハンガリー学派の非教条的な見解が勝利をおさめた。少なくとも私はそう思っている。このことから読者が、ハンガリー以外のヨーロッパで行われている訓練に悪い印象を持たれないかと私は恐れるものである。そうなっては困るから、この二例はハンガリーの分析家が好ましからぬ傾向にいくぶん早く気づいたことを意味するにすぎず、――残念なことに――ハンガリーの訓練システムが他のすべての点で正しかったとか、現在も正しいとか言うことはできない、と急いでつけ加えておきたい。その二つの例とは、(a) 教育分析の期間、及び、(b) 訓練の三つの部分の相互関係、特にシステム全体における統制分析の役割である。

教育分析の期間にかんする最初の発言は、もちろんベルリンからなされた。アイティンゴンが一九二二年六月のベルリン精神分析研究所にかんする報告の中でこう書いている。「われわれは、分析を受けていないものは今後分析実践を行う分析家になる望みを捨てねばならないと固く信じている。したがって、訓練生自身の分析はカリキュラムの本質的部分であり、講義とオリエンテーション・コースによる集中的な理論的（机上の）準備期間の後、訓練期間の後半にポリクリニックで行われる」[6]（私がベルリンで訓練を受けはじめたとき、実際この通りだった。しかしこのシステムは私の訓練期間中にすでに変更された）。訓練全体の平均期間は一年から一年半とされている。

最初の訓練規則は、この二年後、一九二四年にベルリンで出版された。それによれば教育分析は最小限六カ月必要とされる。しかし平均期間は、計算できるはずなのに示されていない。訓練全体は約三年間にわたらねばならない。そのうち理論的訓練は最低限二学期、統制分析は最低限二年間となっている。ということは、教育分析は一年以上にわたることはほとんどなく、おそらく最大限は三年であろう。

この一年後の一九二五年に、ウィーン精神分析研究所が規則を発行した。それには唐突に「訓練期間は二年と定められる」とある。

一九三二年のヴィースバーデン会議で次の一歩が踏み出された。そこでは国際訓練委員会によって新しい勧告が採択された。それによれば、課程全体は三年間連続でなければならず、そのうち理論的訓練は二年かかり、統制分析は二ケースをそれぞれ一年ずつで、あわせて一年強かかる。ということは概算一年から一年半が教育分析に当てられることになる。

現時点での最終ステップは、一九四七年発行のロンドン精神分析研究所の暫定規則最新版に代表される。これによれば教育分析はふつう約四年間かかり、理論的課程は三年、臨床実践は二年である。

ところで患者から同じ質問を毎日受ける。自分の分析はどれだけかかるのか、と。分析家はこの質問にたとえ概算であっても決して答えない。ところが、私たちの訓練規則は、（訓練生には）その答えを与えるという過ちをずっと犯してきた。その答えには根拠がなく誤解を招きがちで多くは有害である。しかも質問を受けるより先に与えている。

これについてのハンガリー学派の立場は最初フェレンツィが一九二三年に述べたとおりで、教育分析と治療分析との間に違いはないというものであった。実際、可能であれば、前者のほうがいっそう深くまで進まねばならず、だから期間が長くなるはずである。すでに一九二六年の時点でアイティンゴンはホンブルク学会の報告において、フェレンツィの見解を受け入れている。「教育分析は精神分析にほかならない」。それ以来多くの人が同じ言葉を繰り返したが、どの訓練機関も、分析にかかる概算期間を公表しつづけている。もし初心者が患者にしたとすれば、スーパーヴァイザーから厳重に注意されるはずの誤りである。

第二の例は、教育分析の構造における統制分析の役割である。一九二〇年前後にベルリンでアブラハム、アイティンゴン、ジンメルによってはじめて統制分析が導入されたときは懐疑的評価と抵抗とに遭遇した。最初にこれに攻撃を加えた分析家の一人はフェレンツィである(7)。またウィーンからも攻撃があった。アイティンゴンは、当初から教育分析を行う者と統制分析を行う者とを別人とすることに賛成だった(8)が、ウィーン学派の一部は両者を同一人とすることを強く主張していた。懐疑と抵抗はあったが、統制分析という考え方はすぐに根を下ろし一般に認められた。まもなくケースセミナーが加えられた。このきわめて貴重な追加はウィーンに発し、たしか、主としてH・ドイッチュとW・ライヒの影響下に生まれ、A・フロイトとO・フェニーヘルとによって今日の高いレベルに達したものである。

アイティンゴンは、精神分析の訓練システムをドイツの大学の流儀で構成するという考えを支持していた。ドイツの大学では、学生が幾学期ごとに別々の大学に通うことが奨励され、ほとんど当然とされているのである。これを採用するなら、訓練はどの研究所で始めてもよく、どの他の研究所に移って続けてもよいということになる。(9) この構想はいくつかの機会にはっきりと述べられている。課程全体は周知の三つの部分からなっている。教育分析、理論の講義とセミナー、統制下での分析実践である。アイティンゴンの構想は、それぞれの部分は次の段階を始める前にきっちりと終えていなければならないというものであった。当時刊行されている規則のほとんど、たとえばベルリンやウィーンのものは、これと同じ印象を与える。この時期のロンドンの規則は刊行されていないので、どのようなシステムであったのか私は知らない。

ハンガリーにいた私たちはこの構想に一貫して反対であった。訓練にかんする科学的論文で刊行されている唯一のものを本論文の冒頭にあげたが、(10) それはハンガリーのシステムを述べるために書かれたものである。この論文は、訓練を三つの独立した部分に分けようとする誤った構想への断固とした攻撃である。この論文では、分析実践は候補生がまだ教育分析を受けている間に開始しなければならないと断言している。そうすることで、患者の転移への候補生の反応、すなわち候補生の逆転移を分析することができるからである。またこの論文には、逆転移の分析という困難な課題を候補生ひとりの手にゆだねることがなぜよくないのかを証明している。それは説得力があるはずだ。この考え方から生じる当然の帰結として、理論的オリエンテーションも候補生が教育分析を受けているあいだに始めなければならないことになる。さらにハンガリー学派の経験によれば、逆転移分析を行う最善の方法は教育分析と統制分析とを同じ分析家が行った場合である。少なくとも最初のケースについてはそうするのがよい。

〝ハンガリー・システム〟の発表は白熱した議論を呼んだ。結局、統制分析は候補生が分析を受けている間に始めなければならないという最初の提言はしだいに世界中で受け入れられていき、今やこれ以外の方法で訓練を行っている研究所はないと思う。しかし、教育分析と統制分析とを同じ分析家が行うべしという第二の提言はさらに強い抵抗にあった。この提言は、二回にわたる四カ国会議のいずれにおいても中心テーマになったくらいである。患者の転移に対する訓練生の反応の分析を、将来はもっと重視するべきであるという合意が生まれたが、同時に、候補生のスーパーヴィジョン・ケースの資料を例として分析技法を教えることも同じくらい重要であると強調された。この二つの課題の違いを強調するために、一つ（候補生の患者に対する逆転移の分析）は「統制分析」Kontrollanalyse と呼ばれ、もう一つ（候補生自身の問題とは別個の問題を提出している患者の分析法を候補生に教えること）は「分析統制」Analysenkontrolle と呼ばれた。「統制分析」を行うためには教育分析家がもっともふさわしいが、逆に「分析統制」にはふさわしくないことがまもなく明らかになった。

逆転移の分析は訓練の不可欠の部分でなければならない、言い換えれば、教育分析と臨床実践とは分割できないという合意には結局到達したものの、候補生のスーパーヴィジョンを教育分析家が始めるべきか、他の分析家が始めるべきかという点は決定に至らなかった。賛成、反対のいずれにも強い論拠があった。第二回四カ国会議の討議の抄録集にあるとおり、今の私たちもこの点について結論を得るためにはさらに経験を積まねばならない。

それにもかかわらず、これ以上の議論が活字にならないままに、ロンドン暫定規定（一九四七年）はこう述べている。「候補生の個人分析を行っている分析家は、その候補生のスーパーヴィジョンを行わない」。私たちの知る限り、この文言は、注意深く計画されコントロールされた観察所見にもとづくものではない。これはまたもや教条的な強制的ルールづくりのように私には聞こえるのである。

ここまでに二組の症状について論じてきた。一つは、大家たちが自らの知るところをまるで活字に残したがらないということである（同じ大家たち、教育分析家たちであるが、別の分野ではけっこう多産な著作家であることを思い合わせるといっそうふしぎである)。第二の症状は、同じ大家たちの教条的態度であり、精神分析の他の領域にはついぞ見られないものである。ここではこの教条主義について二例だけを詳しく論じたが、すべての研究所の訓練規則を調べる労を厭わなければずっと多くの例を引用できたであろう。

この二組の症状は客観的事実であり、精神分析学の定期刊行物に目を通す労さえ厭わなければ誰でも簡単に確かめることができる。しかし私が次に述べる命題は、残念ながら主観的判断のみにもとづくものである。それは候補生に一般に見られる振る舞いのことであり、それを私は教育分析者に対する過度の崇拝と称することにしたい。

分析家であれば、この種の症状を引き起こす原因となった病いを診断するのはさして困難ではないだろう。全体の雰囲気は、実に原始社会の秘儀入門儀式を思わせるものである。秘儀を授ける側すなわち訓練委員会と教育分析家とには、精神分析という密教的知識についての秘密主義、精神分析家はかくあるべしという要請の教条的宣言、権威的技法の使用などが見られる。候補生の側すなわち秘儀を受ける側には、密教的神話を進んで受け入れ、ドグマ的、権威的扱いにさほど抵抗せずに屈従し、過度に崇拝的な態度をとるのが見られる。

あらゆるイニシエーション儀式の一般目的は、候補生を秘儀入門の導師に同一化させ、導師とその考えを取り入れさせ、この同一化から、生涯彼に影響しつづけてやまない強い超自我を作り上げるように強制することである。

これは驚くべき発見ではなかろうか。私たちが意識的に訓練生が達成できるようにとりはからっていることといえば、強い批判的自我を発達させることである。かなりの緊張にも耐えることができ、どんな無意識的同一化からも、どんな自動的転移あるいは思考パターンからも自由な自我のはずである。ところがこの意識的目標に反して、私たち自身の行動にも訓練システムの活動にも、そのような自我機能の弱体化と特殊な超自我の形成と強化とをどうしても招いてしまう面がいくつかあるということだ。

今述べたことをさらに補強する証拠は、候補生全体をひとまとめにしてみれば、彼らが〝民族的〟グループに分離する傾向があり、自分の属するグループのメンバーには寛大である一方、他のグループには過度に批判的で、自分の指導者に盲目的に従う傾向が一般に見られる事実である。ごくまれな例外ではあるが、たいていの分析協会で起こっていることは、キリスト教徒迫害者のサウロが使徒パウロに一変したような突然の回心であって、これも先に述べた超自我形成がきわめて大きな役割を果たしていることを支持する非常に強い証拠である。

私の命題が正しいとすれば、なぜ私たちの訓練の結果である分析家たちが、「自らの患者に対して設定した心の正常性の基準に到達しない」[11]のかという理由を今は理解できる。患者はこの超自我圧入（superego intro-pression）[12]にシステマティックにさらされることがないが、候補生にはまず避けられないからである。さてここまで論じておけば、精神分析治療の一般的妥当性という恐ろしい問題に巻き込まれる心配なしに検討を進めることができるようになっただろう。

この過酷な重荷から解放された今、次の課題に移ることができる。この無軌道・無意識的な超自我圧入が、なぜ、またどのようにしてわれわれの訓練システムに欠かせない一部となったのかを吟味することである。つまりその歴史的経過を吟味することである。

3

その歴史には二種ある。第一の公式版は公に認められたもので、機会あるごとに繰り返し語られた。アイティンゴンの連続的報告を皮切りに、訓練について誰かが何か発言しようとするといつも同じ物語が繰り返された。これを顕教史と呼ぼう。これにはシステムの栄光ある勝利を書き留め語るものである。もう一つの歴史はフロイトだけが言及したもので、フロイトさえたった一回言及したにすぎないのだが、精神分析の訓練機関にどうしても争いという呪いがついてまわるのはなぜかを語る歴史である。どちらの歴史もともに、精神分析の訓練史には三段階あるとしている。

まず顕教史を取り上げよう。〝先史〟期というべき第一期は、一九一八年のブダペスト会議までか、あるいは一九二〇年のベルリン研究所の設立まで続く期間とすることができる。この期間は、系統的、組織的訓練がなかったという事実が特徴である。精神分析の教授も学習も、公然の統制なしに個人的な事業にゆだねられていた。唯一の例外はウィーン大学におけるフロイトの講義であった。公刊されたその記録は、現在でもおそらく精神分析の文献中もっとも刺激的で、もっとも影響力を持った著作である。しかしこれはウィーン大学の私講師《プリヴァート・ドツエント》が行う多くの課目の一つにすぎず、大学生だけを対象とし、〝訓練〟をするという意味は全くない。この期間の他の資料は、面白い逸話、驚くべき逸話、悲劇的逸話、末梢的逸話などの種にしかならないが、それでも収集する価値ぐらいはあろう。

今日の訓練システムの基礎は一九一八年のブダペスト会議で据えられたが、この会議では三つの重要な事件があった。もっとも重要なのは、フロイトが精神分析は（技法においても訓練においても）今後生じてくるであろう大衆への精神療法という需要に備えなければならない時がすでに到来していると警告したことである。第二の出来事は、精神分析の創世期におけるもっとも好人物に違いないアントン・フォン・フロイントが、フロイトの構想のために相当額（三万から四万ポンド）を投資し、(a) 集団精神療法、(b) 精神分析訓練、(c) 分析研究、という三つの目的を持った研究所を組織したいと申し出たことである。第三の出来事は、ヌンベルクが私的なやりとりの中で語った言葉であり、アイティンゴンが報告の中で好んで引用するものである。自らが分析を受けたことのないものが分析をすることは今後許されるべきではない、というのがそれである。

アントン・フォン・フロイントの計画はさまざまのいきさつで崩れた。ハンガリーのインフレが基金を飲み込んでしまい、僅かになった総額でウィーンの精神分析出版局を創設するにとどまった。一九一九年のハンガリー革命の間にフェレンツィの指導下で研究所が開設されたが（実にこれが世界初の研究所である）、わずか数カ月の後に革命が挫折し反革命が研究所の息の根を止めた。

フォン・フロイント自身は一九二〇年に亡くなったが、その死から数週間しかたたないうちに、アイティンゴン、アブラハム、ジンメルが、ベルリン精神分析研究所を開設し、これが後続の研究所の起源であり雛形である。研究所の目的は、フロイトが指示しフォン・フロイントが計画したとおりを公式にうたい、大衆の治療、研究、訓練の三つであった。実際にこの研究所が――そして他のすべての研究所も――持ちえたのは、訓練システムだけであった。

ロンドンからメルボルンまで、ブダペストからサンフランシスコまで、世界中のどの研究所も、公衆の需要からすれば比較にならないほどわずかの治療施設しか設けていない。そのもとになった構想は疑いなくフロイトが描いたものである。大衆の精神療法という目的は発展の月日のうちに完全に失われた。私たち分析家がこれにはあまりに関心がなさすぎるという非難は当を得ており、大衆の治療はますます他の人の手にわたり、結局分析家の手を借りずにいつの日か――正しいか間違っているかはともかく――解決されるようになるであろう。

同じことは初めは第二の目的とされた研究にも当てはまる。この方向の成果はきわめて貧しく、わざわざ述べるに値いするものはほとんどない。この悲しむべき記録の唯一の例外はおそらくシカゴ研究所である。

訓練の領域におけるベルリン研究所とその一派の成果だけは全く別の話である。誇るべき組織を打ち立て、全世界のモデルとなり、二五年以上の波乱万丈の歴史を経た今日もその本質的部分は当時のまま生き残っている。

ベルリンの輝かしい歴史とは対照的に、国際訓練委員会の歴史は危機的状況に満ちており、その終焉は全く気の滅入る話である。

一九二五年のホンブルク会議において、事実上ベルリンとウィーンの研究所の協力の延長上に組織されたのが国際訓練委員会であるが、二年後のインスブルック会議でほとんど崩壊してしまった。そのとき表だって亀裂の原因となったのはレイ・アナリシスの問題（医師以外が分析家であってよいか）だった。公式には〝訓練生の採用条件〟と呼ばれた問題である。この問題はその後も一貫して話題の中心にあったが、一九三二年のヴィースバーデン会議で息絶えた。よくぞ死んでくれたというものであった。適切な作業を開始する代わりに、一九三六年のマリエンバート会議でアメリカ問題が発生し、まもなく第二のアメリカ独立宣言とでもいうべきものにまで事態が拡大して、その結果かつては誇るべき強力な組織だったものがほぼ完全に麻痺する事態を招いた。実際、今では国際訓練委員会というものがまだ現実に存在するのか、あるいは書類上のみ存在するのか、それとも全く存在しないのかさえわからないのである。

国際訓練委員会は、一九二五年から一九三八年というおそらく精神分析がもっとも急速に広まった期間に存在し、精神分析の世界全体から最良の人材を集めていたにもかかわらず、愚の骨頂たる論争の記録を別にすれば何の記録も残していない。インスブルック会議を覚えている人が果たしておられるかどうかわからないが、その時は訓練生の採用について約半ダースの相反する解決法が出され、まず個人として投票し、次に各支部協会が一票ずつを投じ、さらにいくつかの方法で投票が行われた。しかし、どの解決法に票を投じたか、なぜそれを選んだか、過半数がそれに賛成してくれたのかそれとも反対だったかなどを今覚えている人が果たしているだろうか。もちろんレイ・アナリシスの問題はきわめて厄介で、今日でも満足すべき解決が得られていない。しかしこの問題が厄介だからといって、それをめぐって興奮することをもっともだとしたり、正当化できるわけではない。逆に興奮が高まるほど公正な解決の可能性から遠ざかるものである。明らかに、問題の実際の難しさの他に感情的なものが強く働いていた。ラドーとニューヨーク精神分析学会とが国際訓練委員会に加えたとどめの一撃のいきさつを検討すれば、この感情のよって来る源の何がしかが窺えるのではなかろうか。

精神分析学的にみれば重要なのは次の要素である。(a)国際訓練委員会はアイティンゴンの野心から生まれたものである。これは彼のお気に入りの創造物であり、ナチスが荘厳な新しいベルリン精神分析研究所を接収してしまった後に彼の手に残ったのはこれ一つだけだった。ごく自然な成り行きとして彼は細心の注意をもってこれを守って他人の容喙を許さなかった。(b)国際訓練委員会の事務局長の地位に長年あったラドーは、アイティンゴンのもっとも親しい協力者であり、〝レイ・アナリシス〟をめぐっての以前の数々の戦いにおいて常に彼の盾持ちであった。(c)過去の戦いにおいてもこの最後の戦いにおいても、論争の真の核心は中央集権的統制の問題であった。アイティンゴンをはじめとするヨーロッパ勢は皆それを支持し、アメリカ勢は一貫して反対であった。ところがラドーがアメリカに到着してまもなく、彼はアメリカの立場に懐柔されてしまった。

このような事の成り行きの精神分析学的解釈は自明である。現実的要素を差し引いた後には、父イマーゴに対する息子のアンビヴァレントな態度が残る。しかしここでほんとうの問題は、父イマーゴの方が対立の悪化にどれほどの責任があるかである。対立の歴史を見れば、父親たる国際訓練委員会が、幼いアメリカの諸研究所を被後見者の立場に in statu pupillari 不必要に長くつなぎ止めておこうとしたことは隠しようがない。子としての孝心と服従とを要求し、国際訓練委員会すなわち年長のヨーロッパの諸研究所の父権的検閲権を無条件に認めさせようとした。不必要に過酷なこの要求に対して生じた反動は、同じくらい不必要に激烈な反抗であり、一九三七年にいたって「アメリカ新独立宣言」と私が呼ぶ事態を生んだ。これが精神分析訓練の第三期、すなわち現段階の幕を開いた。

現段階は、一九三七年のアメリカの精神分析研究所の「独立宣言」に始まると考えても、一九三九年のフロイトの死に始まると考えてもよいだろうが、いずれにせよ国際的な中央集権的統制がないことで特徴づけられる。第二期には国際基準と国際統制機関とを設立するための努力が強力に押し進められた。この結構な試みが失敗に終わったのは、(a)旧世代の、猜疑心に満ち、押しつけがましすぎる、威圧的な態度と、(b)新世代の、同じく猜疑心に満ち、不必要なまでに自己主張的な行動とに原因がある。私の知る限り、現段階で認められているのは局地的なあるいは組織ごとの基準と統制だけである。国単位もあり学派単位もあるが——。

次に秘教史のほうに目を転じよう。これに触れている唯一のものはフロイトの『精神分析運動史』(一九一四年)である。精神分析が被ったもっとも大きな外傷体験から間もなく書かれたものである。アドラー、ユング、シュテーケルの脱退がそれであり、三〇年後の今日も傷は完全には癒えていない。これはきわめて危機的な状況であった。精神分析という若い学問の発展の歯車をその後長年にわたって狂わせたであろう惨禍を避けることができたのは、フロイトの冷静なリーダーシップと、試錬に耐えた真の弟子の忠誠があったからである。それ以後、同じような外傷的事件の再発を防ぐことが最大の課題となった。

フロイトは脱退の原因として、リビドー理論への一般的反発の他に強い私的動機があったことをはっきりと認識していた。フロイトは自ら下したその診断を、今後は予防処置を講ずるべき指示を明確に指示することで補強している。

「わるい前兆はただ二つであった。これが最終的に私をこの連中から内的に疎外させたのである。それは、このような困難な仕事をしてゆく人たちの間にどうしてもなければならぬ友情ある理解をメンバーの間に確立することが私にできなかったことが一つ、そして、共同研究という条件下においてはやろうと思えばいくらでもやれる先取権争いの息の根を止めることも私にはできなかった。精神分析の実地習練の指導に際してのさまざまな困難は非常に大きな困難であり、今日みられるさまざまの軋轢の多くはそのためであるが、それらはウィーンにあった精神分析の私的な集まりにおいてすでに頭をもたげていた。私自身も、技法がまだ不完全であり理論がたえず流動していたから、権威的に提示する勇気がなかった。権威的に語ればおそらく私以外の人があれこれの迷い道に誘われず決定的な逸脱に至らずに済んだのではないかと思われるのだが——。知的労働者の自立、教師からの早期独立は心理的満足をもたらすものである。しかし、学問的な観点からの利得が生じるのは、ただ、この研究者たちが一定の、個人的な条件を満たしているときだけであって[13]、それはそうざらにはないことである」。

提示された予防法はこうである。「特に精神分析は長期にわたるしかもきびしい訓練と自己訓練への教育とを必要とするものであったはずである。（For psycho-analysis in particular a long and severe discipline and training in self-discipline would have been required.）」[14]。ドイツ語原典は、はるかに強烈である。「まさに精神分析こそは長期かつ厳格な規律と自己規律訓練とを要求するものであったはずだ（Gerade die Psychoanalyse hätte eine lange und strenge Zucht und Erziehung zur Selbstzucht gefordert）」。英訳の discipline に当たるところは Zucht（厳格な規律）である。discipline は Zucht よりはるかに弱い言葉で、英語版に原典の力と重みとは認められない。とはいえ英語版も強いことは強い。後は次のように続く。「しかし、誰かが長とならなければならないとは私は思っていた。分析の仕事にたずさわる者なら誰をもまちかまえている陥し穴をわたしは知りすぎるほど知っており、かりにいつでもすぐに指導して（instruct）くれ警告して（admonish）くれる権威が設立されていれば、陥し穴の多くはさけられるのではないか、そうあってほしいと思っていた」[15]。'instruct' は（原文の Unterweisung——教示——の）まあよい訳だが、'admonish' はそうとう弱い。フロイトの使った言葉は 'Abmahnung' であり、reprove, caution, warn（叱責、制止、警告）などが原文に近いだろう。

フロイトによれば、精神分析が今後の分裂を避けるためには、次の世代は、自己主張と独立性とを一部放棄し、規律と自己規律にのっとった教育を受け、指示と警告とを下す権利と義務とを有する権威の存在を受け入れることを学ばなければならない。これらをすべて達成することが精神分析の訓練システムの秘教的目的となり、そこに至る道は、新しい世代を訓練して入門儀式をしてくれる人と自己とを同一化するようにさせること、なかでも入門の導師の分析観に同一化するようにさせることとなった。

フロイトは著作のすべてにおいて（ローマ法王のように）無謬とされることを一貫して拒否している。しかしそれでもなお私たち皆が知るごとく、無謬といういかがわしい尊称が彼に押しつけられた。その後この無謬性は初期の弟子たちへと広がった。それは、今やほとんど神話化されるにいたった、あの水入らずのベルクガッセ・サークル（フロイトの自宅に集まっていた人たち）に属していた人たちのことで、彼らはフロイトとの間を仲介する権威者として公認されることになった。

このシステムはかなりうまく働いた。なぜならいつでもフロイトに頼ることができたからであり、またフロイトのアドバイスは実に賢明で納得できるものだったからである。しかしこのシステムが機能するのは、フロイト自身が現役で、求められればいつでも誤解の余地のない言葉で誰が正しいか、何が正しいかを述べることができたあいだ、また彼の影響が十分強く感じられる限り、つまり〝使徒継承〟の過程なり地理的距離なりによって影響力が希釈されすぎない限りのことであった。およそ一九二五年ごろ、およびそれ以降に教育分析家の第三世代が登場したことによって、このシステムがかなり弱体化することとなった。人類の歴史でたえず繰り返されたように、昔ながらの闘争の呪いが父親たちと息子たちの間にまたしても現れた。反抗の徴候が最初に現れたのが地理的にもっとも離れた位置にある国（アメリカ）であって、それにひきかえウィーンのグループは現在に至るまで同質性がほぼ保たれ、後続の世代も真の友情と強い忠誠心とでかたく結びついており、よい超自我形成の圧倒的重要性を証明しているのは面白い。

訓練システムの歴史の現在の時期は、混沌あるいは国家単位であるが、それがフロイトの死とともに始まったとするように私が提案したのはこの理由からである。フロイトの賢明なる権威が存在しなくなると、〝父親たち〟はことごとく特権的地位を失い、教育分析家と訓練組織とは全部が対等となった。

4

このように顕教史においても秘教史においても、訓練の歴史は三時代に区分することができ、区分の仕方も全く同じである。第一期は目に見える組織の欠如が特徴であり、超自我圧入の試みもなく、心の底からの同一化の要求もなかった。このことが幾人かの脱退者となって現れた。第二期は訓練の効果的システムと、その基準を強制するための強力な組織を創設した。秘教的意味では、これは〝助言し警告する〟強い父権的権威を設立し、候補生に教育分析家の教育内容を受け入れさせ、教育分析家に自己を同一化するようにさせようとする断固とした圧力とを意味する。この時期には、世代間に不要な緊張を生んだために繰り返し闘争が起こり、中心的権威の完全な崩壊と、国ごとあるいはグループごとの地方的な基準、理想、統制などが成立することになった。

第三期は、数人の王位継承権要求者が登場し、激しく競り合うことで始まった。これは必然的に、些細な差異のナルシシズム的な過大評価に導き、それが基本的な一致点を過小評価したり完全に隠蔽することとなって、実際のバランスが見えなくなってしまった。その結果、グループ間に協力関係がほとんどなくなり、競争ばかりとなった。明らかにこれは緊張が高まりつづけ、いつでも崩壊する危険が差し迫っていることを意味する。副次的な結果として、各学派が候補生の獲得を競い、教育によって信頼に足る無難で忠実な支持者にしたて上げようと努めることになった。

教育分析の期間中には、自立的な候補生や無党派の候補生を熱烈な帰依者に変える機会がいっぱいある。この危険性は統制分析が始まるとなおさら高くなる。分析期間中に分析家が取り入れられ、新しい超自我の核として使われることは私たちの知るとおりである。もっとも、取り入れられるのは分析家の非現実的イメージであり、歪曲によって患者の欲求に合うようにされてから続く徹底操作期間中に意識的修正がなされる。統制分析期間中の勢力均衡《バランス・オヴ・パワー》はこれと全く異なったものである。

統制分析家は現実の人間であり、強い信念、理論的な好き嫌い、先入観、個人的限界の持ち主である。彼は分析状況に拘束されない。自己の見方と信念とを全幅的に表現できる。また実際そうすることが少なくない。

さらに、この状況下では候補生は教育分析期間中よりもはるかに弱い立場であり、自由連想——という最強の防衛手段——を用いる特権はもはやない。彼は分析されるのではなく、教えられ統制される。言い換えれば〝スーパーヴァイズ〟(監督)される。講義やセミナーにおいてはバランス・オヴ・パワーがやや異なるが、候補生のほうが有利ということは全くない。講義は法座から(ex cathedra 頭ごなしに)なされるのはもちろん、候補生が反対を唱えればすぐに目をつけられ、以後、非体制的人間として体制派集団に立ち向かわねばならない。このような緊張に直面することができ、またあえて直面しようとするのはわずかの人に限られる。

フロイトとフェレンツィという分析技法の二人の偉大な師匠がこの種の訓練に目だった貢献をしていないのは非常に面白い。彼らはいわば分析することだけで満足していたように見える。アブラハムとジョーンズもやや近い考えを持っていたという印象を私は持っているが、こちらのほうは間違っているかもしれない。

同じように重要な事実がもう一つある。他の教育分析家たちが〝学派〟やさらにはチームまで作ったのに、フロイトもフェレンツィもジョーンズもそうしなかった。この重要な事実を証明するため、訓練期間のどれかの時期にフェレンツィの弟子であったことがわかっている分析家を数え上げてみよう。ダリー大佐、フランクリン博士、ハーフォード、インマン、ジョーンズ、クライン夫人、リックマン博士、そして私である。私たちはいくつかの点で同じ考えを抱いているだろうが、私たちを一つの学派としてまとめる人がいようとは私も思わない。私は、同じことがフロイトの弟子とジョーンズの弟子にもあてはまるのはほぼたしかだと思う。ただ私は二人の弟子たちをよく知らないので証明することはできない。

ここで誤解があってはいけないので、私は何も、現在の理論課程とスーパーヴィジョン下の臨床実践との廃止を提案しているのでは決してないことは強調しておきたい。この二段階は訓練に欠くことのできないものであり、維持しなければならないと思う。ただし、私たちに必要なのは新たな固い超自我の成立よりも、候補生が自らを解放し、批判的《クリティカル》であると同時に自由《リベラル》な強い自我を形成できるようにすることのほうを目標にする、訓練システムの新方針である。

これが精神分析の訓練目的と訓練方法の徹底的見直し、特にスーパーヴィジョン期間の見直しを意味するのは明らかである。分析をスーパーヴァイズする技法をめぐる科学的議論を発足させようとするのが本論文の目的の一つであった。そのような議論のためには、これまでのおびただしい攻撃の矛をおさめ、全方向的な真摯な真の和解を成立させることが必要である。ただそのためには、候補生も教育分析家も、少なくともしばらくの間はかなりの負担を強いられると予測される。

風向きはしだいに変わりつつあり、現在の超自我訓練を緩和する方向に一般の意見が向かっているという兆候がごくわずかではあるがたしかにある。最近ロンドンできわめて有望な制度が始まった。候補生と訓練委員会との合同会議である。私の知る限り、最近回の会議に出席した人は結果に皆すこぶる満足している。

注目に値する進歩はもう一つ訓練にかんする精神分析用語の変化に現れている。精神分析の母語であるドイツ語においては教育分析に相当する用語は初めて登場して以来全く変わっていない。‘Lehr-Analyse’ か ‘didaktische Analyse’ と呼ばれており、文字どおりに訳せば「教育分析」teaching analysis か「教育的分析」didactic analysis である。訓練委員会も ‘Unterrichts-Kommission’ という当初の名称を変えていない。これは「講習委員会」committee of instruction という意味である。どちらの名前も、フロイトが〝講習と警告の権威〟と表現した思想を反映している。

ハンガリーには大ヒットがあった。大金星と言ってもよい。しかし同時に大エラーもあった。良い用語は ‘tanulmányi analizis’ と ‘tanulmányi bizottság’ であり、意味は（治療分析と対比させて）「学習分析」study analysis と「学習委員会」committee of studies である。エラーの方は ‘kiképző analizis’ であり、文字どおりには〝教養〟分析である。これがまだ超自我訓練という観念の影響下にあることは明らかである。

さらに面白いのは英語の用語の変化である。訓練委員会は誕生したときから ‘training committee’ と呼ばれてきた。統制分析のもとの名前は、'instructional analysis' であり、ドイツ語の 'Lehr' に忠実に従った翻訳である。次に 'didactic' がとって代わったが、これもまだドイツ語の影響がある。結局最後に 'training analysis' に変えられた。明らかにこれでも強制的すぎる印象があり、最近 'personal analysis'（個人分析）という用語が導入された。この用語はよくない。すべての分析は個人的であり、〝非個人的〟impersonal な分析などないではないか。ただこれは 'training' でも強制的すぎるという良心が目覚めたあかしではある。

'control analysis' についても同じことが言える。これも強すぎると感じられ、ぎこちなくはあるが異論の余地のない現行の 'practical work under supervision'（スーパーヴィジョン下での臨床実践）に道をゆずった。これらは皆、不必要な権威の重さを――名前だけでも――減らそうという新傾向を示している。

以上である。不安を感じながらも私なりの考えを皆さんにお伝えして議論と批判とをいただかなければならないとどうして私が思ったかも、候補生たちも出席して下さっていることが私にはうれしい理由も、今はわかっていただけたはずである。もし私がここで述べた考えが正しければ、私は私たち教育分析家自身に対しても、候補生たちに対しても、同じく重大な告発を行わざるをえない。

候補生たちは、萎縮しやすく依存しやすいこと、正直な批判をしないこと、私たち教育分析家を尊敬しすぎること、師匠の言葉に盲目的に従うこと、自分の分析家の考えや見方に無批判的に同一化することなどの点を告発されるべきである。

私たち教育分析家に対する告発はさらに重い。この告発は重すぎるので、私自身の言葉で語る責任を避けて、またしてもフロイトを引用することにしたい。一九一八年という古い一節である。フロイトは、若干の患者においては、時として分析的影響と教育的影響力とを統合するべきであると論じた後に続けてこう述べている。「また他の大部分の場合も、医師が統合するべきで教育者にして助言者として立ち現れざるを得ないことがときとして起こる。しかしこれは常に非常な慎重さをもって臨むべきことである。そして患者はわれわれに似ることでなく、彼自身の持ち前の解放と完成とをめざして教育されなければならない」。また少し前の箇所ではこう言っている。「救いを求めてわれわれの手に身をゆだねる患者を、われわれの私有物にし、その運命を本人に代わって作り出し、われわれの理想を押し付け、造物主の高慢をもってわれわれ自身の似姿に患者を仕立てあげていい気になるということを、われわれは断固拒否してきた(16)」。

患者を治療するときに要求する基準がこうであるならば、候補生を訓練するときにははるかに厳格に導守されてしかるべきである。このような告発に直面したとき、私たち古参の教育分析家の誰が潔白を証明できるだろうか。

補遺

各研究所の秘書の好意によって、アメリカにあるとわかった九つの訓練機関のうち七カ所の訓練規則を入手することができた（入手できなかった二つは、ロサンジェルスの訓練機関と、ニューヨークの「訓練と研究のための精神分析クリニック」のものである）。活字になった規則を調べても、直接会って話し合うことよりもずっと弱い情報源であることは私もよくわかっているので、ここで私が全体を要約するがそのつもりで慎重に聞いていただきたい。

規則のもっとも驚くべき特徴はその均質性である。これらがいずれもアメリカ精神分析協会が作成し承認した「医師の精神分析訓練の最低基準」を僅かに改良した焼き直しであることは明白である。唯一の非体制派であるシカゴ研究所でさえ、その「学習課程は基本的要請（すなわち「最低基準」）を満たすまで続ける」ことを強調するのがよいと考えている。若い革命家たちが大人になって頑固な保守派になったという月並みなコメントをするのは安易だろうが、ともかく、かつて中央集権的統制に対する反乱によって国際訓練委員会を麻痺状態に陥れたのは若かりし日のアメリカの研究所群であった。ところが同じ研究所が何年もたたないうちに、中央集権的に押しつけてくるアメリカの基準を進んで受け入れ、以来誇らしげに高く掲げてきたとはいやはやである。さらに言うならば、アメリカの基準は国際訓練委員会がアメリカ人に受け入れさせようとして失敗に終わったものと本質的に同じものである。

私の立場からすると、このパラドックスは重要な争点となる。外部から、特にきびしい父親像から押しつけられた訓練基準は排除されなければならないが、ほぼ同じ基準を自分が同一化可能なイマーゴによって提示されれば難なく受け入れるということだ。これは精神分析の訓練において超自我形成が最大級の役割を果たしていることの断乎とした証明ではないか。

アメリカで用いられている用語は、イングランドのものとほとんど同じである。教育分析 training analysis の代わりに〝個人的〟'personal' 分析あるいは〝準備的〟'preparatory' 分析を用いている。訓練委員会 Training Committee はしばしば〝教育〟'Educational' 委員会と呼ばれ、統制 control 分析は「スーパーヴィジョン下の分析」'supervised analysis' と呼ばれている。面白い違いは、イングランドでは〝分析家〟analyst を用いるはずの箇所でほぼ全部が〝教育者〟（インストラクター）'instructor' を用いることである（たとえば〝分析する教育者〟'analysing instructor'、〝スーパーヴァイズする教育者〟'supervising instructor' など）。英米で言葉の綾が違うことはあるかもしれないが、〝教育者〟'instructor' はフロイトの〝いつでも助言 instruct し警告 admonish する用意がある〟という権威者についての言葉をまざまざと思い出させる。この用語のみは例外であるが、アメリカにおいても秘教的訓練法を露骨にうかがわせる用語を避けたり手直しする傾向がイングランドと同じ強さをみせている。

訓練システムのどのあたりに統制分析を置くかという点についても、アメリカの姿勢はイギリスとほとんど同じである。次のように断定する研究所もある。「臨床実践をスーパーヴァイズするために選ぶインストラクターは、その人の準備分析を担当したことのあるインストラクターであってはならない」。トペカやワシントトンのような小規模の研究所では、「初めのうちは」という言葉をつけ加えてこの絶対的禁止を緩めているところもある。しかしこれは明らかに、研究所に限られた数の教育分析家しかいないための緊急措置として大目に見られているものである。これらの研究所のうちこのドグマ的規則の正当性を裏付けるような経験的事実に触れているところは皆無である。この点でアメリカの研究所はヨーロッパの研究所と同じ権威的な振る舞いをしている。

本論文で用いた〝準備的〟分析を例にとっても事情は同じである。規則には二つのパターンがあるが、いずれも明らかに「最低基準」から出発している。一つのパターンは次のような文を含んでいる。「準備分析の期間は分析を行うインストラクターが決定し、個々の学生の必要性次第である」（ニューヨーク、一九四七―四八年）。このような言葉の使い方をゆるすものはただ一つ、慈悲深い万能の（そして当然無謬の）入門導師という無意識的観念しかない。しかし大部分の研究所はこの文に追加条項を加えている。「しかし三〇〇時間に満たない期間であってはならない」（トペカ、ワシントン、バルチモア、サンフランシスコ、フィラデルフィア、一九四七―四八年まで。ボストン――一九四七―四八年――では二五〇時間でよいとあるが誤植かもしれない）。三〇〇時間（毎週五セッション）がおよそ一年から一年半に相当するのは面白い。これは最初の訓練規則の時代からおなじみの長さであり、根拠のない楽観的予想にもとづいており、経験に反するものである。私の論文で示したように、時間数を明文化すると必ず誤解の種となり、有害でさえある。訓練システムの無意識的なドグマ的傾向がその基盤にあるのである。

ニューヨークの規則には興味深い革新が織り込まれている。それによれば、原則としてすべての訓練を五年以内に終えなければならない。ただし教育委員会は例外的ケースについて期間の延長を認めることができるという。もし教育分析が五年で終わらなければ通常はそれ以上続けてもしかたがないという感触があることは明らかである。これを支持するための事例も反対のための事例もあげることができようが、いずれにせよ興味深いポイントである。この規則のもととなったデータをニューヨーク委員会が出版するならきわめて有意義であろう。

まとめると、活字になった訓練規則で見る限り、アメリカの研究所の候補生の扱いはヨーロッパのそれと変わらない。したがって本論文で述べた諸批判はアメリカの研究所にもあてはまる。(17)

(1) 一九四七年一一月五日の英国精神分析学会で発表したものである。初出は *Int. J. of PsA.* (1948) 29.
(2) H. Sachs : 'Observations of a Training Analysis', *PsA. Quart.* (1947) 16, 157-168.
(3) E. Jones : 'The Future of Psycho-Analysis', *Int. J. of PsA.* (1937) 18, 169-177.
(4) S. Freud : 'Die endliche und die unendliche Analyse', *Ges. W.* Bd. XVI, S. 93.
(5) アメリカにおける精神分析の教育システムについての簡単な概観は補遺にある。
(6) *Int. Z. f. Psa.* (1922) 8, 514.
(7) S. Ferenczi und O. Rank : *Entwicklungsziele der Psychoanalyse. Zur Wechselbeziehung zwischen Theorie und Praxis*, Wien/Leipzig/Zürich, 1924.
(8) *Int. J. of PsA.* (1926) 7, 134.
(9) たとえば，*Zehn Jahre Berliner Psychoanalytisches Institut*, Wien, 1930. にある。「教育過程全体の各部分はベルリン精神分析協会以外でも修了することができる」(S. 51)。
(10) V. Kovács : 'Training and Control Analysis', *Int. J. of PsA.* (1937) 18, 346-354.
(11) S. Freud : 'Die endliche und die unendliche Analyse', 各所。
(12) フェレンツィが作ったこれらの用語は次の文献にある。*Bausteine zur Psychoanalyse*, Bern, 1939.
(13) S. Freud : 'Zur Geschichte der Psychoanalytischer Bewegung', *Ges. W.* Bd. X, S. 64, *Stand. Ed.* XIV, pp. 25-6.
(14) 右に同じ。
(15) 同右。S. 85. (p. 43)
(16) S. Freud : 'Wege der psychoanalytischen Therapie', *Ges. W.* Bd. XII, S. 190.
(17) 会議における報告は以下のとおり。
M. Eitingon, Berlin 1922. *Int. J. of PsA.* (1923) 4, 254-269.
——Salzburg 1924. *Int. Z. f. Psa.* (1924) 10, 229-240.
——Homburg 1925. *Int. J. of PsA.* (1926) 7, 129-141.

——Innsbruck 1927. *Int. J. of PsA.* (1928) 9, 135-156.
——Oxford 1929. *Int. J. of PsA.* (1929) 10, 504-510.
——Wiesbaden 1932. *Int. J. of PsA.* (1933) 14, 155-159.
——Luzern 1934. *Int. J. of PsA.* (1934) 15, 317-318.
——Luzern 1934. *Int. J. of PsA.* (1935) 16, 242-262.
——Marienbad 1936. *Int. J. of PsA.* (1937) 18, 346-369.
——Paris 1938. *Int. J. of PsA.* (1939) 20, 211-213.
四カ国会議における報告は次のとおり。
Wien 1935. *Int. J. of PsA.* (1935) 16, 505-509.
Budapest 1937. *Int. J. of PsA.* (1937) 18, 369-371.

第二十章　精神分析訓練と教育分析[1]（一九五三年）

われわれ分析家が犯すかもしれない失敗のうち考えられる最悪のものは、今日の訓練システムこそわれわれが抱える多くの問題の最終的解決であるとか、すでに確定ずみの解決であるなどと考えることであろう。実態はそれに程遠い。今日のシステムは、長い道のりをほんの一歩進めただけのものである。それも過去に重ねた何歩ものどこかに欠陥がみつかった後の一歩である。後の世代はきっと今日のシステムにも同じ意見を抱くであろうことはまず確かである。そこでこのシンポジウムでは、私たちはこれから直面しなければならない問題の存在に少なくとも気づいてはいることを示してせめて私たちの名誉を守ることにしたい。

精神分析の訓練システム全体について今述べたことは、そのもっとも重要な部分である教育分析（training analysis）についてもあてはまる。教育分析の歴史は、現在五つの期に分けることができると思う[2]。そこで今後の議論のために、最適とは言えないにしても簡略で便利な名称を各期に与えよう。第一期は、文字どおりの学習期 instruction である。この期間は、おおむね生徒が自分で学習したのであって、外部からの援助はほとんどなかった。ただもうフロイトの著書を読んで勉強していたのである。まもなく机上の知識以上の何かが必要であるという認識が生まれた。この〝以上の何か〟は数週間から数カ月の短期分析という形をとり、それによって候補生は、精神分析の主な発見の妥当性と有効性とを自らの心のなかで体験できるようになった。この第二期のことを実地見学期 demonstration と呼ぼう。ごく早期、そう、私の知る限り最初にこの問題を述べているのはフロイト自身であり、それはフェレンツィに宛てた二通の未公開書簡においてである。次に引用しよう。一九〇九年一〇月二二日付、「アイティンゴンが来ています。毎週二回夕食後に私と散歩に出て、その間に分析を受けています」。一九〇九年一一月一〇日付、「アイティンゴンは毎週二回私を夜の散歩に連れ出し、分析を受けてきましたが、次の金曜日が最終回になります。彼はベルリンに一年間滞在する予定です」。

後になってずっと明確にこの点に触れているのは、フロイトの「終わりある分析と終わりなき分析」(一九三七年)である。「実際上の理由からそれは短期間不十分にしかやれないのであるが、……教育分析が完成するのは、学生に無意識の存在の確信をもたらし、抑圧されていたものが浮かび上がってきたときに、それまでは信用に値いしないと思っていた自己認識を起こしてやり、何か最初に現れた実例について、もっぱら分析実践の中で確証された分析技法を教示してやったときである。これだけでは教育としては不十分であるが、しかし自己の分析の中でえられた刺激はそれが終了しても止まるものではなく、自己変革の過程は被分析者の中で自然に続けられ、またその後の経験すべてが、この新たに獲得した意味において役立つことを計算に入れてよい。実際にそういうことが起こっており、またそうである限りはそのことが被分析者に分析医の適性をあたえてくれているわけである」(3)。

最初の二期はそれと気づかれることもなく進行し何ら科学的な議論がなされないままであったが、第三期は〝正しい分析〟proper analysis 期で、議論沸騰の末、相当の抵抗を克服した後にやっと成立したものである。

〝実地見学〟期の方法に対する攻撃の主役を演じたのはフェレンツィであった。彼の主要な論拠は、ぎりぎりの線まで単純化すれば、分析家よりも患者のほうがちゃんと分析されなければならないという状況は許しがたいということである。教育分析は治療分析とほぼ同等の期間、同等の深さまで行うべきであるというのが彼の要請であった。いや、個人の性格は何にもまして貴重な私的所有物であって、まさに人格の核であり精髄であり、したがって軽々しく弄ぶべきではないという主張がこれに対抗してなされた。心の組織のそれほど重要な部分にいたずらに触れれば、予測できない結果を招くかもしれない。

この論争は決着がまだ全然ついていない。問題は忘れ去られた。そして、やはりフェレンツィから発せられたさらにずっと厳しい要請が承認されたところで次の第四期が始まった。その要請によれば、教育分析には治療分析以上のものを達成しなければならないのである。一九二八年に彼はこう書いている。「今までことあるごとに、原則として治療分析と教育分析の間に違いを認めることができないと指摘してきた。私は今この命題に次の意味を補って完全なものにしたい。すなわち、実地診療における治療は、必ずしもわれわれが完全な分析終了という深さまで押し進める必要はないが、（分析家自身は）……自己の人格のもっとも深く隠れた弱点をも認識し、これを支配しなければならない。これは分析が完全に終了していなくては不可能である」[4]。

ここで言う「完全に終了した分析」が、治療目的にふつう要求されるものをはるかに越えているのは明らかである。だから、私はこれを〝超治療〟supertherapy と名づけようと提案している。フェレンツィはこの目的を明文で述べていないが、さいわいフロイトを引用することができる。一九三七年にフロイトはこう書いている。「分析の終わりという言葉で、……さらに分析を継続してもそれ以上の変化を見込めないほど深く患者への影響を押し進めたかどうかが問われるのである。だから、分析によって患者は絶対的な精神正常性という水準にまで達することができるし、その水準に自己の安定をいつまでも保ってゆく能力を託して安心していられるみたいな話なのだが……」[5]

フロイトはこのような超治療がはたして可能かという点にはきわめて懐疑的だったが、教育分析は世界中でどんどん長期化しはじめた。絶対的長さも、治療分析との比較でも長くなった。〝実地見学期〟の初期においては教育分析は数週間から数カ月であったと述べたが、二〇年代の初めにはしだいに長くなって、机上では一年半ないし二年だが現実には三年ないし四年であった。三〇年代の半ばからこれが爆発的とでも言うべき成長を遂げ、今日では、教育分析はどれだけ続けるべきか、あるいは実際どれだけ続けられているのか誰にもわからないというのが公平だと思う。訓練計画規定にはふつう約四年間と述べてあるが、これは教育分析のうち公式期間が終了することを意味するにすぎず、ここで訓練生の卒業式をするのだが、実際の分析は通常中断なく続けられ、どれだけ続くのかは当事者双方にしかわからないというのが常識となっている。

驚くべきことだが、この〝教育後分析〟のなかで実際どんなことが起こっているのかと第三者が問えば、眉をつりあげて怒られ、言下にはねつけられる。訓練後分析は徹頭徹尾私的事項であり、干渉は一切できず許されない。これは全体の隠蔽のために部分的真理が用いられるよい例である。教育後分析は教育分析の継続である場合もあり、これならば公的活動であるが、新卒の分析家がまだ分析による援助を必要とするという場合もあり、この場合は訓練生の選考方法がそもそも正しかったのか、少し前に卒業させたのが適切だったのかという疑義が生じる。われわれの訓練システムの欠陥を点検するためには、この事実を完全に知ることが非常に重要だが、そこで起こっていることには守秘義務とプライバシーという覆いが念入りにかけられている。候補生とその教育分析家と訓練委員会全体とが行う、この暗黙の共謀をもたらした力のいくつかについて後に検討しようと思う。

幾人かの控え目な人々が超治療が可能かどうかにおそるおそる疑問を出したのは、ようやくここ数年のことである。教育分析の目標はそれが〝完全〟であるとか〝正しい終結〟とか〝超治療〟ではなくて〝研究〟であると彼らは言っている。これによってわれわれの訓練システムの最終段階、すなわち現段階に到達したとしよう。これを〝研究期〟research と呼ぶことを提案する。

ここに重要なことを差し挿んでおきたい。人間のあらゆる制度と同じく、分析の訓練も世界中で同じペースで発展したわけではない。おそらく精神分析の訓練機関の大部分は今日、〝正しい分析〟を提供するという目標に向けて活動しているであろう。これは私のいう第三期に相当している。もう少し遅れていて、〝実地見学期〟から〝正しい分析期〟への移行期にあるのではないかという気もするが、私が悲観的すぎるのかもしれない。現代の〝進歩的〟研究所はすべて、〝超分析〟という考えに大きく影響されている。これが私の第四期である。「研究」こそが教育分析の真の目標であると口頭で述べる教育分析家が何人かいることを私は知っている。少なくともロンドンにはいる。しかしこの考えが活字になったものはまだ見たことがない。

ここで超分析期の力動的諸側面を検討してみよう。残念ながら、この段階は活字になった科学的議論を経ずにほとんど気づかれないで発展したので、論文を引用することができない。したがって私が知る機会を得た、主観に彩られている恐れのある、限られた個人的知識だけによらなければならない。これはかなり危うい基盤なのだが――。

いっそう議論を困難にしているのは、この変化がちょうど教育分析家の第三世代が登場し、精神分析運動の内部にさまざまの〝学派〟が生まれた時期に起こったことである。(6) 訓練は、何よりもまず、観念体系を宣伝し普及する手段としてもっとも重要なものとされ、そのため訓練論はいやおうなく競争者間の論争に巻き込まれてしまった。精神分析の訓練の発展を論じる際に、不偏不党でいることは恐ろしくむつかしい。しかしまた、学派間の論争の的となった考えが訓練に与えた強い影響力に触れないでは、この考察全体が偽善的で虚偽になってしまうだろう。

超治療という考え方が登場した一つの理由は、私にはこれが非常に重要に思えるのだが、上級分析家たちの何人かが、自分たちが過去に受けた訓練が不適切不十分であったことに気づき、重い負担は承知の上で分析をさらに受けてその穴を埋めようとした経験を持っていたからである。自らが所属する地域分析グループのメンバー間には複雑な相互転移関係があるため、自分の居住地で助力を求めるのは不可能なのがふつうであり、分析を受けようとすれば臨床活動を断念し数年間海外生活をしなければならなかった。こうして上級分析家たちが海外に移住するという流行が二〇年代前半に発生し、一〇年から一五年間続いたのであった。

この流行が精神分析思想に与えた影響、とりわけ分析の訓練に与えた影響には甚大なものがあった。外傷体験と言ってもよいほどであった。何と言っても、独立して開業してから数年もたたないうちにまた留学生にならなければならないとなれば、深刻な不安を起こしてもよい怖ろしいことである。さらに、いかにももっともな話だが、再分析期間中には先の分析家の技法が厳しい批判にさらされた。それも強い情動がからんだファンタジーと現実との両方に発した批判であった。加えて、多くの場合、二人目の分析家はねたましく腹立たしい気分に陥らずにはおれなかった。このような、批判的すぎて、敵意と呼んでもいいぐらいの思いが生まれるのを予防し、分析家と候補生との両方を傷つける不必要な人間的苦悩を防止するためには新しい技法を開発する必要が生じた。

もし私の観察が正しいなら、さきに〝超治療〟と呼んだ新技法はこの期待を満足させた。分析家の外国留学の流行は急に衰えた。いやほとんど消滅した。一九三五年ごろであろうか。ただこの急激な減少が一部は世界情勢の悪化によるという可能性はもちろんある。もっとも、大戦が終結して再び移住が可能になったのちもこの流行が再燃しなかったことは間違いない。

その新技法のそれぞれの内容を要約するのは容易でない。万人が受け入れる要約をするのはなおさらむつかしい。なぜむつかしいのかと言えば、新技法のそれぞれがさまざまの〝学派〟と密接に結びついていることが主な理由である。私の分類の第三期、〝正しい分析期〟に対応するいわゆる古典技法においては、人間の発達全体の核心的コンプレックスたるエディプス・コンプレックスに関心が集中していた。この術語のもとに包含されるすべての事象は、子どもが話すことを覚えてから発生する。新技法はすべてエディプス葛藤を越えて、その向こう側の前エディプス状態にまで踏み込むことを求める。それはそれらの技法が、非言語期いや前言語期までの心的経験を言語によって表現しなければならないことを意味する。私たち皆が知っているとおり、そのような試みがいくつか、いろいろな分析家によって何回も行われた。その一人ひとりが独自の超治療を開発し、その人独自の言葉、すなわちその人限りの学術用語集を用いて自らの経験を記述した。それらの体験とその結果得られた発見はもちろん重複しているのに、学派の考え方をきちんと他学派の言葉に翻訳してくれている辞書は今日にいたるまでまだない。このような深刻な問題を抱えているとはいえ、たいていの分析家は同意してくれると思うが、新技法は、日ごとの転移という変転してやまない現象を深くますますきめ細かに調べることと、その具体的な細部のできるだけ多くを特にその攻撃的 - サディズム的な面において解釈することにある。超治療の新技法群をこの角度から検討することを私は提案したい。この方策をとるにはいくつかの理由がある。まず第一に、「終わりある分析と終わりなき分析」でフロイトがこの問題について議論しているので、それを利用することができる。第二に、現代の論文は、心の攻撃的 - 破壊的衝動に圧倒的重要性を強調している点で一致している。第三に、今問題にしている領域では、たしかに攻撃性が決定的役割を演じている。

それではまずフロイトから出発しよう。フロイトは、「終わりある分析と終わりなき分析」において、当時なされたある一つの問題提起についてかなりながい議論を展開している。今はもう公表してもよいと思うが、それはフェレンツィが、師であり友人でありかつての分析家であるフロイトに突きつけたもので、「陰性転移も存在する可能性」を十分考慮していないという問題提起である。まずフロイトは、「分析期間中は陰性転移は全くみとめられなかった」と弁解している。そして後に続けて、きわめて重要な方法論的問題を提起する。「顕在化していない欲動葛藤を予防の目的で目覚めさせるのはできることであろうか、あるいはそれは目的にかなったことであろうか」。そして最後に技法上の問題に及ぶ。「外傷あるいはいわゆるコンプレックス（すなわち陰性転移）を、患者自身に現前していないうちに、ただ指摘するだけで活性化させること」はできるものであろうか。また「そのためには患者に対して現実的な意味で非友好的な行為をしないわけにはゆかないのではなかろうか」。この方法論的、技法論的な基本問題を、「禁欲状態」によって分析場面に生じる緊張と欲求不満とにしかるべき注意を払いながら、さまざまの角度から検討したのち、フロイトはそのような方策は実行可能でもなければ、勧められるものでもないという結論に達した。

実際には分析技法は反対の方向に進み、今日では、たとえ初心者でも「陰性転移のサインがない」とスーパーヴァイザーに報告しようものなら厳しく叱責されるだろう。それどころか、陰性転移、すなわち分析家に対する攻撃的感情のもっともかすかなサインも、見逃してはならないのはもちろんのこと、見つけるやいなや、目的にかない時宜を得た解釈によってそれを解消せよと言われる。

フロイトがあれほど重大な警告を発したにもかかわらず、精神分析運動が師の助言に耳を傾けず、まるで正反対の方向に進んだ、という例はこれ以外にないことを考えれば、この問題を細部にわたり綿密に検討してみる価値があるだろう。分析家であれば誰もが意識しているにちがいないと私が思う一つの危険性がある。それは、陰性転移の解釈が遅すぎる危険性である。すなわち解釈したときにはすでに分析状況にも患者にも患者の周囲にも有害になってしまっている危険性である。逆の危険性もある。当然それはフロイトが注意を喚起した、早く解釈しすぎることである。後者の場合には、規則的に解釈を与えること、患者が自らの情動を小出しにして排出しやすくしてくれるので、せいぜいがいらだち、腹立ちといった程度の感情ですみ、煮えたぎる憎しみや敵意の予防になるだろう。分析家も、陰性転移にいつも早すぎる解釈を与えておけば、患者と同様、強い情動と格闘せずにすむ。分析の仕事全体が憎しみや敵意などの〝象徴〟に対してなされるようになるであろう。このような弱い象徴的情動が、現実を真に表現しているとか、あるいは〝代理〟するものとされれば、患者と分析家はそれらをそういうものとして受け入れ、片付けてしまうこともあるだろう。

副作用はまだある。これもフロイトが予想した危険だと思う。かすかな攻撃のサインを一貫して解釈しつづけると、ある種の患者にとっては、分析家が神経質で口やかましいためにとる〝真の非友好的態度〟に映る危険性がある。もしかすると多数の患者にとってかもしれない。そのような技法を分析家が使用した結果、患者はそれを、全面的な憎悪と攻撃から自らを守る必要が分析家にあると感じてしまうかもしれない。だから分析家はモグラの穴の盛り土をどれも山だとしてそういうものを用心深く絶えず芽のうちに摘みながら、同時に敵意や憎しみには動じないし免疫になっているぞという印象を与えようとしていると思う。そうすると、不誠実な、偽善的といってもよい密かな共謀関係が発生するだろう。患者も分析家も、わずかの情動をあたかもそれがほんとうに激しいものであるかのように扱うという共謀である。この不自然な状況から脱出する一つの方法は、疑惑をすべて抑圧し、分析家を理想化し、理想化された分析家イメージを取り入れつつ、最大級の攻撃と侮蔑とを外の悪者に向けることである。この（理想化された分析家という）アイドルを認めて尊敬できないやつは目の見えない愚か者だとし、それに欠陥を見つけようなどとするうるさい馬鹿かごろつきにはいっそう強い攻撃と侮蔑とを向ける。

治療分析においては、終結すれば患者と分析家とは永遠に別れるので、理想化された分析家を取り入れることはおそらくそれほど深刻な問題になるまい。第一、多くの健康な人々が、心の中にそのような理想化されたイメージ、たとえば母親、父親、先生、上司、過去の恋人、あるいは歴史や小説中の英雄などのイメージを、心の健康を大きく害することなしに秘めて生きている。年月がたつにつれ、そのイメージは自我と合体し、それによって自我を豊かにする。同一化という言葉でよく知られた過程である。そのような調和のとれた合体のための第一条件は、理想化され取り入れられた対象が、輪郭のはっきりとした個性を失い、自我がそれを消化し同化する際に抵抗しないことである。

教育分析のほうはここで最大の障害に直面せざるをえない。私の見方が正しいとすれば、敵意のかすかなサイン一つ一つに早すぎて整合的でありすぎる解釈を与えていくと、候補生は猛烈な攻撃の一斉砲火を分析家には浴びせないように、自分はそれから身を守るようにと訓練されてしまうだろう。真の憎しみや敵意は口にされるだけで、実感されることは全くなく、結局は理想化というタブーによって抑圧されてしまう。日常語で表現すれば、候補生は分析家を少しずつかじりとれない。つまり分析家の長所、技法、方法などのあるものを受け入れ、あるものを拒絶することができない。なぜなら、そのような〝破壊的〟な試みは解釈され、それによって防止されるからである。分析家は〝丸呑みされ〟なければならない。たえず修復され理想化された全体としてである。よく噛まずに呑み込んだ食べ物は人間にとって消化困難である。生理学と心理学の見解は一致している。

聖パウロの改宗は、一度憎み迫害した対象を理想化した形で取り込むと、不寛容と党派性と使徒特有の怒りとをもたらすことをわれわれに教えてくれる。これと同じ状態と思われる現象が精神分析協会の多くに見られる。この原因は、アンビヴァレントに愛され理想化されて取り入れられたイメージは、いかなる犠牲を払っても欠けるところのない良い内的対象として保持されなければならないからだと私はいいたい。そのような状態にあるときに、外部から批判を向けられると、正当か、いわれがないかにかかわらず、鬱積した憎悪と攻撃とが一挙に動員されて批判者に向かい、また教育分析家とその技法、理論、方法論を擁護する。また、所属する地域の分析家集団が見解の相違から分裂すれば、分析家はいつ危険に襲われるかわからない。父親（なり母親）を守るという幻想がどれだけ抗しがたい魅力を持っているかは知ってのとおりである。もし他の人々が自分の教育分析家の美質に露骨に疑義を唱えれば、理想化した分析家を咀嚼し、消化し、同化することはきわめて困難になる。批判者のほうが正しいかもしれないし、理想像を咀嚼しようとすると批判者に見かけ上賛同する危険をまねくからである。

今の教育分析家ではなく、使徒継承の系図を遡ってその先祖の誰かが取り込まれたイメージの正面像になっていることも少なくない。この事実は地域集団の組織づくりの際に大きく働いている。国際精神分析協会でもそうである。ただし、このことはここで扱っている教育分析の問題にはたいして重大ではない(7)。

〝超治療〟という観念の起源はフェレンツィまで遡るとさきに述べた。彼特有のせっかちな情熱に駆られて、これに「精神分析の第二基本則の結晶化」という名を与え、次のように述べている。「他者を分析しようとするものはまず自らが分析されなければならないというのがこの規則である。この規則が厳守されて以来、分析家の個人的色調の意義はどんどん軽くなっていった。徹底的に分析を受け、誰にも必ずある性格特性や弱点を完全に認識し、コントロールできるようになった者ならば皆、同一の心理学的研究素材の観察と治療において必然的に同一の客観的結論に達し、そして論理的に同一の戦術的技法的手段を採用するようになるであろう。精神分析に第二基本則を導入して以来、分析技法の相違は消滅に向かう傾向にあるという印象が私には実際にある(8)」。

このユートピア的理想像は、今日活動している精神分析運動の各派閥のかなり正確な画像ではあるけれども、全体にあてはめればとんでもない偽りである。このことを認めるのは悲しいけれども冷静にさせてくれる体験である。フェレンツィは、単一の〝超治療〟のもたらす結果を正しく予見しているけれども、精神分析運動の実際の展開が複数の〝超治療〟が競争しつつ共存する事態を招き、聖書に語られているバベルの塔の崩壊後の言語の混乱が再現されようとは思いもよらなかったのである。

あまりぱっとしない結果が二つ、ここから生まれたと思う。第一に、理想化された分析家の取り入れについての教育分析家と候補生との共謀である。第二に、その結果生じる言語の混乱と、それに権力政治と敵意とであり、これが教育分析家のある者を促して、そのような結果を避けられそうな新技法を実験せずにはおれないようにした。先に述べたように、そういう分析家のなかには、この種の教育分析の性格を〝研究〟という名で特徴づけようとするものがいる。しかし誰が研究の主体で誰が研究の対象なのかがはっきりしないではないか。候補生が分析家の手を借りて人間の（つまり自分自身の）心の深層についての発見をしなければならないのだろうか。それとも、分析家のほうが候補生の手を借りて、おのれの理解と技法との可能性と限界とについての発見をしたいのだろうか。私には皆目わからない。おそらくこの二つの目的は実は同じものだとすれば、それは十分ありうることであり、おそらくそれがあるべき姿なのであろう。要は、私たちが〝超分析家〟につきものの全知のみせかけを脱ぎ捨てようとしていること、そして、多すぎる解釈、早すぎる解釈、こなれすぎた解釈を与えないようにしようとしていることである。それらは候補生から、危険を冒して自ら発見し、それによって成長する機会を奪ってしまいかねない。多すぎる食べ物、良質すぎる食べ物、求められればすぐ差し出す食べ物は、赤ん坊を太らせ、〝良い〟食べ物以外への感受性を奪い、——そして依存的にする。〝研究期〟の目的とするところは痩せていて満たされていないかもしれないが、「良い食べ物」だけに関心が限定されていない赤ん坊、自立していて、尊敬の念に欠けるところのある赤ん坊を育てることである。冷静に考えられるときには、このすべてを実現するには代価を支払わねばならないことがわかる。しかし、代価とはいったい何なのかは今のところわからない。

そろそろ終わらなければならない。私たちは精神分析状況が患者の転移によって決定されていると考えるのに慣らされてきた。転移とは、患者の中にある快楽原則さえも凌駕する抵抗しがたい無意識的力、フロイトが反復強迫と呼んだ力であった。精神分析の治療過程とは、患者のリビドーの発達途上で起こった重要な出来事の縮約的反復であると考えられていた。今日好まれている表現では、患者とその愛と憎しみとの対象との関係がたどってきた多くの変遷の縮約的反復ということになろう。しかしこの理論は明らかに不完全である。精神分析訓練の歴史からみて、明らかに、患者の転移だけでなく、分析家の技法も治療で決定的な役割を演じている。要するに、この三、四〇年間に教育分析の形態、期間、雰囲気などがたどっためざましい変化の原因を訓練生だけのせいにすることはできない。

私がここで注意を促したことによって、私たち分析家の上にのせた責任の重荷のことは十分承知している。もっとも、現在増大しつつある知識によって、私たち分析家は、分析中に起こる事態は患者の自由連想と転移とによって決まるのでもなく、逆に分析家の解釈によって決まるのでもなく、両者の相互作用によって決定されるという認識に迫られている。

本論文では、この相互作用が教育分析ではどのような歴史をたどったかを読みとれるように努めた。候補生の攻撃衝動の重要性をはっきりと認めたことで分析家の解釈法がどのように変化したか、その後の新技法によって分析の雰囲気と結末とがどう変わったか、そしてその結果生じた好ましくない結果を修復しようとして分析家がそれとは違った技法によって今日行っている試みにどのようなものがあるかなどである。周知のとおり、攻撃衝動、敵意との対決は、現在に至るまで未解決でおそらく将来も解決不可能な人類の問題の一つであり、精神分析の訓練という本論の主題よりもはるかに広い領域に影を投げかけているものである。当たり前といえば当たり前だが私たち教育分析家もその解決法を見いだしていない。危険なのは、私たちの一部が新しい技法の成功を誇り、私たちはその解決に近づいていると思うかもしれないことである。ハンガリー・ユニテリアン教会の標語を引用したい。精神分析の訓練規則にも向けられるべき標語と思うからである。semper reformari debet「たゆまず改革しつづけよ」である。

（1）一九五三年にロンドンで開催された、第一八回国際精神分析学会での、「精神分析教育の諸問題」についてのシンポジウムで発表。

（2）M. Balint: 'On the Psychoanalytic Training System,' *Int. J. of PsA.* (1948) 29 を参照（本書第十九章）。

（3）S. Freud: *Ges. W.* Bd. XVI, S. 94 f. *Collected Papers,* V, p. 352.

（4）S. Ferenczi: 'Das Problem der Beendigung der Analysen,' *Int. Z. f. Psa.* (1928) 14, 7. *Bausteine zur Psychoanalyse,* Bern, 1939, Bd. III, S. 376 に再録。

（5）S. Freud: *Ges. W.* Bd. XVI, S. 63. *Collected Papers,* V, p. 320.

（6）その時までに、実際に論争をすればことごとく分派となって分離した。二〇年代以来、ライバル関係にある〝学派〟が精神分析運動の内部である程度友好的に共存可能となったのは、私の考えでは、各派間の差異が前ほど根本的ではないこともあるが、精神分析が強固になって、矛盾する理念の衝突を——緊張がないというわけではないが——許容することができるようになったためである。

（7）第一八回国際精神分析学会において開催された訓練に関するシンポジウムは、ここで述べてきた議論もそこで披露したわけだが、この〝使徒継承〟の重要性をよく実証するものであった。報告者は四人であった。M・バリント、P・ハイマン、G・ビブリング、M・ギテルソンの四人である。J・ランプル・デ・グロートが原稿を前もって準備した指定討論者となって議論の口火を切った。どの演者も文献からの引用が多かったが、誰もが自分が選んだ組み合わせの著者を引用し、他の講演者の組み合せと全く重ならないことが人を驚かせた。ただし二つだけ注目すべき例外があった。まず(a) S・フロイトであり、五人がそろって引用した。これはフロイトこそ本源（fons et origio）であるという私の主張を支持する論拠である。次に(b)アンナ・フロイトであり、G・ビブリングとランプル・デ・グロートの二人が引用した。理由はいうまでもない。

（8）S. Ferenczi: 'Die Elastizität der psychoanalytischen Technik', *Int. Z. f. Psa.* (1928) 14, 198/99. *Bausteine zur Psychoanalyse*, Bern, 1939, Bd. III, S. 380 ff. に再録。

バリント私記

中井　久夫

1

私がマイケル・バリントの著作の翻訳作業に着手したのは一九七五年であった。まず *Basic Fault*, 1968（『基底欠損』——この題の原語は結晶学の術語の借用であるので邦訳名はやむなく『治療論からみた退行』とした）を訳出したのは、当時、いわゆる境界例の治療にかんする緊急性があったからである。これは名古屋市立大学の読書会から始まり、そこで皆がバリントの重要性を認識し、私が単独訳をして、当時は若き精神科医仲間の滝川一広氏に読んでもらって引っ掛かるところは文章を直した（こういう人をかつての欧米では reader という）。これは一九七八年に金剛出版から出て、現在までに五刷を重ねている。

次には、森茂起氏、滝野功氏と共に、*Thrills and Regressions* を訳した。これは『スリルと退行』として一九九一年に岩崎学術出版社から出た。この出版までのいきさつは、この本に私が記しておいた。なかなか面白い本で、バリントがもっともくつろいで書いたように思われるのだが、時代のせいか、初めの本のような評判は呼ばなかった。

この二冊はバリント晩年の書き下しであって、主著である本書の延長上にあり、それぞれ重要な発展であるけれども、やはり、彼の思索の軌跡を辿るには本書が欠かせない。それに、後に述べるように、本書にはわが国精神分析学の展開と浅からぬ縁がある。『スリルと退行』が進行中の時、すでにみすず書房から要請があって、今度は森茂起氏が主な訳者となり、特に女性、母性にかんする部分には枡矢和子氏に私からお願いして、私は、主に生物学にかんする部分を訳し、次に reader となって、全体を英独両原文と照合し、また日本語として音読しても理解できるように努めた。

その際に、最初に立てた原則である、初めはドイツ語で書かれたものはドイツ語原文を尊重し、英語で書かれたものは英語をという基本的申合せから外れた場合も生じた。原文に当たられる方のためにお断りしておく次第である。また、両者のいずれかにしかない部分と単なる修辞を超えた相違点とは、原則として、その旨を記して訳出してある。後から出たドイツ語版に彼自身が手を加えて、英語版では意の足りないところを補った形跡があるので、これは正当化されると思う。引用文献にかんしては、ゆるい統一にとどめた。

バリントは、「ハンガリー語で育ち、ドイツ語で考え、英語で治療した」人である。彼の英語は、特に一九三九年の英国移住まもないころはドイツ語文と比べてやはり格段の落差がある。それでも英語で書かなければならなかったのは、国際情勢に追われて亡命しなければならなかった精神分析家にはむしろ普通のことである（バリントも、フロイトと同じく、故国をぎりぎりまで離れなかった人である）。しかし、そのうちに彼は英語独特の表現に興味を覚え、英語でしかない thrill、skill という言葉に拠って、彼の一次愛概念はフェレンツィより引き継いだ受身的対象愛から独自の広がりを持つようになり、『スリルと退行』『基底欠損』が生まれたわけである。

2

本書は、論文集を、テーマ別にした上で年代順に並べたものであるので、彼の思想の発展を時間を追って研究するのに適していると思う。もう一冊、論文集があるのは森氏の「訳者あとがき」にあるとおりだが、これはバリントの生涯の課題を中心にした本書とは少し違った、彼にとって周辺的な問題や人物評価を主にしたものである。

本書の論文は、読む人によって、興味を感じるものがそれぞれ別個であると思うが、バリントにとってはどうであったかといえば、彼は「リビドーの前性器的編成の理論に対する批判的覚書」（一九三五年、本書第三章）と「新規蒔き直しと妄想抑鬱症候群」（一九四九年、本書第十八章）とを以て、自己の思想に一期を画するものと考えていたことを一言しておきたい。

私にとっては、まず、やさしさをめぐる思索が興味深かった。本書には女性差別的な表現が一、二あるが、これは時代の限界である。性倒錯についての議論は、むしろ、マッチョイズムに対する批判と読むのが現代的であろう。この点は、オーガズムにかんする考え方とともにライヒを意識した批判であると私は思う。バリントもオーガズムを重視するが、それは、第一に、それに到達するまでにパートナーとの間然とすることのない協力とその呼吸の一致が不可欠だからであり、第二に、オーガズムにおいて、彼が後に「調和的渾然体」と表現する二者一元性が実現するからであり、第三に、その後に、穏やかで静かな「いうことなし」の状態が訪れるからである。彼は異性間の性器愛についてもっぱら述べるのだが、この過程は同性間にもありうるという反論がありうると思われ、また彼がそれを否定している箇所はないけれども、この時代の欧米は顕在性同性愛を禁止し刑罰を加えていたことを考え合わせるべきだろう。

次に私は、彼の明晰な精神分析の盲点と空白とそれについての無意識に対する明快な指摘に、たとえ野党意識のなせるわざであっても、なるほど、いかにも、と思うところが多かった。彼の論理の明晰さは、数学に関心を持つことから出発し、医学部を出てから生化学を専攻していた彼の知性にもとづくものと私は思う。彼が「私は科学者だから臨床観察から出発する」と宣言するのは、わが意を得たりと私は思う。

3

バリントとわが国とのゆかりは、何よりもまず、土居健郎の「甘え」の理論をめぐってのものである。一九五九年、聖路加病院に勤務しながら、月一回、国際基督教大学で講義していた彼は、この大学の図書館の書棚に本書を発見する。「私はこの題名に魅せられて本を借り出したのだが、その後これを読むにつれて彼の説くところがことごとく私の臨床経験に合致するように思われて異常な興奮を覚えた。私は当時すでに「甘え」の問題にとりつかれていたが、彼が「甘え」に相当する心理の分析上の重要性を指摘しているのを知って、実に百万の援軍を得たごとき思いがした。(中略) ここにようやく自分と同じ発想をする西欧の分析医に、書物の上とはいえ、遭うことができたように思ったのである」(邦訳『治療論よりみた退行』序文より)。バリントの逝去までの短期間、土居は一度、ロンドンでバリントに会い、書簡を交わしている。バリント未亡人の私への手紙には「(前略) 私はよく覚えています。土居博士との文通も、そして、夫と私は「甘え」という言葉そのものや「甘え」概念のこと、また、「甘え」概念がマイクル (夫) にとって自分の概念の形成と明確化に重要なものであることを話し合い議論したものでした。マイクルの概念といってもそれはそれは長い歳月私たち二人に共通なものでしたが。(後略)」とあって、夫妻は真剣に「甘え」をとりあげ、自己の概念の明確化に寄与させたことがわかる。

4

英国にわたったバリントは、学会では荒れ野に叫ぶ声であり、渡英中の神田橋條治氏の実見談では、バリントが滔々と論じた時、熱心に聴く者はなく、その後、質問する者もなかったという。これは、森氏が述べる、フェレンツィの弟子を公言する唯一の人であったためもあろうが、それだけではないように思う。私の憶測が間違いなければ、わが国で功成り名遂げたと見える土居健郎氏も、時に、自分の理論は正当に理解されていないのではないかという不満を秘めておられるかに思えるからである。

土居は、私信で、愛されるということの意義を軽視し、愛することをもっぱらよしとするのは、精神分析の枠を越えて、広くキリスト教の「愛」の考え方にまで遡るのではないかと、ギリシャ正教は少し違うかもしれないがと保留を付けながら、述べておられる。そうかもしれない。さらには、能動をよしとし、受動を低くみる、人性に深く根ざしている感じ方があるのかもしれない。しかし、私たちは、生まれてまず愛されることから出発し、それゆえか、愛されることに伴う確実感と安心感とは、愛することにはないものであり、ほんとうは、愛されることを求め、それを求めて愛する愛 (迂回路としての能動愛) が、それを求めないと称する愛よりも真実であり、現実的であるのではないか。欧米では「自立」「自我の独立」「男性性」「積極性」をよしとし、わが国では「甘えんぼう」の幼児性を否とすることが、眼のうつばりになっているのであろう。そのことがいかに多くの症例に伏在する問題であるかは、本書の臨床観察一つをとっても明らかであろう。

5

本書第一章の生物学的エロス発達論には驚かれる方もあるのではないか。これはこれで面白いと思われる方もあるとは思うが、本書を開いて、まずこれに接されて、そのまま閉じられる方が出てくるのではないかというのが、本書を訳する時の私の心配であった。これが、バリントの第一論文であるのには、二つの理由がある。

一つは、師フェレンツィの『タラッサ』をさらに拡大し、一般化しようとする若き生物科学者バリントの野心である。そもそも、精神分析学は、成人の言語で表現できるエディプス期以前について、特に白熱的な議論が行われて今日に至っている。精神的打撃を求めて、次第に発達の時期を幼児へと遡り、ついに生まれる時の「出産外傷」に至った精神分析学は、その論理的帰結として、私たちのすべての欲望は最終的には失われた子宮内生活への回帰願望であるとするようになった。この願望を、私たちの進化論的祖先が海から出てきたことに由来すると考えたのがフェレンツィであり、『タラッサ』は英訳題名なのだが、この名で流布している。この語は「海」というギリシャ語であり、欧米知識人には、クセノフォンの『アナバシス』の有名な一節を強く連想させる語である。クセノフォンはソクラテスの弟子、プラトンの同時代人であるが、若き日、ペルシャのキオス大王の傭兵隊長となって、大王の死後、目的を失った、一万の部下を率いて現在のアジア・トルコのアナトリア半島を住民の襲撃を防戦しつつ彷徨する。ついに、はるか彼方に青き一筋を望見して、全軍は「タラッタ」「タラッタ」と激して叫ぶのである（「タラッタ」は「タラッサ」と同じ）。海の民であるギリシャ人の叫びであるが、何よりもまず、ついに帰郷できる現実の喜びでもある。「タラッサ」には「海」に「帰郷」という意味のハロがつきまとっている。含蓄の深い命名だと思う。

もう一つは、一九二〇年代も〝生物学の時代〟であり、そこでは、「個体発生は系統発生の繰り返しである」（一人の人間（主に胎児）の発達は生物全体の進化を短期間に繰り返す）という「ヘッケルの法則」がニュートンの万有引力の法則に匹敵する大法則と考えられていた。フロイトもこの法則を重視している。そうして、シュペーマンの発生学とその後成説（身体構成は先天的な硬直的決定によるものでなく変更の自由性が高い）が新しい思想、遺伝がすべてを決定するという前成説が姑息な古い考えとされていた時代である。この時期に人間心理の発生、特に口唇期に始まり、性器期に終わる性心理の発生も系統発生の繰り返しであるという仮説を立てられたのも自然である。またバリントは、進化論に沿って、無性生殖からの有性生殖の発生を述べ、さらに単細胞の配偶子への転化、ついで配偶子母細胞、配偶子母細胞運搬体（これは多細胞生物の身体のことである）という生物進化に沿ってエロスが征服してゆくさまを想定し、人の性の特性としてのオーガズムに至る。この章に出てくる生物は今は耳なれないものが多いだろうが、当時、これらは生物学の一つの花形であり、ヴォルヴォックスなど、たとえばH・G・ウェルズの啓蒙的大著『生命の歴史』の読者には親しいものであった。生物学的事実は今も通用する。現在の名称や分類との相違は注記しておいた。バリントの説は現在では一つのおとぎばなしのように響くであろうが、今もてはやされているドーキンズの、生物進化の全系列はＤＮＡが自己を永続させるための陰謀であるという説も、私には同じ水準のものに思え、五〇年後には同じ印象を持って読まれるのではないかと思う。

6

最後に、ハンガリーとハンガリー語について少々述べておきたい。バリントは愛国者である。バリントが大戦直前のハンガリーを去るに至ったいきさつは『治療論からみた退行』のあとがきに述べたが、この際、彼は師フェレンツィの著作の紙型と用紙とをたずさえてスイスに逃れ、フェレンツィ著作集は初めてベルンのハンス・フーバー社から出版される。その後の彼は、師の最後の著作『臨床日記』の出版に腐心するが、序文まで書きながら、ついに生前の出版は適わなかった（一九九〇年代になって仏訳、英訳、ドイツ語原本が出版された。形式的には仏訳が原典となっているのは、フロイト・ユング往復書簡集が形式的に英訳を原典とするのと同じである。バリントの没後、著作権はフランスのデュポン女史に移った）。そのようにさまざまの無念はあったが、故国ハンガリーは社会主義下にあってもバリントを忘れず、その著作も出版され、留学生をロンドンのバリントのもとに送っていた。当の留学生であった精神科医・精神分析家イシュタヴァン・ハールディ氏の直話である。また、本書にも引用のあるバリントの友人イムレ・ヘルマンは戦時下にもハンガリーに留まってハンガリー学派の灯を守った。ナチス下のベルリンに残ってわざと晦渋にした著作を出しつづけた精神分析医シュルツ＝ヘンケに匹敵する事跡であろうか。もっとも、ハンガリー事件後のソ連は、ハンガリーがソ連圏離脱さえ試みなければ他のことは大目に見るという態度であったらしい。一九五三年のハンガリー事件は、それなりの衝撃を与えていたわけである。

ハンガリー語は、フィンランド語とともに、ウラル＝アルタイ語に属し、この両国は何かにつけて文化的な交流がある。私たち訳者にとって一つの問題は、姓を先にし、名を後にする、わが国と同じハンガリー語の個人名をどうするかである。彼ら自身が、自国外では名を先にし姓を後にしており、特に精神分析学においては一般に主に戦前はドイツ語、戦後は英語で発表し、しばしば国籍を他に移しているから、問題はいっそう複雑になる。本書の著者は、バーリント・ミハーイが、フェレンツィはフェレンツィ・シャーンドルがハンガリー語としては正しい近似音表現である。

もう一つは、ハンガリー語の綴りはほぼローマ字の読みに近いのであるが、szがローマ字のs、sがshであって、これがほとんどナショナル・アイデンティティのシンボルとなっている点が特異である。また、一般にアクセント記号として使われている「´」が長音記号なのであるが、これはそれほどの問題でないようだ。

私たちは、結局、妥協的に名を先に姓を後にし、その代わり、sは「シュ」と標記することにした。シャーンドル・フェレンツィの標記はその結果である。ただし、本書の著者は英国国籍を取得していることから、マイケル・バリントとした。ハンガリーの首都ブダペストはほんとうは「ブダペシュト」であり、他の著作の訳ではそのようにしたこともあるが、奇異の感は否めず、そもそもハンガリー人が外国人にはこれを求めないので、世界通用の「ブダペスト」にした。

ちなみに、英語でいえばミハーイは「マイケル」、シャーンドルは「アレクサンダー」、イムレは「ヘンリー」、イシュトヴァンは「ステファン」「スティーブン」であって、当てるのが難しいクイズである。

訳者あとがき

1

本書は、Balint, Michael: *Primary Love and Psycho-analytic Technique*, New and enlarged edition, Tavistock Publications, 1965（独語版 *Die Urformen der Liebe und die Technik der Psychoanalyse*, Deutscher Taschenbuch Verlag）の全訳である。本書には、一九三〇年から一九六二年にわたる二〇編の論文が収められているが、一九五二年に出版された初版には、九、一〇、一九、二〇の各章が収録されておらず、全体で一六章であった。その後、一九六五年にこれら四章が加えられてここに訳出した形となった。ドイツ語版はその改訂版によっている。各論文の初出は英語、独語、ハンガリー語と三カ国語にわたっている。第七章から一〇章、第一五章から二〇章の合計一一編が英語で書かれたもの、第一二章はハンガリー語で発表されたもので、残りはドイツ語で発表されている。ハンガリー語は初期に限られ、彼が英国に亡命した一九三九年を境に独語から英語に発表言語が変わっている。

訳出はそれぞれの初出言語を基本にし、他方を参照しながら進めた。ハンガリー語を初出とする一二章については英語版を用いた。独語版は英語からの翻訳であるためである。英語、独語の両版には一部に異同がある。多くは英訳の際に行われた手入れによる。この改訂はバリント自身の手で行われているので、変更箇所がわかるように文中に訳出した。初出が英語の論文は他者の手で独訳がなされているので、この種の改訂はなされていない。

バリントの精神分析関係の著作は、すでに『治療論からみた退行』*The Basic Fault*（金剛出版）、『スリルと退行』*Thrills and Regressions*（岩崎学術出版社）が邦訳されている。臨床医学関係の『プライマリ・ケアにおける心身医学』

The Doctor, His Patient and the Illness（診断と治療社）と合わせて、本書は四冊目の翻訳となる。精神分析関係の仕事に限れば、後のものから順に訳されたことになり、バリントが英国に渡る前に書かれた論文が日本語になったのは今回がはじめてである。また先の二冊が書き下ろしによる単行本であるのに対し、本書は長期間にわたって発表された論考を編集した論文集である。前二冊が合わせてバリントの思想の最終的な姿を示しているとすれば、本書はバリントが精神分析家として立った時期から、その最終段階までの変遷過程を示していると言えよう。

2

バリントの生涯の全体については、『治療論からみた退行』『スリルと退行』のあとがきにくわしいので、それらにゆずり、ここでは本書の論文を読む際に参考になると思われる点にいくつか触れておきたい。

本書の多くの論文が書かれたバリントの前半生を、その影響に触れることなしに語ることはできない二人の人物がいる。それは、彼の最初の妻、アリス・バリントと、シャンドール・フェレンツィである。バリントとアリスの出会いは彼の学生時代にさかのぼり、彼がはじめて精神分析学に関心を抱きはじめた頃アリスはすでに彼にとってなくてはならない存在であった。バリントがはじめてフェレンツィに接したのもそれから間もなく、一九一九年にベラ・クーンの共産政権下でブダペスト大学の精神分析学教授の職についたフェレンツィの講義に出席したときである。バリントは医学課程を終えるとすぐにアリスと結婚したが、共産政権が一九一九年夏に崩壊すると、ユダヤ人排除の動きを逃れベルリンに移住する。そこでザックスとの教育分析を開始した二人は、二年後にブダペストに帰り、さらに二年間フェレンツィとの分析を続けた。分析家として立ってからのバリントは精神分析ポリクリニックの設立に尽力をつくし、フェレンツィとの深い関係はフェレンツィの死まで変わることなく続いた。

精神分析学の歴史は、ウィーン、ブダペスト、ロンドン、ベルリンなど各都市のそれぞれが果たした役割抜きには語れない。ブダペストはなかでもその実践的性格において際だっており、ポリクリニックでの臨床活動の充実には他都市を凌駕するものがあった。バリントがザックスの分析に飽きたらずベルリンからブダペストに戻ったのも、ザックスのアプローチがあまりに理論に傾いたものと感じられたからだった。治療における実験精神において右にでるもののなかったフェレンツィの影響下で、バリントは精神分析家としての技量を磨いていった。しかし、このバリントの前半生とブダペスト学派の特質は、後のバリントの人生に複雑な課題を残すことになった。バリントの使命ともいうべきその課題を理解するには、フロイトとフェレンツィの葛藤について触れねばならない。

フェレンツィとフロイトの関係は、ユングに一年遅れ一九〇八年にはじまった。その後、アドラー、ユング、ランクらがフロイトとの確執によって精神分析運動から離脱するなかで、フェレンツィは生涯の最後までフロイトの忠実な学徒であろうとしつづけた。しかし、フェレンツィの「実験的」治療実践はしだいにフロイトの懸念するところとなり、両者の葛藤はフェレンツィの死の前年についに修復不可能な段階に達した。彼は、一九三二年のヴィースバーデン国際精神分析学会議に発表すべく「大人と子どもの言語の混乱」を書き、そのなかで幼児期外傷体験の重要性を説いた。ところがその会議直前にフロイトをウィーンに訪れ発表原稿を見せたとき、フロイトは自らの精神分析学と両立しがたい発想をそのなかに認め、発表を思いとどまらせようとした。フェレンツィは自説をゆずらず予定通り発表したが、フロイトとの最後の会見において受けたこの拒絶は彼に決定的な打撃を与えた。その打撃を克服し自らの発想を十分展開する時間はもはや彼に残されず、フェレンツィは翌年五月に早い死を迎えた。結局、フェレンツィが生涯避けつづけたフロイトとの衝突が彼の死の直前に起こったことによって、バリントに両者の架橋という困難な課題が残されたのである。

フェレンツィ亡き後のブダペスト学派のなかで、バリントはいわばフェレンツィの遺産相続人の役割を担う。実際、フェレンツィ未亡人から臨床日記、書簡をはじめとする多くの遺稿を託されたのはバリントであった。しかし、精神分析ポリクリニックのディレクターを務め、ブタペスト学派の灯を保ちつづけようとした彼は、一九三九年についにナチスの手を逃れ英国に亡命する。そして、フェレンツィの遺産を手に英国にわたった彼が遭遇したのは、フェレンツィに対する極めて厳しい評価——それは、フェレンツィが死の直前に精神の破綻をきたしていたと主張するアーネスト・ジョーンズによって英国学界に徹底された——であり、その結果フェレンツィの著作が日の目を見るには長い歳月を要した。フェレンツィの著作集三分冊の編集、出版は果たしたものの、フェレンツィ最晩年の思想を明らかにする臨床日記およびフロイト‐フェレンツィ往復書簡の出版は困難を極め、ついに生前に実現することはできなかった。しかしそれにもかかわらずバリントは、誤解（と彼がみなしたもの）に基づくフェレンツィ評価を覆すべく孤軍奮闘したのである。実際、フェレンツィに分析を受けた多くの分析家（メラニー・クライン、ゲザ・ローハイム、クララ・トンプソン、アーネスト・ジョーンズなど）の中で、フェレンツィの学徒であることを常に語り、その技法、理論を継承発展させようとしつづけた点でバリントは際だっている。フェレンツィに対する両義的感情から批判に走るジョーンズや、その影響関係を語らないクラインらと対照的である。

バリントが背負ったフェレンツィの継承という課題は、一方で彼の英国への適応を困難にしたが、他方で精神分析学という学問の流れを外から眺め、客観的な批評を可能にする視点を彼に与えたと考えられる。その視点は本書にも随所にみられ、精神分析学の歴史への関心、および「地理的」差異への注目はバリントの大きな特徴をなしている。そのなかでときには厳しい批判が学界に向けられるが、その批判はかならずより大きな枠組みの中でさまざまな学派を統合しようという意図に発しており、他を廃する意図は決してない。精神分析学を「科学」たらしめるためには、学派の分裂は避けるべきであり、現在互いに異なる理論的立場もいずれは統合されるべきと彼は考える。対立はバリントにとって本質的亀裂ではなく常に誤解に基づく悲劇であった。そして彼にとっての最大の悲劇的亀裂がフロイトとフェレンツィの間のそれであったのは言うまでもない。

3

ではフェレンツィの仕事はどのようにバリントのなかに継承されたのだろうか。まず理論的側面からみて重要なのは、もっとも原始的な愛の形としての「受身的対象愛」passive object-love と、あらゆる活動を突き動かしている子宮内生活への渇望である。これらを基本概念とするフェレンツィの理論をバリント流に結晶化したものが「一次対象愛」「一次対象関係」から「一次愛」へとつながる諸概念である。また実践的観点から見れば、患者の退行を大幅に許容し、そのなかで幼児期の外傷体験の再現をはかるフェレンツィの「弛緩法」がバリントに受け継がれ、退行を通しての「新規蒔き直し」new beginning という発想につながっている。また治療者の逆転移を治療の重要な契機と見なす技法論もフェレンツィから継承されたものである。フロイトは禁欲原則を大幅に逸脱するフェレンツィの技法に強い懸念を表明しており、また確かにフェレンツィの治療には危険がともなったのだが、その「実験」によって明るみに出された「実り豊かな地層」への知を、いかにして治療に生かすかがバリンドの課題となった。ただしフェレンツィの実験的精神を賞賛しながらも、バリント自身はフロイトの原則にいっそう忠実な形でその知を生かそうと試みる。いわばフェレンツィから心の「大洋（タラッサ）」的側面を継承しながら、その海に冒険的にとびこむフェレンツィとは対照的に、現実原則という地盤にあくまで立ち、そのうえで大洋への水路を拓こうとしたのである。

その試みの実際については本書および後の著作に見られるとおりであり、ここにこれ以上の要約をすることはむしろ蛇足であろう。ただし、バリントの概念の中で、本書の表題にも掲げられる「一次愛」primary love については、すこし注釈を加える必要があると思われる。一次愛は言うまでもなく後の『治療論からみた退行』において詳しく議論されるバリントの中心概念であり、「一次対象の成立に先行する段階」、対象が認識されない状態での外界との「調和渾然体」harmonious mixed-up で特徴づけられる段階である。ところがここで問題なのは、本書に収められている諸論文がこの最終的定義の確立される前に書かれていること、したがって、「一次対象愛」、「一次対象関係」、あるいはその先駆形である「受身的対象愛」、また一九五〇年代になって多用される「原始的対象愛」archaic object-love などはすべて、対象がすでに認識された後の対象関係を指していることである。したがって、原初的（primary）な愛の形がいたるところで論じられているにもかかわらず、「一次愛」という言葉が本書で独立した術語として使われることは（改訂時に加えられた発表年代の遅い章を例外として）ないのである。「一次愛」が後の意味で成立するには、本書の初版が出版されてから『スリルと退行』までに起こった理論的転換を待たなければならない。この事情は、『スリルと退行』出版後に書かれた本書のドイツ語版の序文においてバリント自身が明解に語っている。その部分を引用してみよう。

私は以前の仕事で記述した形の一次愛――今私はこれをオクノフィリアと呼んでいる――の他に人間関係の原初的形態にさらに二つあることを発見した。それはフィロバティズムと、未分化な環境、すなわち一次的物質の世界との原始的融合状態である。

この後者の「原始的融合状態」こそが「一次愛」と名づけられたものであり、本書で論じられる原初的愛の多くは、後のオクノフィリアに相当することになる。そう考えると、本書の表題が『一次愛と精神分析技法』であるのは厳密にいえばやや奇妙である。ここでの primary love は、むしろ「受身的対象愛」「一次対象愛」などを含んだ原初的愛すべてを指していると考えるべきである。primary love という言葉のしめすものが、後の意味でのもっとも原初的な一つの愛の形（単数）なのか、それとも原始的愛の諸形態（複数）なのかという問題については、バリント自身がドイツ語版の序文のなかで問題にしている。つまりドイツ語版出版に際して Die Urformen der Liebe（愛の原初的諸形態）というタイトルが選ばれたことについて、バリントは、英語版と異なることを指摘しながら、原初的愛に複数の形態を見るその時点での自らの思想に沿うと述べているのである。

「一次愛」という概念は、バリントがフェレンツィの思想を消化する過程の末に生まれたものであり、その変遷をたどることで、バリントのフェレンツィとの格闘の様を見ることができる。先に訳された二つの著書が、バリントの最終的な思想を語っているという意味でもっとも重要なのは言うまでもないが、本書にバリント思想の形成過程をたどるとき、それら最終形もまた違った味わいを持って理解されるのではないだろうか。

4

バリントの前半生を決定づけたもう一人の人物、アリス・バリントについて触れておこう。序に触れられているように、本書の諸論文の多くがアリスとの討論から生まれたというだけでなく、アリスは第六章の著者、第一五章の共著者でもある。アリスははじめ数学を学んだが、バリントにフロイトの『トーテムとタブー』を貸したというエピソードにも見られるように人類学に関心を持ち、結婚後のベルリン滞在中には民族学博物館で研究を行っている。バリントとともに分析を受け精神分析家となったことはすでに述べたとおりである。

バリントにとってアリスは個人的、職業的の両面にわたる人生の伴侶であったと同時に、母親のヴィルマ・コヴァーチも精神分析家であったこと、父親のフレデリック・コヴァーチの家が、学者、芸術家が集うサロン的役割を果たしていたことによって、豊かな文化的環境の提供者でもあった。近くに住んだフェレンツィもその家に集う一員であった。

アリスは、その後英国にわたるまでのすべてのバリントの仕事に協力者として関わり、自らも本書に収録された論文以外に、「フェレンツィの試みにもとづく転移の扱い」（一九三六）などを著した。しかしアリスは、二人が一九三九年に英国に亡命しマンチェスターに住居を定めた直後、同年八月に急死した。動脈瘤の破裂であった。二日前にはバリントとともに散策し将来の仕事について語り合ったというが、他方で二人はその病変を知っており、その破裂による急死があり得ることを覚悟もしていたという。

アリスという伴侶に恵まれ、フェレンツィに学んだブタペスト時代は、政治的状況による困難があったとはいえ、バリントにとってあるいはもっとも幸福な、「大洋的」環境に恵まれた時期であったろう。イギリスへの亡命とアリスの急死によって破壊されたその環境の再建は容易ではなかった。臨床の場を得ることの困難（当時イギリスには多くの亡命分析家がおり、そのなかで自らの場を確保することは容易ではなかった）、さきに述べたようなフェレンツィをめぐる状況、さらには一九四四年に患者であったイドナ・オーカショットと二度目の結婚をしたものの三年後に破綻したことも苦難に輪をかけた。

このように思いを巡らすとき、本書の序を一九五二年に記したときのバリントの感慨も想像できる。この書をまとめることによってバリントは、いわば前半生に別れを告げ、最後の収穫期への歩みを開始した。ロンドンでの家族および一般医とのグループ・ワークの協力者であったイーニド・バリントと結婚し、アリスとの協力関係の再建を果たしたのは翌年の一九五三年である。『スリルと退行』（一九五九）および『治療論からみた退行』（一九六八）に結実する理論的発展はすべてイーニドとの協同作業によって行われたのである。

5

最後に文献の紹介をしておく。本書の訳出によってバリント理論のほぼ全体が紹介されたことになるが、バリントの著作には、精神分析関係のものがあと一冊ある。

Balint, Michael : *Problems of Human Pleasure and Behavior.* Liverright Publishing Corporation, New York, 1957.

バリントに関するまとまった著作には次のものがある。

Haynal, André E. : *The Technique at Issue. Controversies in Psychoanalysis from Freud and Ferenczi to Michael Balint*, Karnac, London, 1988.

Stewart, Harold : *Michael Balint—Object Relations Pure and Applied*, Routledge, London, 1996.

前者はフェレンツィからバリントにいたる理論的、実践的発展をたどったもので、バリントの詳しい伝記的記述を含んでいる。バリントの完全な著作目録も収録されている。後者は、バリント理論の概説書であり、各著作の詳しい紹介がある。

バリントの「創造領域」の概念を発展させたイーニド・バリントの諸論文は次の著作にまとめられている。

Balint, Enid : *Before I was I, Psychoanalysis and the Imagination*, J. Mitchell and M. Parsons (ed.), Free Association Books, London, 1993.

訳者にとって心残りなのは、本書の訳出作業の間にイーニド・バリント女史の死の報に接したことである。訳者が手元にお届けした『スリルと退行』の出版と本書の訳出計画を喜んで下さっただけに、本書をお見せすることができなかったのが残念である。バリント・グループの機関誌の追悼文には、「イーニド・バリント＝エドモンズは、一九九四年七月三〇日に永眠された。九〇歳の若さであった」と記されている。実際、訳者が訪れた一九九三年夏には、郊外の自宅からロンドン市中のオフィスまで通って分析を続けておられ、「若さ」という言葉にふさわしい姿であった。

訳出の作業は、一、二、三、一八章を中井、六、七、八、九、一〇章を枡矢、その他の章を森が担当し、それぞれが訳了した後、中井を中心に訳語、文体の統一作業を行った。本書の翻訳は、『スリルと退行』訳出の後すぐに計画されたが、その後思わぬ時間が経過した。訳者らが住む神戸地区を襲った大震災が完成をさらに遅くすることになってしまった。その間、翻訳作業に根気強くつきあってくださったみすず書房編集部、守田省吾氏に感謝します。

一九九九年一月

森　茂起

人名索引

原注に記載のある人名は含まない

ア　行

アイティンゴン　Eitingon, M.　313, 316-318, 321-323, 325, 339
アドラー　Adler, A.　326
アブラハム　Abraham, K.　5, 45, 107, 135, 176, 266, 294, 295, 317, 330
アレクサンダー　Alexander, F.　39, 269
アンゲルス・シレジウス　Angelus Silesius 202
イザコーヴァー　Isakower, O.　108
ウィニコット　Winnicott, D. W.　184, 185
ヴェルダー　Waelder, R.　93, 94, 106
ウッドラフ　Woodruff, L.　24, 28
エルトマン　Erdmann, R.　28

カ　行

クライン　Klein, M.　46, 183, 230, 231, 262, 263, 267, 268, 284, 285, 290, 291, 293-295, 299-301, 303, 306, 307
クリス　Kris, E.　185
グリネカー　Greenacre, Ph.　183, 185
グローヴァー　Glover, E.　92, 108, 252
ゲッチュ　Goetsch, W.　29
ゲーテ　Goethe, J. W.　63
ケルテース＝ロッテル　→「ロッテル＝ケルテース」をみよ
コヴァーチ　Kovács, V.　85, 225

サ　行

ザックス　Sachs, H.　311, 312
ザドガー　Sadger, J.　60, 73, 76, 77
シェイクスピア　Shakespeare, W.　137
ジェームズ　James, M.　184
シャウディン　Schaudinn, F.　30
シュテーケル　Stekel, W.　326
シュミーデベルク　Schmideberg, M.　92
ショー　Shaw, G. B.　32, 175
ジョーンズ　Jones, E.　313, 330
ジンメル　Simmel, E.　317, 323
ストレイチ，A.　Strachey, A.　140
ストレイチ，J.　Strachey, J.　262

タ　行

ディズニー　Disney, W.　66
ドイッチュ　Deutsch, H.　312

ナ　行

ヌンベルク　Nunberg, H.　135, 322

ハ　行

パッシャー　Pascher, A.　29
バリント，A.　Balint, A.　54, 57, 58, 61, 94, 95, 99, 101, 114
バリント，M.　Balint, M.　随所
ハルトマン，H.　Hartmann, H.　185
ハルトマン，M.　Hartmann, M.　24, 28, 185
ビブリング　Bibring, E.　312
フェーダーン　Federn, P.　108, 237
フェニーヘル（フィーニクル）Fenichel, O. 135, 231, 295, 317
フェレンツィ　Ferenczi, S.　4, 19, 22, 23, 27, 30, 40, 45, 53, 54, 56-58, 64, 68, 69, 72, 80, 81, 85, 94, 126, 130, 132, 145, 183, 185, 191, 192,

194, 195, 224, 228, 230, 231, 233, 239, 286, 288, 317, 323, 330, 339, 340, 344, 348
フォン・フロイント　Freund, A. von　322, 323
プファイファー　Pfeifer, S.　83
ブラウ　Blau, A.　184
フレンチ　French, Th. M.　269
ブロイアー　Breuer, J.　189, 258, 264
フロイト，A.　Freud, A.　84, 85, 185, 239, 243, 244, 312, 317
フロイト，S.　Freud, S.　4, 6, 16, 23, 39, 44, 45, 49-51, 54, 57, 64, 65, 67, 69, 72, 82, 90, 91, 93, 94, 105-107, 131, 138-140, 146, 172, 173, 179, 193, 195, 197, 222, 224, 229, 235, 237, 238, 240, 242, 244, 249, 250, 258-261, 263, 265, 268, 269, 294, 295, 311, 312, 314, 321-323, 325-328, 330-332, 338-340, 344, 345, 349
ヘッケル　Haeckel, E.　4
ペテ　Petö, E.　105
ヘルマン　Hermann, I.　57, 94, 95, 98, 99, 101, 132, 133, 312
ボウルビィ　Bowlby, J.　183, 185
ホッファー　Hoffer, W.　312
ホフマン　Hoffmann, E. P.　108, 132

マ　行

マイゼンハイマー　Meisenheimer, J.　8, 14
マック＝ブランスウィック　Mack-Brunswick, R.　50
マーラー　Mahler, M.　184
ミード　Mead, M.　63
ミュラー＝ブラウンシュヴァイク　Müller-Braunschweig　108

ヤ　行

ユング　Jung, C. G.　326

ラ　行

ライヒ　Reich, W.　77, 79, 189, 225, 269, 317
ラドー　Radó, S.　312, 324, 325
ラマルク　Lamarck, J. B.　238
ランク　Rank, O.　60, 67, 77, 224, 225, 241, 269
ランダウアー　Landauer, K.　312
リヴィエア　Riviere, J.　90-92
リックマン　Rickman, J.　272
レーヴェンシュタイン　Loewenstein, R.　185
ローゼン　Rosen, J.　269
ロッテル＝ケルテース　Rotter-Kertész, L.　101, 132
ローハイム　Róheim, G.　62, 101, 123

事項索引

1　この索引は縦糸と横糸とで織った布のようにつくられている英語版に倣って作成した．

2　精神分析学の用語には依然ゆらぎがある．これは，主に依拠したラプランシュ／ポンタリス『精神分析用語辞典』（村上仁監訳，みすず書房）にもみられる．考えられる訳語をできるだけ併記した．特に「分析」「精神分析」は，原文においても混用されている．一方にない場合は他方をさがしていただきたい．

3　英語併記，またはドイツ語併記は，主に訳語のゆらぎを補完するためである．後年の著作と異なって，著者独自の用語は少ない．英語の第一語以下は関連語である．

4　第一章を中心として，当時最新の科学であった生物学，特に系統発生と個体発生を下敷きとして，性器性へ向かってのエロスの進化を論じている部分は，それなりに面白いのだが，索引項目は最小限にとどめた．

5　著者は，この本においては幼児・小児・子ども（児童）をはっきりと区別していないように見える．本文においては「初期」earlyの語がよく使われるが，これは索引になじまないので採っていない．後年の著作からみて，これはほぼエディプス期以前とみなしてよいであろう．

ア

キ

ス

セ

チ

テ

原題と初出

I. Psychosexuelle Parallelen zum biogenetischen Grundgesetz (1930), 初出 *Imago,* 18 (1932), 14.

II. Zwei Notizen über die erotische Komponente der Ich-Triebe (1933), 初出 *Int. Z. f. Psa.,* 19 (1933), 428–33.

III. Zur Kritik der Lehre von den prägenitalen Libidoorganisationen (1935), 初出 *Int. Z. f. Psa.,* 21 (1935), 525.

IV. Eros und Aphrodite (1936), 初出 *Int. Z. f. Psa.,* 22 (1936), 453–65.

V. Frühe Entwicklungsstadien des Ichs. Primäre Objektliebe (1937), 初出 *Imago,* 23 (1937), 270–88.

VI. Liebe zur Mutter und Mutterliebe (1939), 初出 *Imago,* 24 (1939), 33–48.

VII. On Genital Love (1947), 初出 *Int. J. of PsA.,* 29 (1948), 34–40.

VIII. Über Liebe und Haß (1951), 初出 *Psyche,* 6 (1952/3), 19–33.

IX. Perversions and Genitality (1956), 初出 *Perversions, Psychodynamics and Therapy,* ed. by S. Lorand & M. Balint, New York 1956.

X. Contribution to the Symposium on the Theory of the Parent-Infant Relationship (1961), 初出 *Int. J. of PsA.,* 43 (1962), 251.

XI. Charakteranalyse und Neubeginn (1932), 初出 *Int. Z. f. Psa.,* 20 (1934), 54.

XII. Zur Übertragung von Affekten (1933), ハンガリー語初出 *Gyógyászat,* 73 (1933).

XIII. Das Endziel der psychoanalytischen Behandlung (1934), 初出 *Int. Z. f. Psa.,* 21 (1935), 36–45.

XIV. Ich-Stärke, Ich-Pädagogik und „Lernen“ (1938), 初出 *Int. Z. f. Psa.,* 25 (1939), 417.

XV. On Transference and Counter-transference (1939), 初出 *Int. J.* of *PsA.,* 20 (1939), 223–30.

XVI. Changing Therapeutical Aims and Techniques in Psycho-analysis (1949), 初出 *Int. J. of PsA.,* 31 (1950), 117–124.

XVII. On the Termination of Analysis (1949), 初出 *Int. J. of PsA.,* 31 (1950), 196–199.

XVIII. New Beginning and the Paranoid and the Depressive Syndromes (1952), 初出 *Int. J. of PsA.,* 33 (1952), 214.

XIX. On the Psycho-analytic Training System (1947), 初出 *Int. J. of PsA.,* 29 (1948), 163.

XX. Analytic Training and Training Analysis (1953) 初出 *Int. J. of PsA.,* 35 (1954), 157.

著者略歴

(Michael Balint, 1896-1970)

1896年ブダペストに生まれる．ブダペスト大学医学部を卒業後，妻アリスとともにベルリンに移り，ハンス・ザックスの下で教育分析を受ける．その後ブダペストに戻り，シャーンドル・フェレンツィについて教育分析を終えた．フェレンツィとの深い関係は1933年のその死まで続いた．同年，ブダペスト精神分析診療所長になって以降，バリントは独自の構想を展開しはじめる．1939年，ユダヤ弾圧を逃れてイギリスに亡命，国内を訪ね歩きながら，最終的にロンドンに定住した．フロイト以後の精神分析に多大な業績を残して，1970年，心臓発作のため74歳の生涯を終えた．本書以外の主な著作として『スリルと退行』(1959，邦訳，岩崎学術出版社)『治療論からみた退行』(1968，邦訳，金剛出版) がある．

訳者略歴

森 茂起〈もり・しげゆき〉 1955年神戸に生まれる．京都大学教育学部大学院博士課程修了．博士 (教育学)．現在甲南大学文学部人間科学科教授．著書『トラウマの発見』(講談社，2005)『埋葬と亡霊』(編著，人文書院，2005)『〈戦争の子ども〉を考える』(共編著，平凡社，2012) ほか．訳書　バリント『スリルと退行』(共訳，岩崎学術出版社，1991) フェレンツィ『臨床日記』(みすず書房，2000)『精神分析への最後の貢献』(共訳，岩崎学術出版社，2007) ジョアン・シミントン／ネヴィル・シミントン『ビオン臨床入門』(金剛出版，2003) アブラハム／トローク『狼男の言語標本』(共訳，法政大学出版局，2006) ほか．

枡矢和子〈ますや・かずこ〉 1941年神戸に生まれる．甲南大学文学部英文学科卒業．1965-1990年，西谷啓治博士に師事，また1981年から1997年までJames Kirwan博士に師事して英文学を学ぶ．主婦，元甲南大学非常勤講師．「自己の在りよう，自己と他社との関係」を問いつづけて今日に至る．

中井久夫〈なかい・ひさお〉 1934年奈良県に生まれる．京都大学医学部卒業．神戸大学名誉教授．著書『中井久夫著作集――精神医学の経験』全6巻別巻2 (岩崎学術出版社，1984-91)『最終講義――分裂病私見』(みすず書房，1998) ほか多数．訳書　バリント『治療論からみた退行』(金剛出版，1978)『スリルと退行』(共訳，岩崎学術出版社，1991) エレンベルガー『無意識の発見』上下 (共訳，弘文堂，1980-81) のほか，みすず書房からサリヴァンをはじめ多くの翻訳がある．

マイケル・バリント

一次愛と精神分析技法

森　茂起
枡矢和子
中井久夫
共訳

1999年3月18日　初　版第1刷発行
2018年4月 9 日　新装版第1刷発行

発行所 株式会社 みすず書房
〒113-0033 東京都文京区本郷2丁目20-7
電話 03-3814-0131(営業) 03-3815-9181(編集)
www.msz.co.jp

本文印刷所 三陽社
扉・表紙・カバー印刷所 リヒトプランニング
製本所 松岳社
装丁 安藤剛史

Printed in Japan
ISBN 978-4-622-08696-3
[いちじあいとせいしんぶんせきぎほう]